ECOCARDIOGRAFIA

Atlas de Bolso

Segunda Edição

Thieme Revinter

Assista a 79 vídeos *on-line* em MediaCenter.Thieme.com!

Simplesmente visite a página MediaCenter.Thieme.com e, quando solicitado durante o processo de registro, digite o código abaixo para começar hoje.

64AA-X69V-X7T4-RCGU

	WINDOWS & MAC	TABLET
Navegador(es) Recomendado(s)	Versões mais recentes de navegador nas principais plataformas e qualquer sistema operacional móvel que suporte reprodução de vídeo HTML5. Todos os navegadores devem estar habilitados para JavaScript	
Plug-in Flash Player	*Flash Player* 9 ou Superior Para usuários de Mac: ATI Rage 128 GPU não suporta o modo de tela cheia com escalonamento do equipamento.	Tablet, PCs com Android e OS suportam Flash 10.1.
Recomendado para melhor aproveitamento	Resoluções do monitor: • Normal (4:3) 1024 × 768 ou superior • Panorâmico (16:9) 1280 × 720 ou superior • Panorâmico (16:10) 1440 × 900 ou superior Conexão à internet de alta velocidade (mínima 384 kbps) é sugerida.	Conexão Wi-Fi ou dados móveis é necessário.

Conecte-se conosco nas redes sociais

ECOCARDIOGRAFIA

Atlas de Bolso

Segunda Edição

Thomas Boehmeke, MD
Cardiology Practice
Gladbeck, Germany

Ralf Doliva, MD
Marienhospital Gelsenkirchen
Gelsenkirchen, Germany

444 Ilustrações

Thieme
Rio de Janeiro • Stuttgart • New York • Delhi

Dados Internacionais de Catalogação na Publicação (CIP)

B671e

Boehmke, Thomas

Ecocardiografia: Atlas de Bolso/Thomas Boehmke & Ralf Doliva; tradução de Luciana Paez Rocha. – 2. Ed. – Rio de Janeiro – RJ: Thieme Revinter Publicações, 2018.

240 p.: il; 13,5 x 20 cm

Título Original: *Pocket Atlas of Echocardiography*

ISBN 978-85-5465-023-0

1. Ecocardiografia. I. Doliva, Ralf. II. Título.

CDD: 616.1207543
CDU: 616.12-07

Tradução:
Luciana Paez Rocha
Graduação em Medicina pela Faculdade de Medicina de Petrópolis
Pós-Graduação em Terapia Intensiva pelo Instituto de Pós-Graduação Médica do Rio de Janeiro
Pós-Graduação em Cardiologia pelo Instituto de Pós-Graduação Médica do Rio de Janeiro
Médica do Serviço de Cardiologia Intensiva do Hospital Barra D'Or
Coordenadora do Serviço de Emergência do Hospital RioMar

Título original:
Pocket Atlas of Echocardiography, Second Edition
Copyright © 2018 by Georg Thieme Verlag KG
ISBN 978-3-13-241722-9

© 2018 Thieme Revinter Publicações Ltda.
Rua do Matoso, 170, Tijuca
20270-135, Rio de Janeiro – RJ, Brasil
http://www.ThiemeRevinter.com.br

Thieme Medical Publishers
http://www.thieme.com
Capa: Thieme Revinter Publicações

Impresso no Brasil por Zit Editora e Gráfica Ltda.
5 4 3 2 1
ISBN 978-85-5465-023-0

Nota: O conhecimento médico está em constante evolução. À medida que a pesquisa e a experiência clínica ampliam o nosso saber, pode ser necessário alterar os métodos de tratamento e medicação. Os autores e editores deste material consultaram fontes tidas como confiáveis, a fim de fornecer informações completas e de acordo com os padrões aceitos no momento da publicação. No entanto, em vista da possibilidade de erro humano por parte dos autores, dos editores ou da casa editorial que traz à luz este trabalho, ou ainda de alterações no conhecimento médico, nem os autores, nem os editores, nem a casa editorial, nem qualquer outra parte que se tenha envolvido na elaboração deste material garantem que as informações aqui contidas sejam totalmente precisas ou completas; tampouco se responsabilizam por quaisquer erros ou omissões ou pelos resultados obtidos em consequência do uso de tais informações. É aconselhável que os leitores confirmem em outras fontes as informações aqui contidas. Sugere-se, por exemplo, que verifiquem a bula de cada medicamento que pretendam administrar, a fim de certificar-se de que as informações contidas nesta publicação são precisas e de que não houve mudanças na dose recomendada ou nas contraindicações. Esta recomendação é especialmente importante no caso de medicamentos novos ou pouco utilizados. Alguns dos nomes de produtos, patentes e *design* a que nos referimos neste livro são, na verdade, marcas registradas ou nomes protegidos pela legislação referente à propriedade intelectual, ainda que nem sempre o texto faça menção específica a esse fato. Portanto, a ocorrência de um nome sem a designação de sua propriedade não deve ser interpretada como uma indicação, por parte da editora, de que ele se encontra em domínio público.

Todos os direitos reservados. Nenhuma parte desta publicação poderá ser reproduzida ou transmitida por nenhum meio, impresso, eletrônico ou mecânico, incluindo fotocópia, gravação ou qualquer outro tipo de sistema de armazenamento e transmissão de informação, sem prévia autorização por escrito.

Sumário

Exame

1	**Imagem e Posicionamento do Paciente**	2
1.1	Transdutor e os Planos de Imagem	2
1.2	Momento do Exame	4
1.3	Quatro Janelas Acústicas para Imageamento do Coração	6
2	**Projeção Paraesternal de Eixo Longo**	8
2.1	Posicionamento do Transdutor e Plano de Imagem	8
2.2	Estruturas Anatômicas	10
2.3	Ajuste da Imagem	11
3	**Projeção Paraesternal de Eixo Curto**	14
3.1	Posicionamento do Transdutor e Plano de Imagem	14
3.2	Estruturas Anatômicas	16
3.3	Ajuste da Imagem	18
3.4	Imageamento da Valva Mitral	20
3.5	Imageamento da Corda Tendínea	22
3.6	Imageamento dos Músculos Papilares	24
4	**Janelas Apicais**	26
4.1	Posicionamento do Transdutor e Plano de Imagem	26
4.2	Projeção Apical Quatro-Câmaras	28
4.3	Projeção Apical Duas-Câmaras	30
4.4	Projeção Apical Três-Câmaras	32
4.5	Projeção Apical Cinco-Câmaras	34

Sumário

5	**Janela Supraesternal**	36
5.1	Posicionamento do Transdutor	36
5.2	Estruturas Anatômicas	37
5.3	Imageando a Aorta Ascendente	38
5.4	Imageando a Aorta Descendente	39
6	**Janela Subcostal**	40
6.1	Posicionamento do Transdutor	40
6.2	Estruturas Anatômicas	41

Ecocardiografia Modo-M e com Doppler

7	**Ecocardiografia Modo-M**	44
7.1	Princípios da Ecocardiografia Modo-M	44
7.2	Valva Aórtica	45
7.3	Valva Mitral	46
7.4	Ventrículo Esquerdo	47
8	**Ecocardiografia com Doppler**	48
8.1	Efeito Doppler	48
8.2	Imageando o Fluxo de Sangue	49
8.3	Imagem por Doppler Espectral na Tela do Monitor	50
8.4	Modo de Onda Contínua (CW)	52
8.5	Modo de Onda Pulsada (PW)	54
8.6	Princípios da Obtenção de Imagens por Doppler Colorido	56
8.7	*Aliasing*	58
8.8	Valva Tricúspide na Projeção Paraesternal de Eixo Curto	60
8.9	Valva Pulmonar na Projeção Paraesternal de Eixo Curto	62
8.10	Valva Mitral na Projeção Apical Duas-Câmaras	64

Sumário

8.11	Valva Aórtica na Projeção Apical Três-Câmaras	66
8.12	Valva Tricúspide na Projeção Apical Quatro-Câmaras	68
8.13	Valva Aórtica na Projeção Apical Cinco-Câmaras	70
8.14	Aorta na Janela Supraesternal	72
8.15	Átrio na Janela Subcostal	74
8.16	Valva Mitral na Janela Subcostal	75

Anormalidades Cardíacas

9 Doença Valvar Cardíaca 78

9.1	**Estenose Aórtica**	**78**
9.1.1	Estenose Aórtica, Geral	78
	Ecocardiografia em Modo-M	80
	Ecocardiografia com Doppler	81
	Imagem por Doppler Colorido	82
9.1.2	Estenose Aórtica de Grau Moderado	84
9.1.3	Estenose Aórtica de Alto Grau	86
9.2	**Estenose Mitral**	**88**
9.2.1	Estenose Mitral, Geral	88
	Ecocardiografia em Modo-M	90
	Ecocardiografia com Doppler	91
9.2.2	Estenose Mitral de Baixo Grau	92
9.2.3	Estenose Mitral de Alto Grau	94
9.3	**Insuficiência Aórtica**	**96**
9.3.1	Insuficiência Aórtica, Geral	96
	Ecocardiografia em Modo-M	98
	Ecocardiografia com Doppler	99
	Imagem por Doppler Colorido	100
9.3.2	Insuficiência Aórtica de Baixo Grau	102
9.3.3	Insuficiência Aórtica de Alto Grau	104

Sumário

9.4	**Insuficiência Mitral**	106
9.4.1	Insuficiência Mitral, Geral	106
	Ecocardiografia em Modo-M	108
	Ecocardiografia com Doppler	109
9.4.2	Insuficiência Mitral de Baixo Grau	110
9.4.3	Insuficiência Mitral de Alto Grau	112
9.5	**Prolapso da Valva Mitral**	114
9.5.1	Imagem por Doppler Colorido	117
9.6	**Insuficiência Tricúspide**	122
9.6.1	Insuficiência Tricúspide, Geral	122
	Imagem por Doppler Colorido	124
9.6.2	Insuficiência Tricúspide de Baixo Grau	126
9.6.3	Insuficiência Tricúspide de Alto Grau	127
9.7	**Insuficiência Pulmonar**	128
9.7.1	Insuficiência Pulmonar, Geral	128
	Imagem por Doppler Colorido	129
9.7.2	Insuficiência Pulmonar de Baixo Grau	130
9.7.3	Insuficiência Pulmonar de Grau Moderado	131
10	**Doença Coronariana Cardíaca**	132
10.1	**Infarto Miocárdico Anterior**	132
10.1.1	Complicações	134
10.2	**Infarto Miocárdico Lateral**	138
10.3	**Infarto Miocárdico Posterior**	140
10.3.1	Complicações	142
10.4	**Cardiomiopatia Isquêmica**	144
10.4.1	Ecocardiografia Modo-M	146
10.4.2	Imagem por Doppler Colorido	149

Sumário

11 Cardiomiopatias 150

11.1 Cardiomiopatia Dilatada 150

11.1.1 Ecocardiografia Modo-M 152
11.1.2 Ecocardiografia com Doppler 153
11.1.3 Imagem por Doppler Colorido............................ 154
11.1.4 Complicações 155

11.2 Cardiomiopatia Hipertrófica Obstrutiva (HOCM) 156

11.2.1 Ecocardiografia com Doppler 158
11.2.2 Imagem por Doppler Colorido............................ 159

11.3 Cardiomiopatia Hipertrófica Não Obstrutiva (NHCM) 160

11.3.1 Ecocardiografia Modo-M 162
11.3.2 Imagem por Doppler Colorido............................ 163

12 Próteses Valvares 164

12.1 Bioproteses Valvares em Posição Aórtica 164

12.1.1 Ecocardiografia com Doppler 166
12.1.2 Imagem por Doppler Colorido............................ 167

12.2 Próteses Artificiais em Posição Aórtica 168

12.2.1 Ecocardiografia com Doppler 170
12.2.2 Imagem por Doppler Colorido............................ 171

12.3 Próteses Artificiais em Posição Mitral 172

12.3.1 Ecocardiografia com Doppler 174
12.3.2 Imagem por Doppler Colorido............................ 175

12.4 Próteses em Anel em Posição Mitral 176

12.4.1 Ecocardiografia com Doppler 178
12.4.2 Imagem por Doppler Colorido............................ 179

13 Cardite 180

13.1 Endocardite de Valva Mitral 180

13.2 Endocardite de Valva Aórtica 184

Sumário

13.3 Derrame Pericárdico 188

13.3.1 Ecocardiografia Modo-M 190

13.4 Tamponamento Pericárdico 191

13.4.1 Ecocardiografia Modo-M 191
13.4.2 Ecocardiografia com Doppler 193

14 Defeitos Septais 194

14.1 Defeito Septal Atrial 194

14.1.1 Imagem por Doppler Colorido............................ 196

14.2 Defeito Septal Ventricular 198

14.2.1 Imagem por Doppler Colorido............................ 200

14.3 Aneurisma Septal Atrial 202

15 Doenças Hipertensivas Cardíacas 204

15.1 Doença Hipertensiva Cardíaca 204

15.1.1 Ecocardiografia com Doppler 206
15.1.2 Imagem por Doppler Colorido............................ 207

15.2 *Cor Pulmonale* 208

15.2.1 Ecocardiografia com Doppler 210
15.2.2 Imagem por Doppler Colorido............................ 211

16 Massas Intracardíacas 212

16.1 Cabo de Marca-Passo no Átrio Direito 212

16.2 Mixoma no Átrio Esquerdo 214

16.3 Cabo de Marca-Passo no Ventrículo Direito 216

16.4 Aneurisma Ventricular com Trombo 218

16.5 Tumor Ventricular 220

16.6 Cisto Ventricular 222

16.7 Dissecção Aórtica 224

Sumário de Vídeos

Em Thieme Media Center (www.mediacenter.thieme.com), utilize o código disponível na página ii para acessar 79 vídeos sobre os temas a seguir, da obra *Kursbuch Echokardiografie*, 5th edition, de F.A. Flachskampf:

1 Ecocardiografia 3D

2 Achados Normais

3 Achados Normais do Ventrículo Esquerdo

4 Valva Mitral

5 Valva Aórtica

6 Tumor no Átrio Esquerdo

7 Hipertensão Pulmonar

8 Alterações Patológicas no Átrio Direito e no Septo Atrial

9 Dissecção Aórtica

10 Derrame Pericárdico

11 Valvas Cardíacas Artificiais

12 Ecocardiografia Transesofágica

13 Ecocardiografia de Estresse

Prefácio da Segunda Edição

Foi um prazer para mim revisar a primeira edição do *Ecocardiografia – Atlas de Bolso* com a esperança contínua de ajudar aqueles interessados em aprender a utilizar este importante método. Eu revisei as imagens originais, removendo artefatos para realçar o achado patológico e tornar as imagens mais fáceis de serem comparadas aos gráficos. Gostaria de agradecer ao Professor Frank A. Flachskampf por fornecer material adicional de vídeos que podem ser acessados *on-line*. Espero que este livro possa ajudar muitos colegas a preservar a saúde e combater doenças. Com isto em mente, eu dedico este Atlas de Bolso a Hildegunde Georg, MD e Peter Kroening.

Thomas Boehmeke

Prefácio da Primeira Edição

A ecocardiografia com Doppler colorido é a base fundamental da cardiologia diagnóstica atual, facilitando o tratamento almejado por fornecer uma riqueza de dados funcionais e informação sobre alterações morfológicas. Aprender a utilizar esta ferramenta fascinante, entretanto, é complicado pelo pequeno número de janelas acústicas, assim como pelo número confuso de planos de imagem que cruzam o coração. O objetivo deste guia de eco é tornar o aprendizado mais acessível para o iniciante.

Este livro não teria sido possível neste formato sem o amplo apoio do Dr. Becker. Gostaríamos também de agradecer de forma especial a Kirsten Haase e Benjamin Bode (Aachen) pelo excelente *design* gráfico e ao Dr. Antje Schönpflug pela sua cuidadosa leitura do manuscrito.

Thomas Boehmeke

Parte I

Exame

1. Imagem e Posicionamento do Paciente 2
2. Projeção Paraesternal de Eixo Longo 8
3. Projeção Paraesternal de Eixo Curto 14
4. Janelas Apicais 26
5. Janela Supraesternal 36
6. Janela Subcostal 40

1 Imagem e Posicionamento do Paciente

1.1 Transdutor e os Planos de Imagem

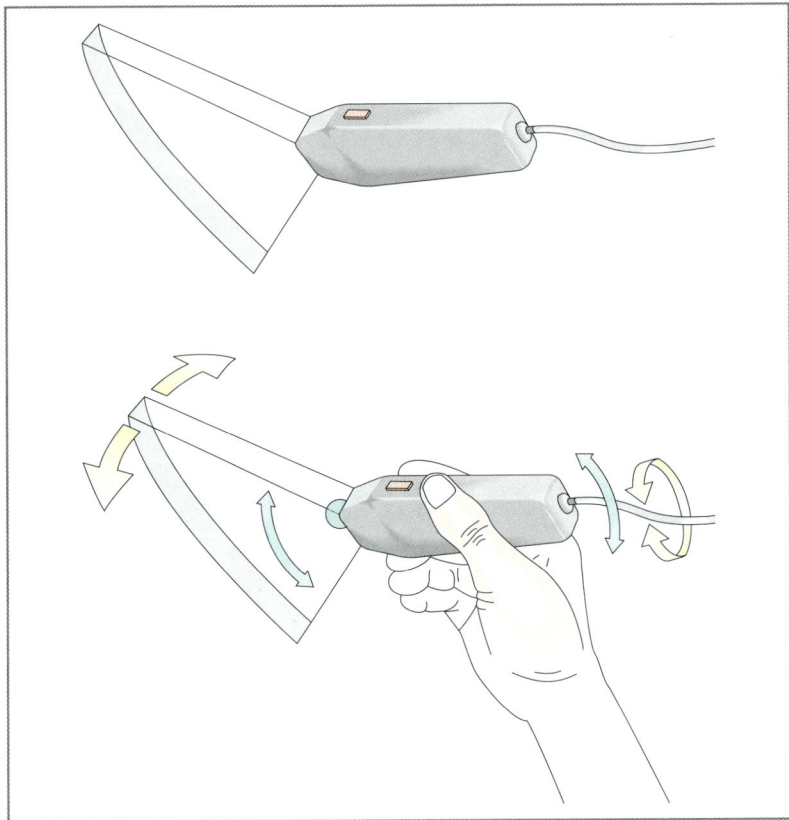

Fig. 1.1 Topo: Os transdutores de varredura matricial comumente utilizados na ecocardiografia apresentam uma marcação para indicar o plano de varredura. Abaixo: O transdutor pode ser inclinado (setas verdes) e rodado (setas amarelas) para se obter vários planos de imagem.

1.1 Transdutor e os Planos de Imagem

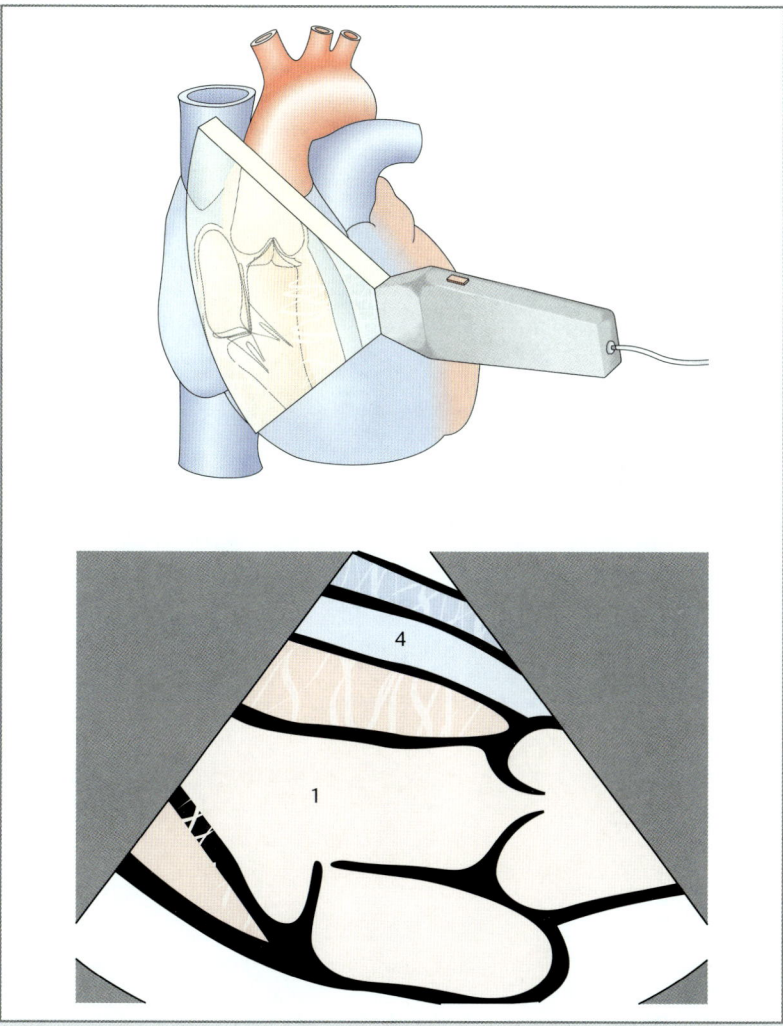

Fig. 1.2 Topo: Feixe de ultrassom transeccionando o coração: O ventrículo direito é o mais próximo ao transdutor, e o ventrículo esquerdo e a valva mitral estão mais atrás. Abaixo: Corresponde a imagem no monitor: A projeção do ventrículo direito (localizado ventralmente) é vista no topo.

Imagem e Posicionamento do Paciente

1.2 Momento do Exame

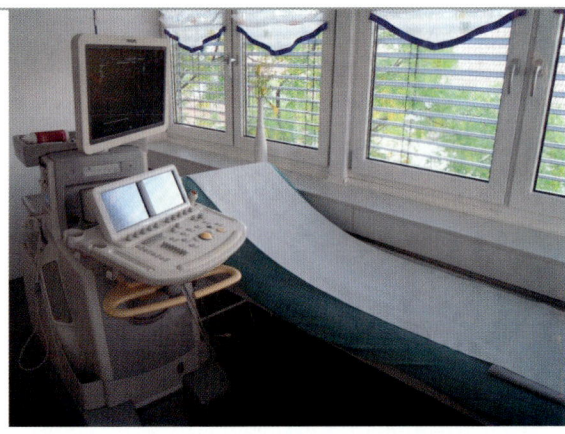

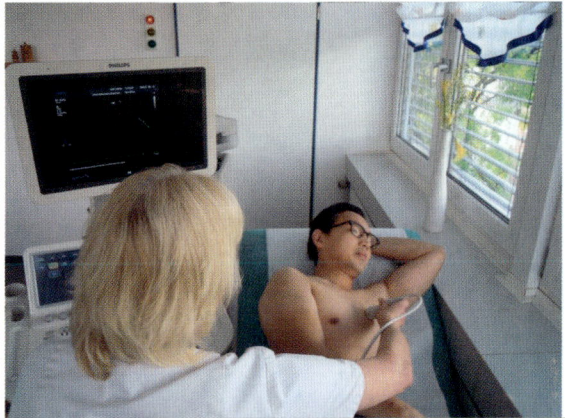

Fig. 1.3 Topo: A unidade de ultrassom cardíaca é usualmente posicionada do lado esquerdo da maca de exame. Abaixo: O examinador deve sentar-se confortavelmente em uma banqueta giratória.

1.2 Momento do Exame

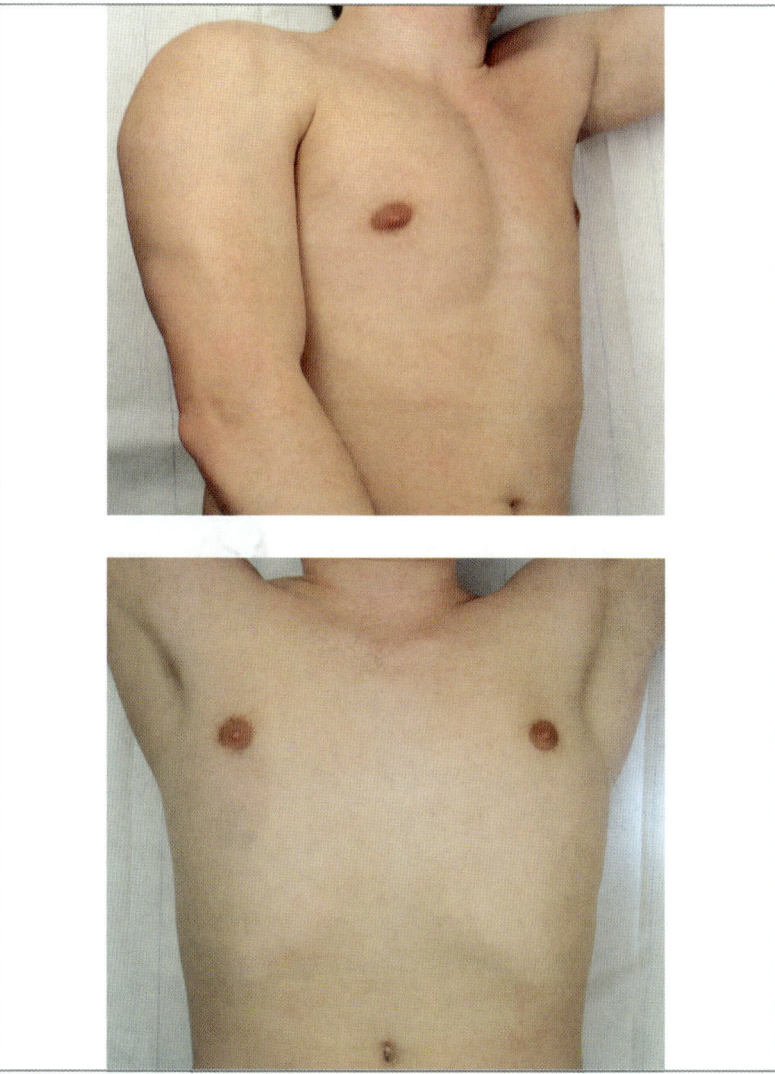

Fig. 1.4 Topo: Para as janelas paraesternal e apical, o paciente deve deitar-se em posição de decúbito lateral esquerdo. Abaixo: Para as janelas supraesternal e subcostal, o paciente deve deitar-se em posição supina.

1.3 Quatro Janelas Acústicas para Imageamento do Coração

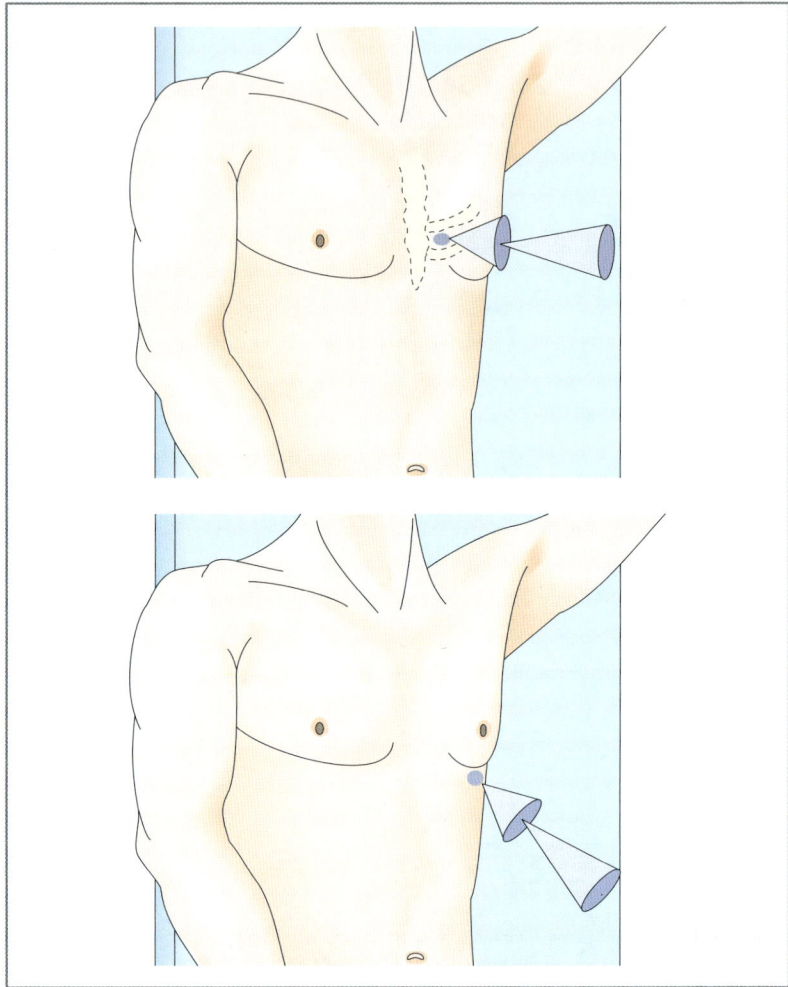

Fig. 1.5 Topo: Para a janela paraesternal, o paciente deita-se em posição lateral esquerda com o braço esquerdo atrás de sua cabeça. A janela acústica situa-se no quarto espaço intercostal logo à esquerda do esterno. Abaixo: Para a projeção apical (com o paciente mais uma vez na posição lateral esquerda), o feixe é direcionado ao impulso apical.

1.3 Quatro Janelas Acústicas para Imageamento do Coração

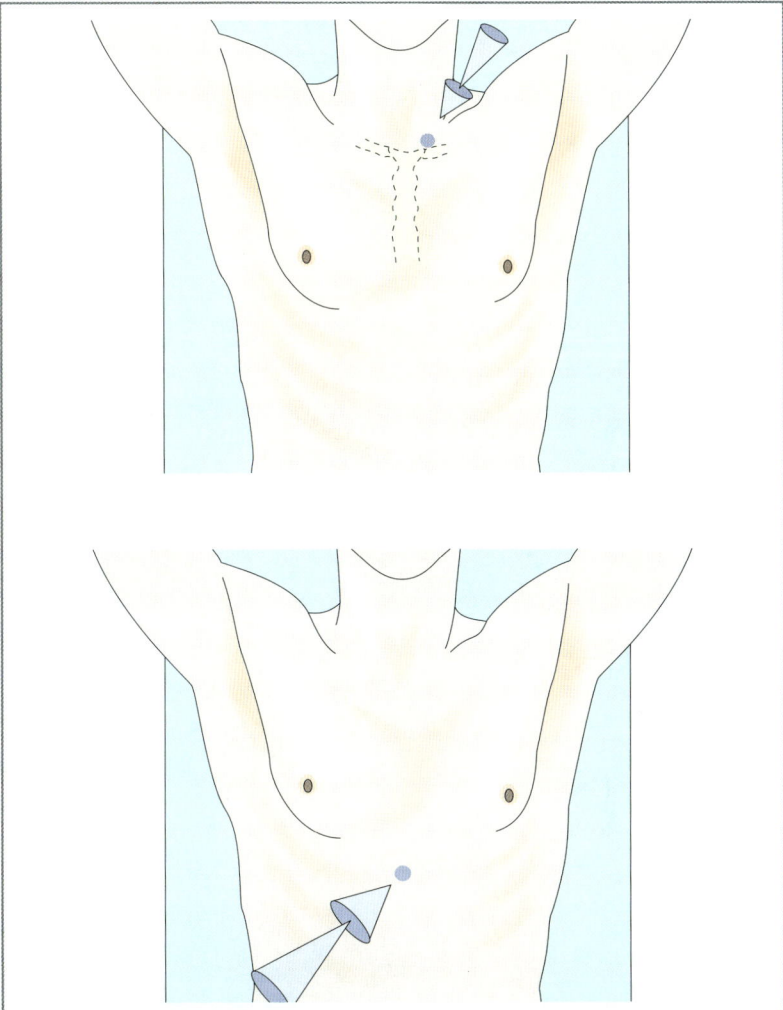

Fig. 1.6 Topo: Para a janela supraesternal o paciente deita-se na posição supina. O feixe é direcionado da fúrcula supraesternal em direção ao arco aórtico. Abaixo: Para a janela subcostal (com o paciente mais uma vez na posição supina), o coração é imageado por baixo.

2 Projeção Paraesternal de Eixo Longo

2.1 Posicionamento do Transdutor e Plano de Imagem

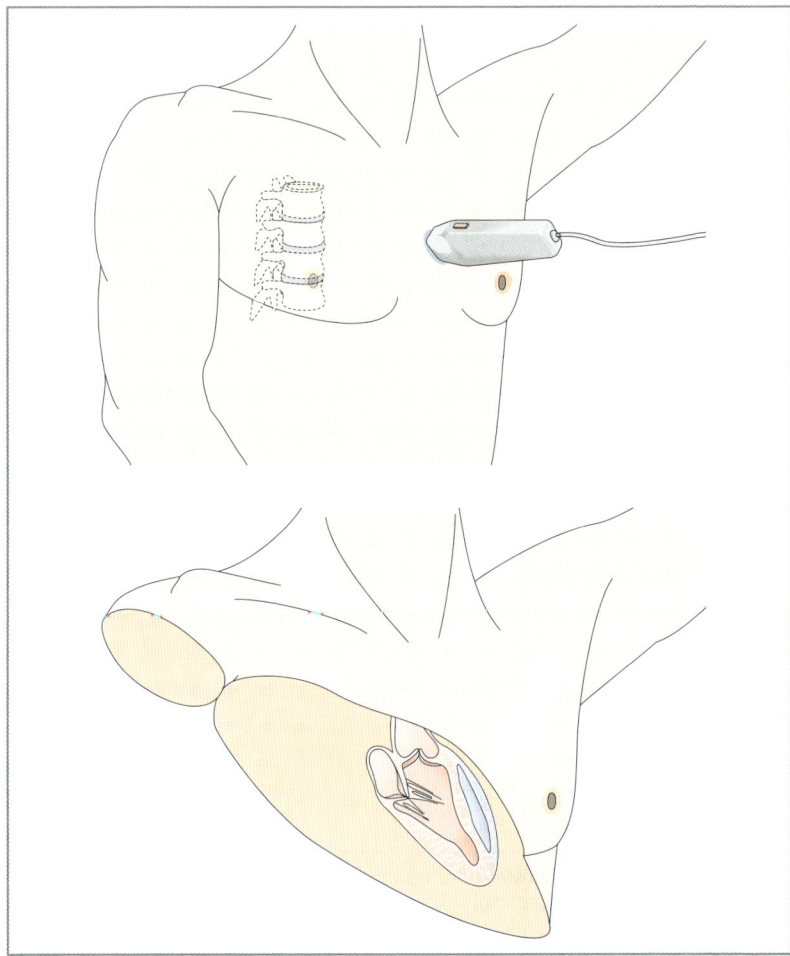

Fig. 2.1 Topo: Projeção paraesternal de eixo longo: partindo do quarto espaço intercostal logo à esquerda do esterno (a janela/orifício que permite livre acesso passando o pulmão tem somente o tamanho de um selo), o transdutor é direcionado perpendicularmente em direção à coluna. Abaixo: O plano do feixe corre entre a axila e o arco costal esquerdo abaixo.

2.1 Posicionamento do Transdutor e Plano de Imagem

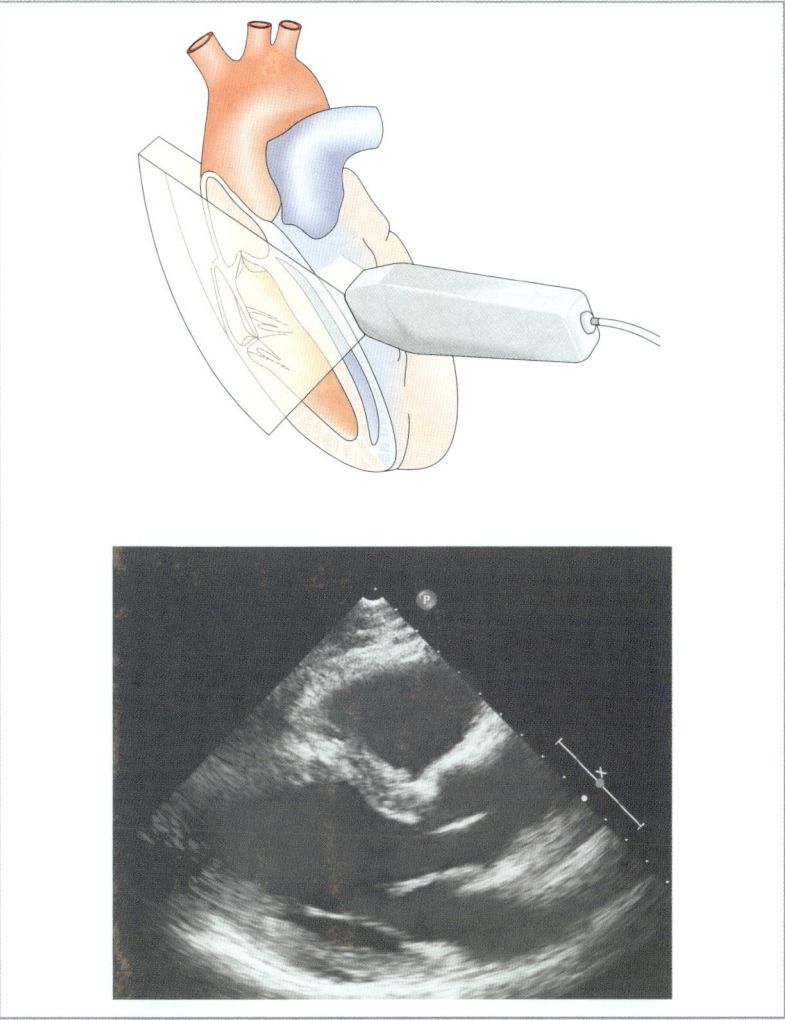

Fig. 2.2 Topo: O plano do ultrassom mostra uma seção longitudinal do coração da ponta do ventrículo até a aorta. Abaixo: O ventrículo direito é demonstrado no topo e as estruturas cardíacas esquerdas, abaixo.

Projeção Paraesternal de Eixo Longo

2.2 Estruturas Anatômicas

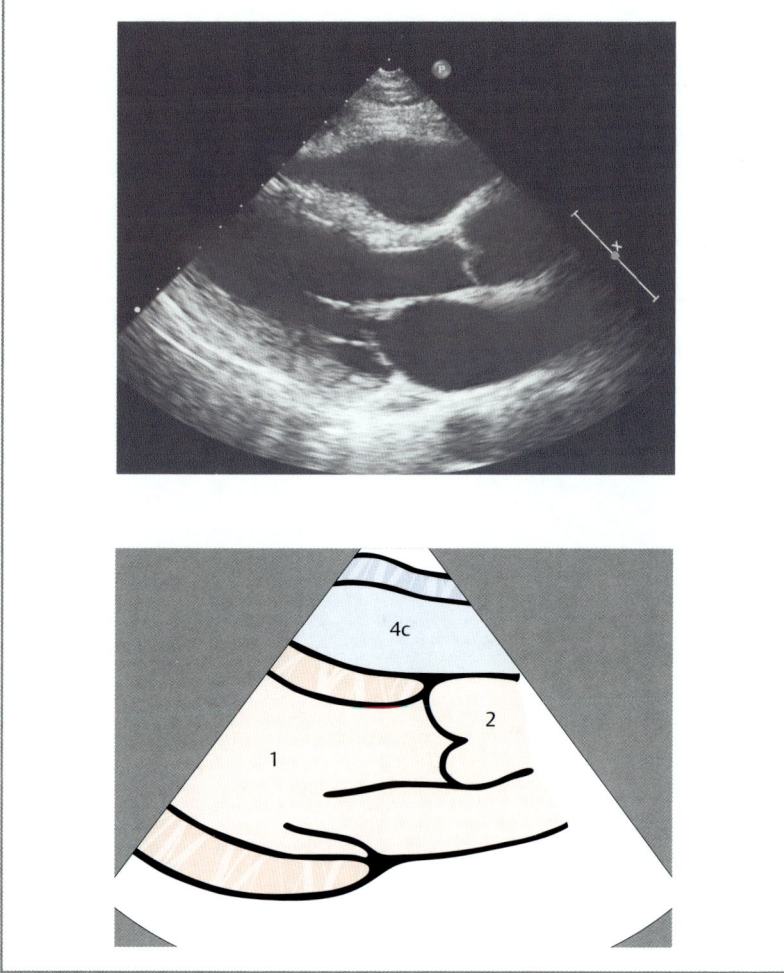

Fig. 2.3 Topo: O bulbo aórtico visto logo a direita do centro da imagem pode ser utilizado para checar a orientação; abaixo está a valva mitral e, para sua esquerda, o ventrículo esquerdo. Abaixo: O ventrículo direito é visto próximo ao transdutor. O ventrículo esquerdo está a esquerda e a valva aórtica um pouco a direita do centro.

2.3 Ajuste da Imagem

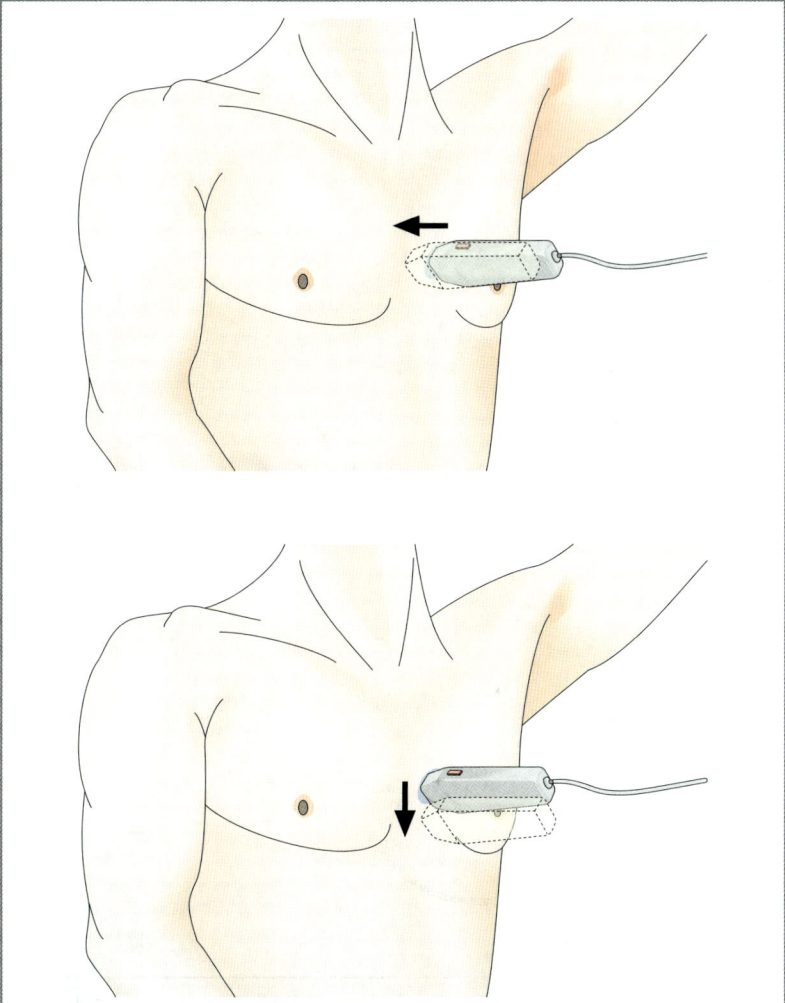

Fig. 2.4 Se nenhuma estrutura cardíaca estiver visível, o transdutor deve ser movido diretamente em direção ao esterno (topo) ou o feixe deve ser direcionado através do espaço intercostal inferior (abaixo).

Projeção Paraesternal de Eixo Longo

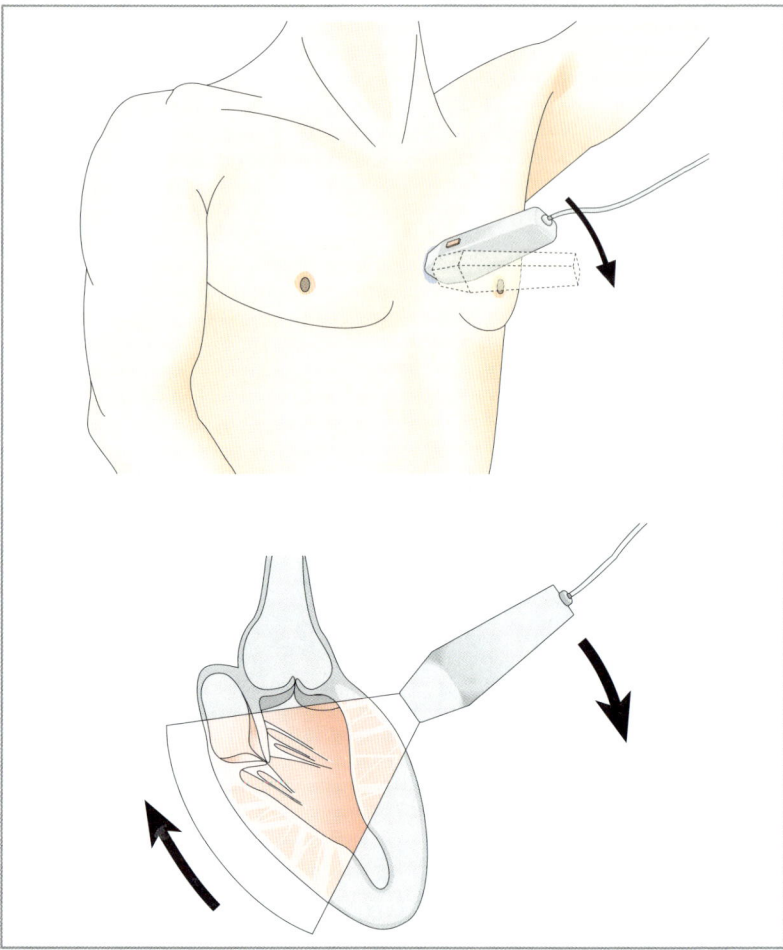

Fig. 2.5 Topo: Se uma grande parte do ventrículo esquerdo está visível, o plano de imagem deve ser inclinado cranialmente, *i.e.*, a corda do transdutor movida em direção à crista ilíaca esquerda. Abaixo: Plano de imagem inclinado muito caudalmente: Somente o ventrículo esquerdo está visível.

2.3 Ajuste da Imagem

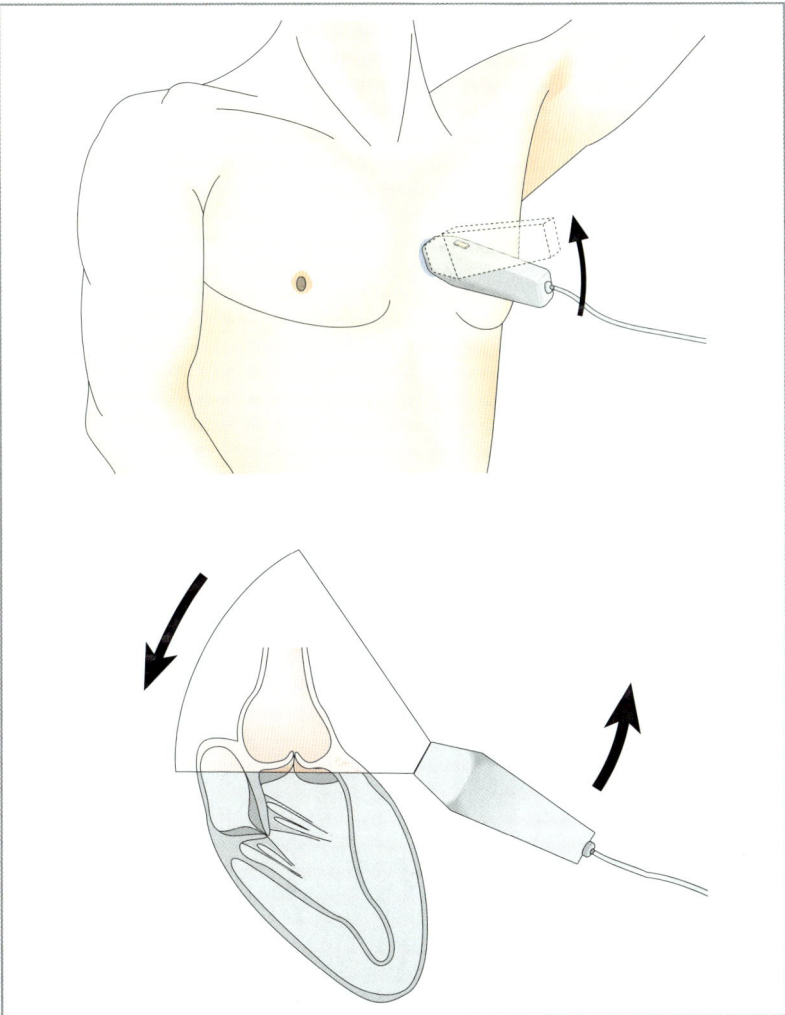

Fig. 2.6 Topo: Se uma grande parte da aorta ascendente está visível, o plano de imagem deve ser inclinado caudalmente, *i.e.*, a corda do transdutor movida em direção ao ombro direito. Abaixo: Plano de imagem muito inclinado cranialmente: Vista predominante da aorta ascendente.

Projeção Paraesternal de Eixo Curto

3 Projeção Paraesternal de Eixo Curto

3.1 Posicionamento do Transdutor e Plano de Imagem

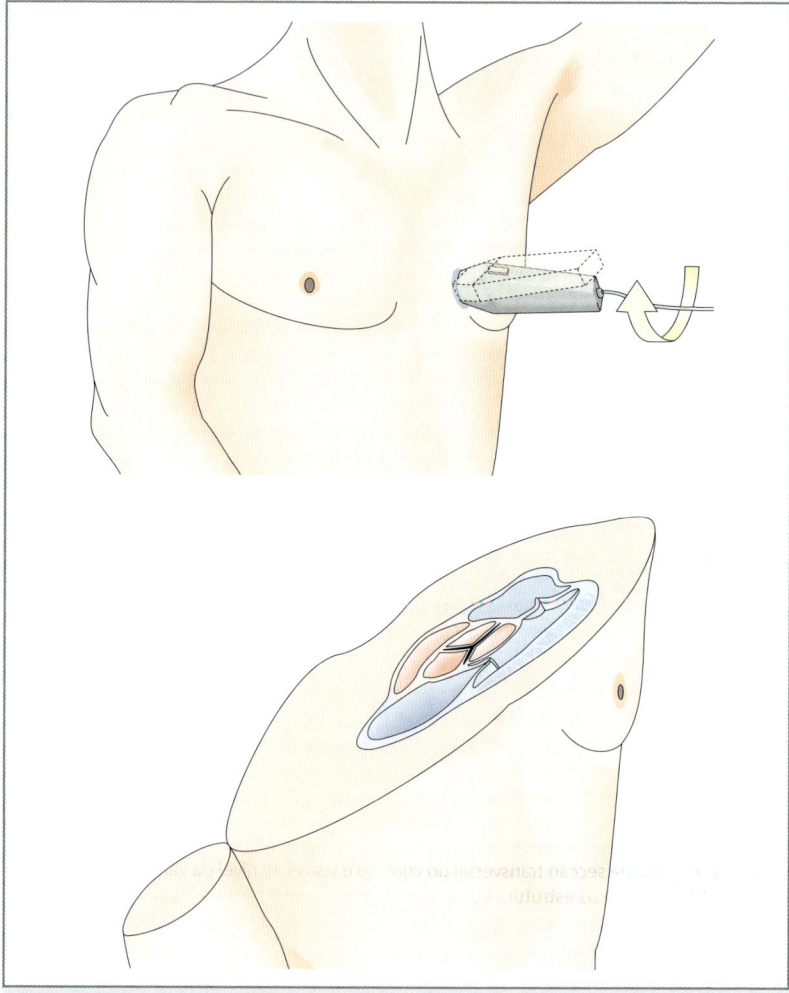

Fig. 3.1 Topo: Girando o transdutor 90° em direção horária, o coração é imageado na projeção paraesternal de eixo curto. Abaixo: O plano de imagem corre entre a axila e o arco costal direito.

3.1 Posicionamento do Transdutor e Plano de Imagem

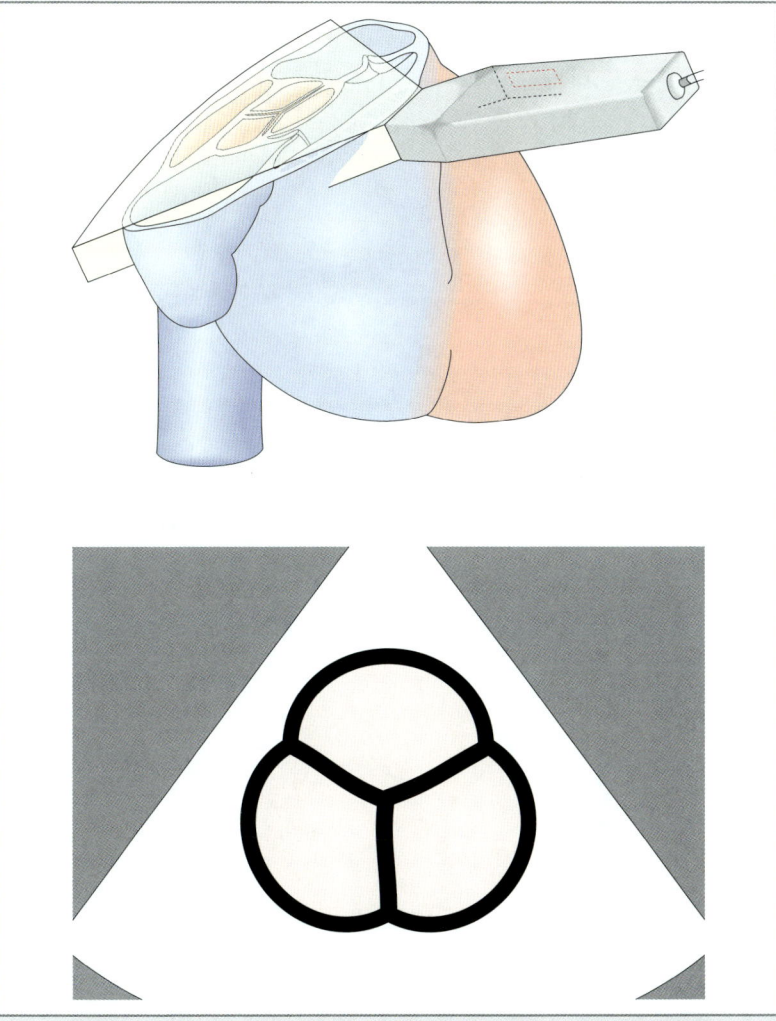

Fig. 3.2 Topo: Uma secção transversal do coração é visível ao nível da valva aórtica. Abaixo: Visualização da estrutura típica da valva aórtica no centro da imagem auxilia na checagem da orientação.

Projeção Paraesternal de Eixo Curto

3.2 Estruturas Anatômicas

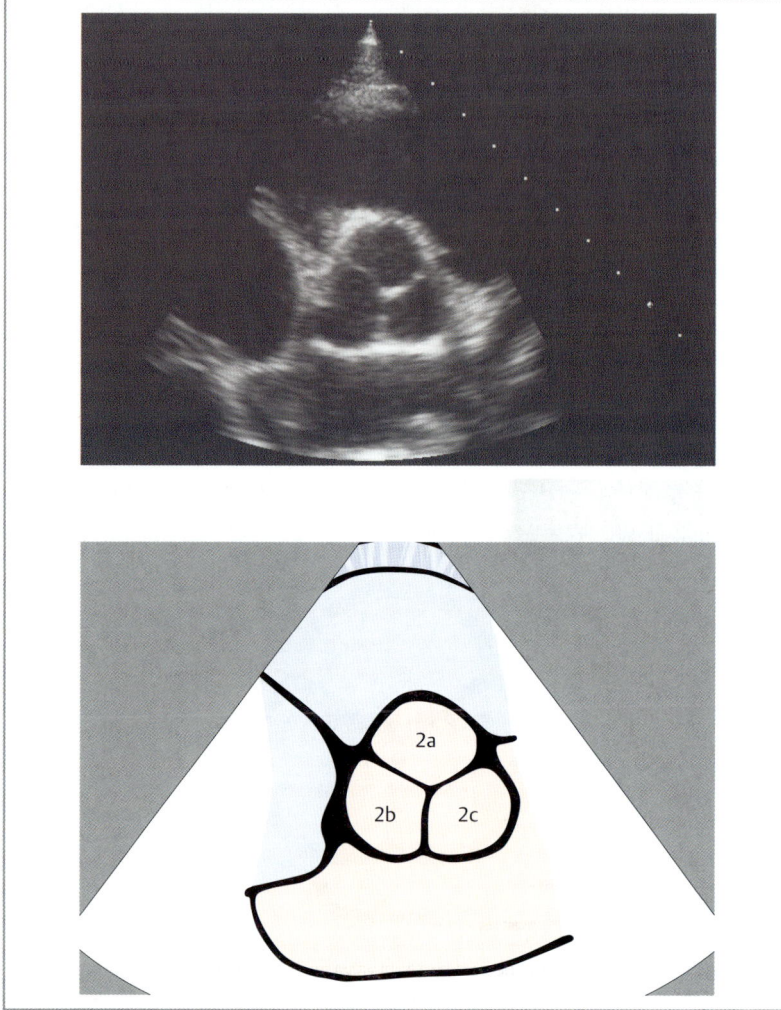

Fig. 3.3 Eixo curto paraesternal ao nível da valva aórtica. Projeção transversal do ventrículo direito e dos três folhetos em formato de crescente da valva aórtica.

3.2 Estruturas Anatômicas

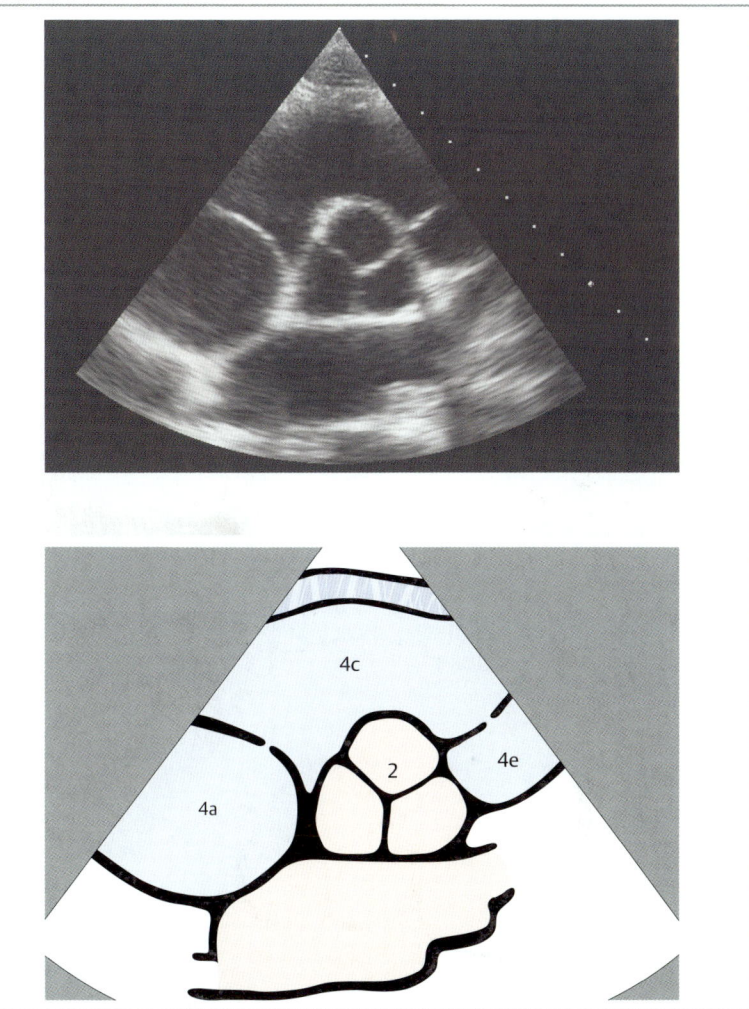

Fig. 3.4 Projeção paraesternal de eixo curto da valva aórtica no centro circundada pelas estruturas cardíacas direitas adjacentes. Valvas tricúspide e pulmonar na projeção paraesternal de eixo curto.

3.3 Ajuste da Imagem

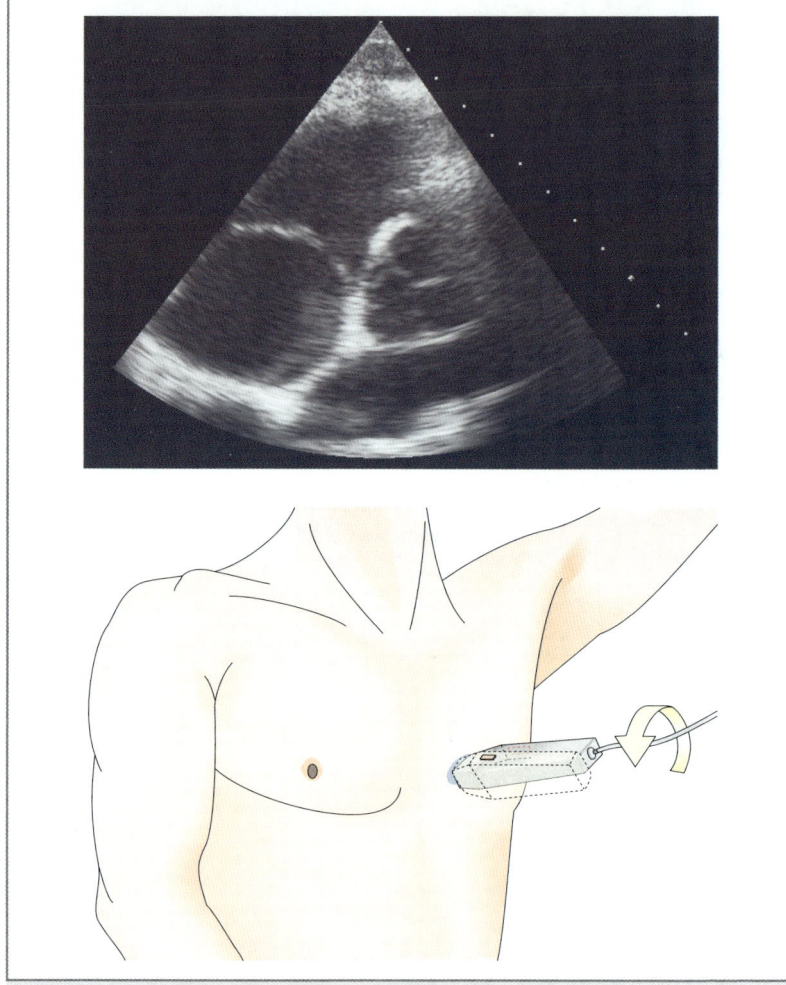

Fig. 3.5 Topo: Se o transdutor não é girado exatamente para dentro da janela paraesternal, o tecido pulmonar pode, frequentemente, ficar sobreposto. Abaixo: Se a orientação for perdida, retorne para a projeção paraesternal de eixo curto e comece novamente pelo início.

3.3 Ajuste da Imagem

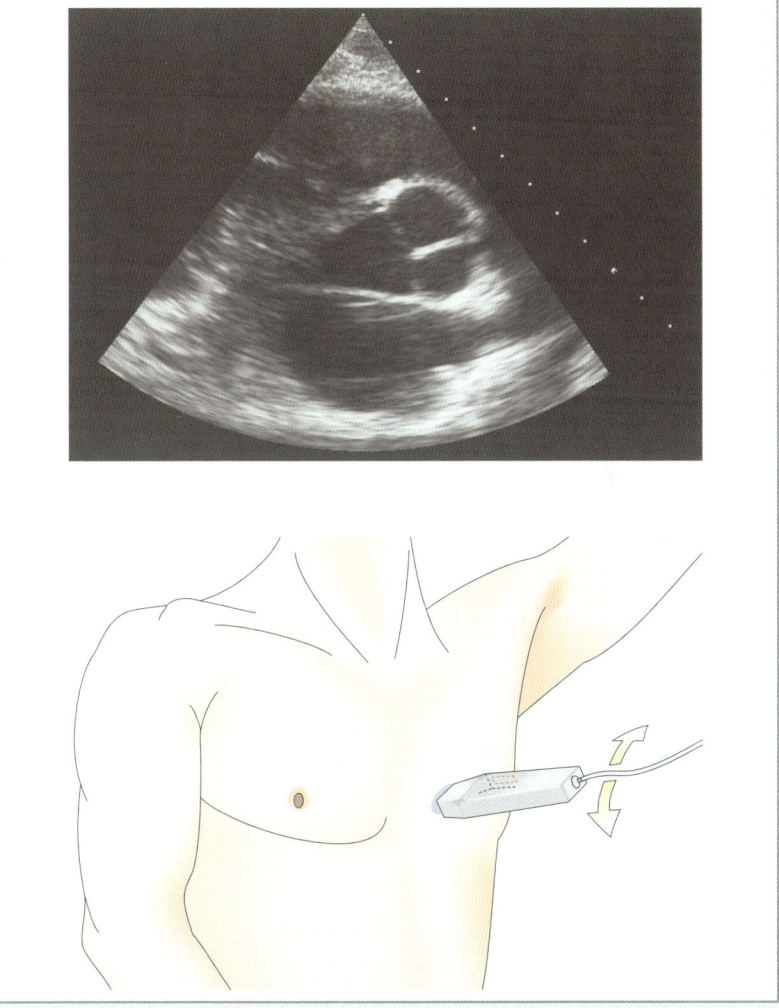

Fig. 3.6 Topo: Um plano de imagem subótimo pode resultar em uma transecção oblíqua dos folhetos aórticos. Abaixo: Girar o transdutor poucos graus para a direita ou para a esquerda deve ser suficiente para corrigir a imagem.

Projeção Paraesternal de Eixo Curto

3.4 Imageamento da Valva Mitral

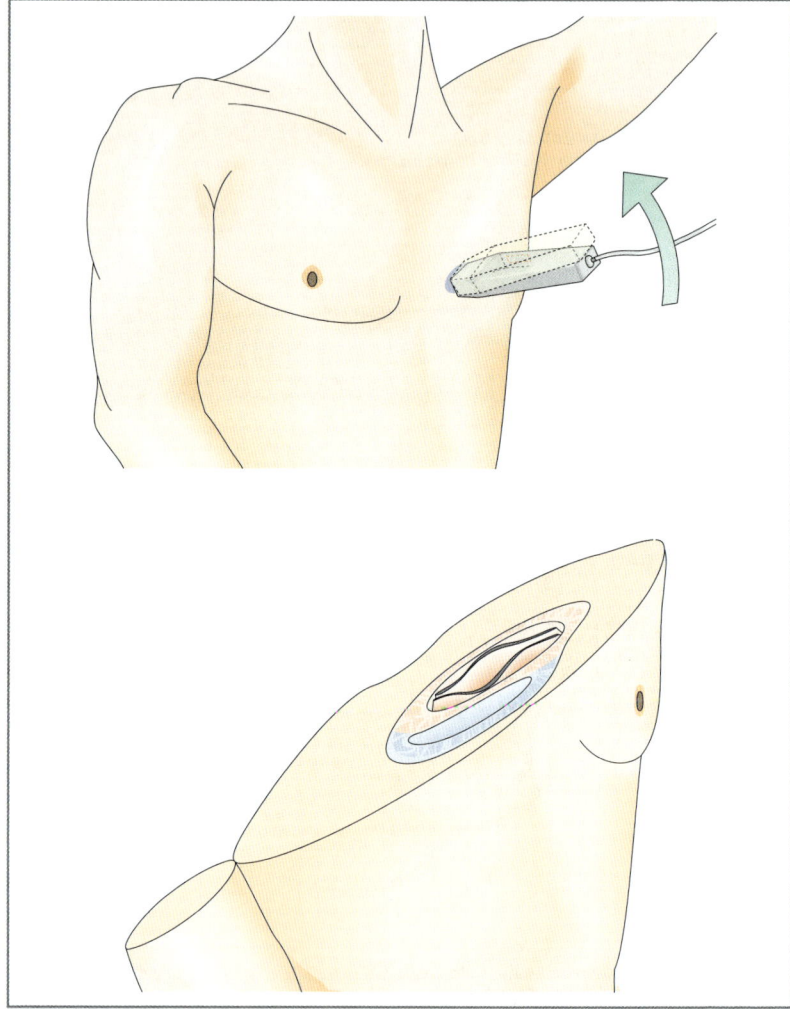

Fig. 3.7 Topo: Inclinar levemente o plano do feixe de imagem caudalmente (a corda do transdutor em direção ao ombro direito) permite uma projeção transversal da valva mitral. Abaixo: As arestas da valva são facilmente distinguíveis.

3.4 Imageamento da Valva Mitral

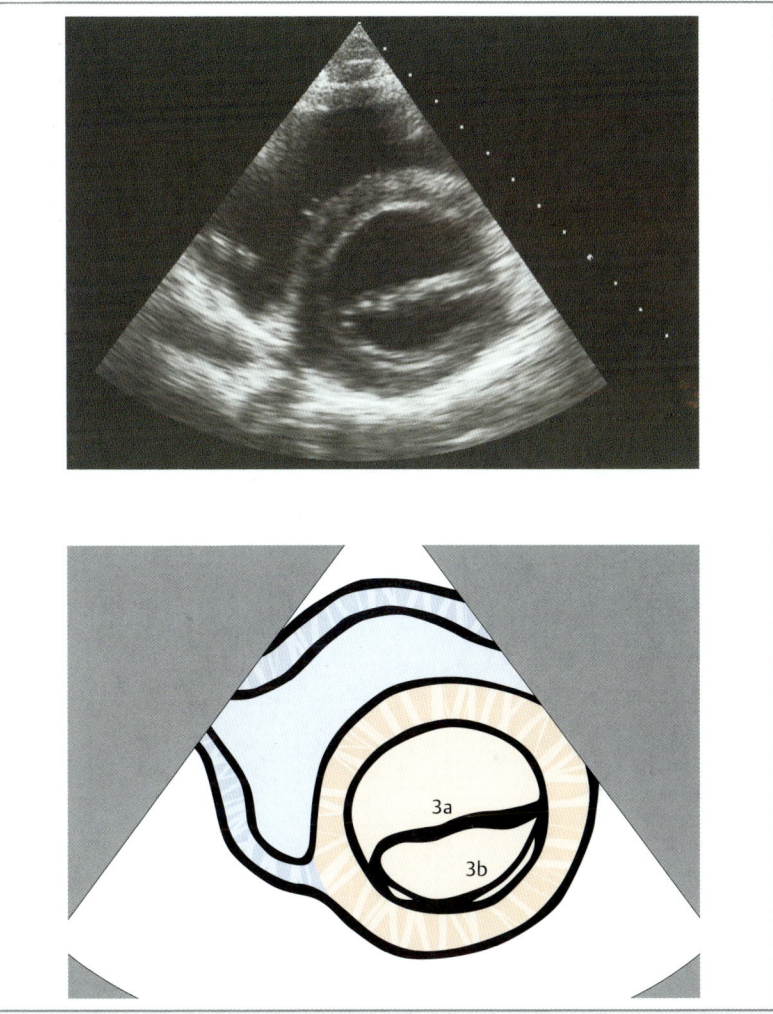

Fig. 3.8 A movimentação da valva mitral assemelha-se a boca de um peixe quando se abre. Folhetos mitrais anterior e posterior.

Projeção Paraesternal de Eixo Curto

3.5 Imageamento da Corda Tendínea

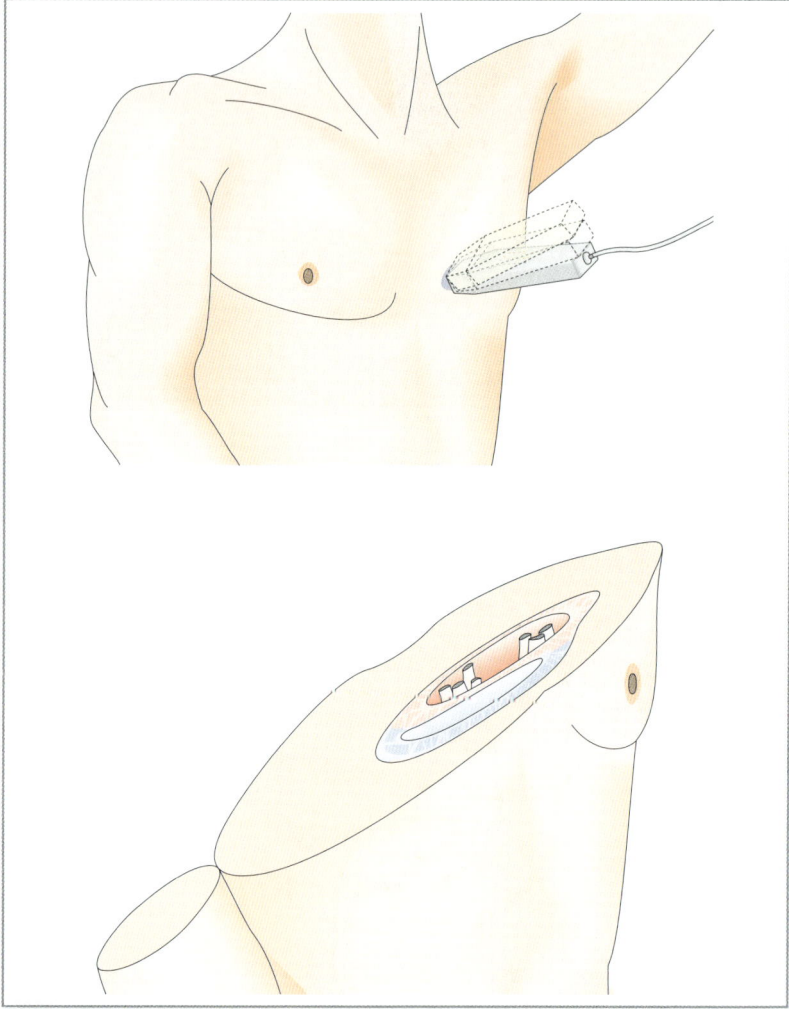

Fig. 3.9 Topo: A corda tendínea pode ser imageada inclinando-se o plano do feixe de ultrassom caudalmente. Abaixo: O feixe atravessa a corda tendínea de uma forma cruzada.

3.5 Imageamento da Corda Tendínea

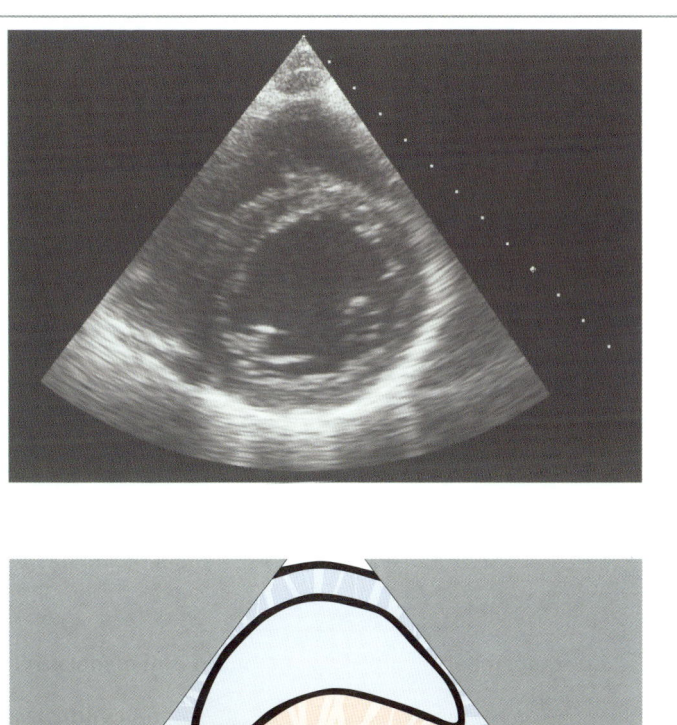

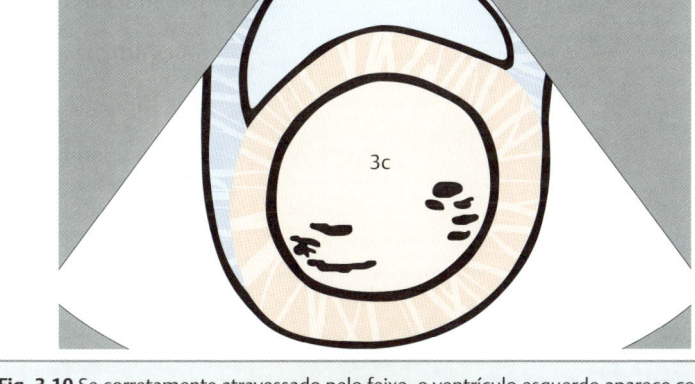

Fig. 3.10 Se corretamente atravessado pelo feixe, o ventrículo esquerdo aparece como um círculo perfeito. Neste plano, pode ser realizada uma boa avaliação da contratilidade dos segmentos do ventrículo esquerdo próximos a base.

Projeção Paraesternal de Eixo Curto

3.6 Imageamento dos Músculos Papilares

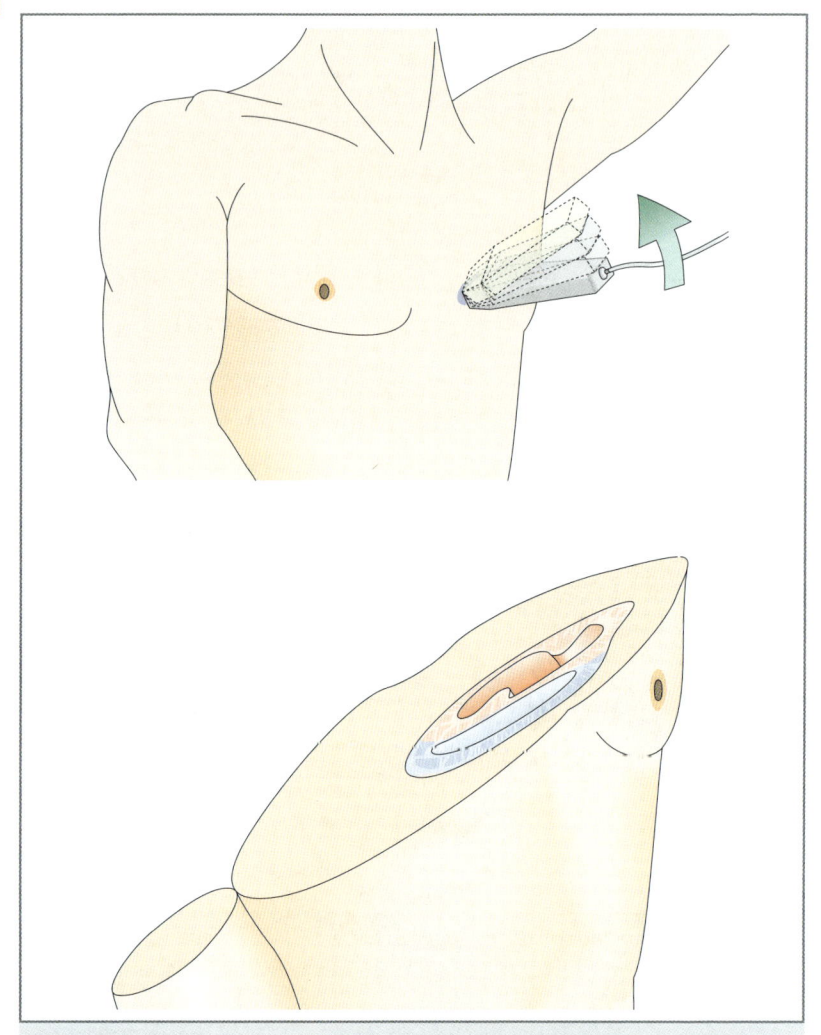

Fig. 3.11 Topo: Por uma maior inclinação caudal do plano de ultrassom, uma projeção transversal dos músculos papilares é obtida. Abaixo: Os músculos papilares e o centro do ventrículo esquerdo são transpostos transversalmente pelo feixe.

3.6 Imageamento dos Músculos Papilares

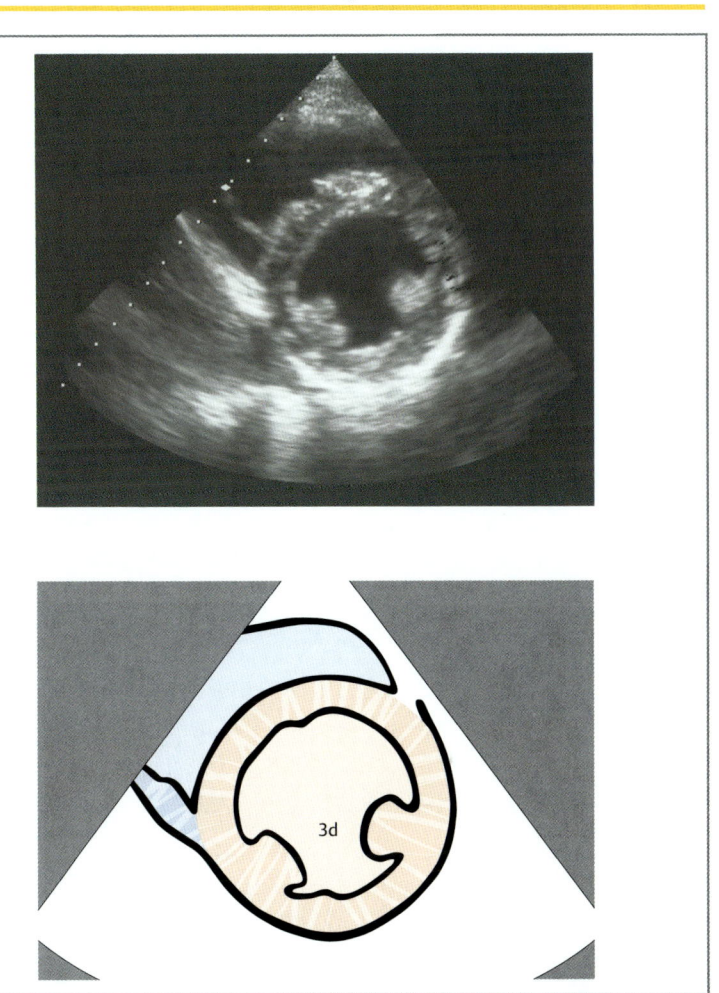

Fig. 3.12 Note a aparência circular do ventrículo esquerdo também neste plano. Neste plano é possível avaliar bem a contratilidade dos segmentos centrais do ventrículo esquerdo.

4 Janelas Apicais

4.1 Posicionamento do Transdutor e Plano de Imagem

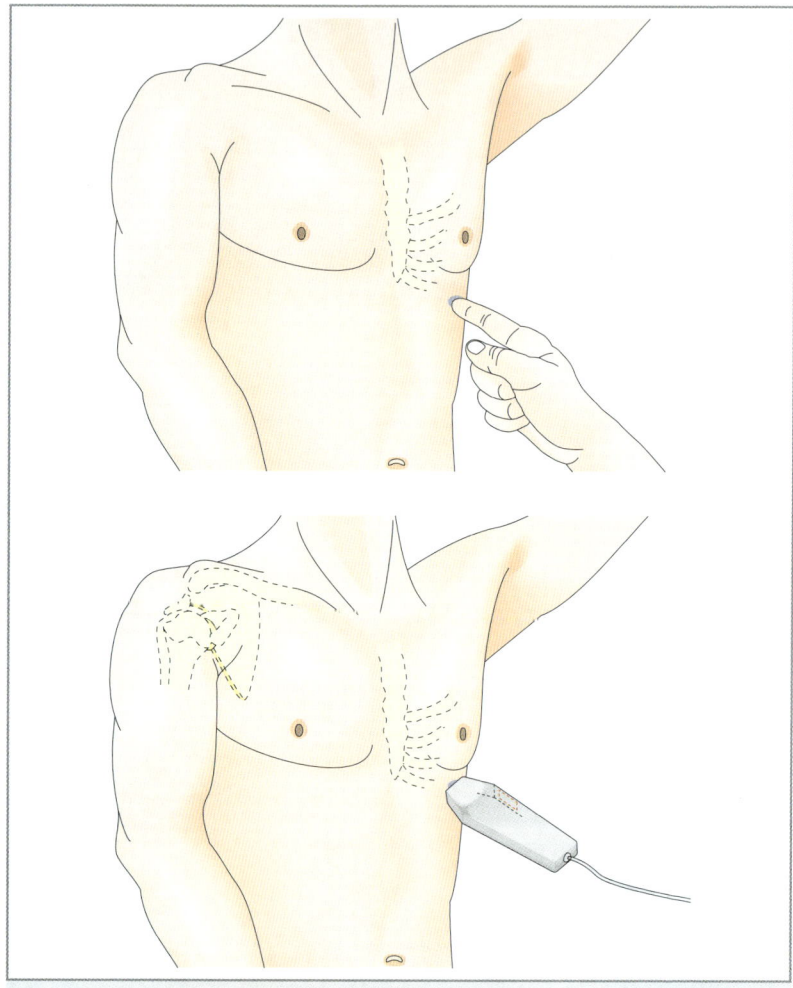

Fig. 4.1 Para obter a janela apical, primeiro deve-se palpar o pulso apical. O transdutor é posicionado sobre o impulso apical e é voltado em direção a escápula direita.

4.1 Posicionamento do Transdutor e Plano de Imagem

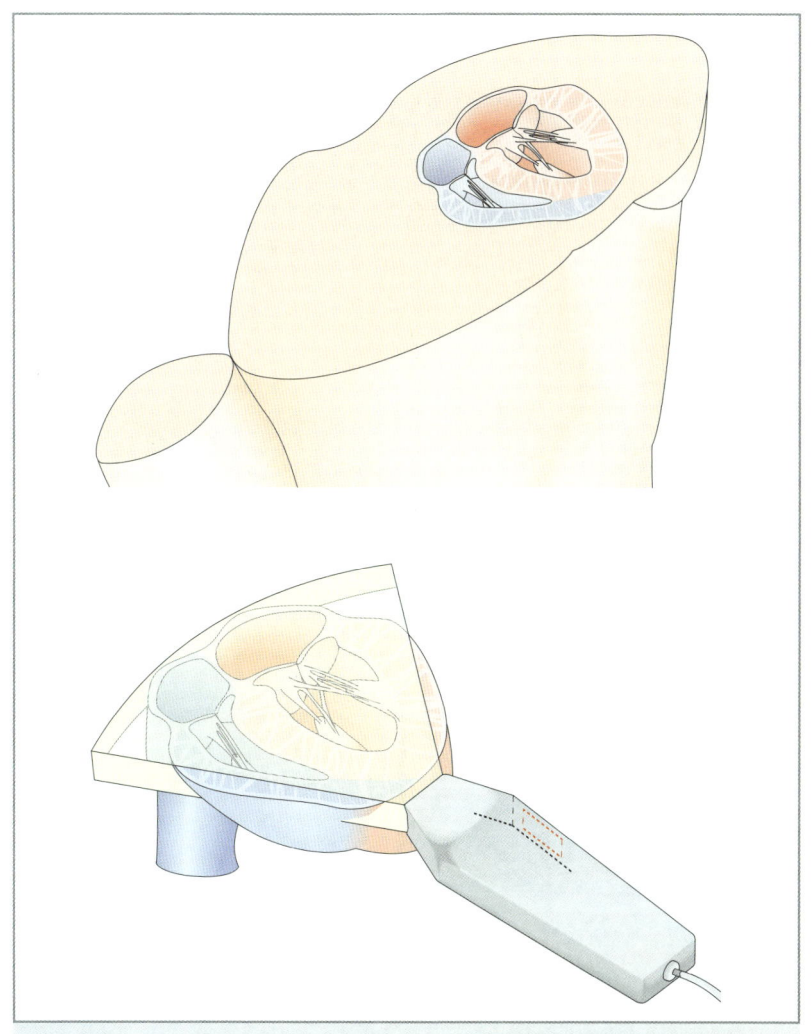

Fig. 4.2 Topo: O primeiro plano de imagem corre entre a escápula esquerda e o arco costal direito, a marca do transdutor direcionada para a escápula esquerda. Abaixo: Tanto o ventrículo quanto o átrio podem ser visualizados pelo ápice do coração.

Janelas Apicais

4.2 Projeção Apical Quatro-Câmaras

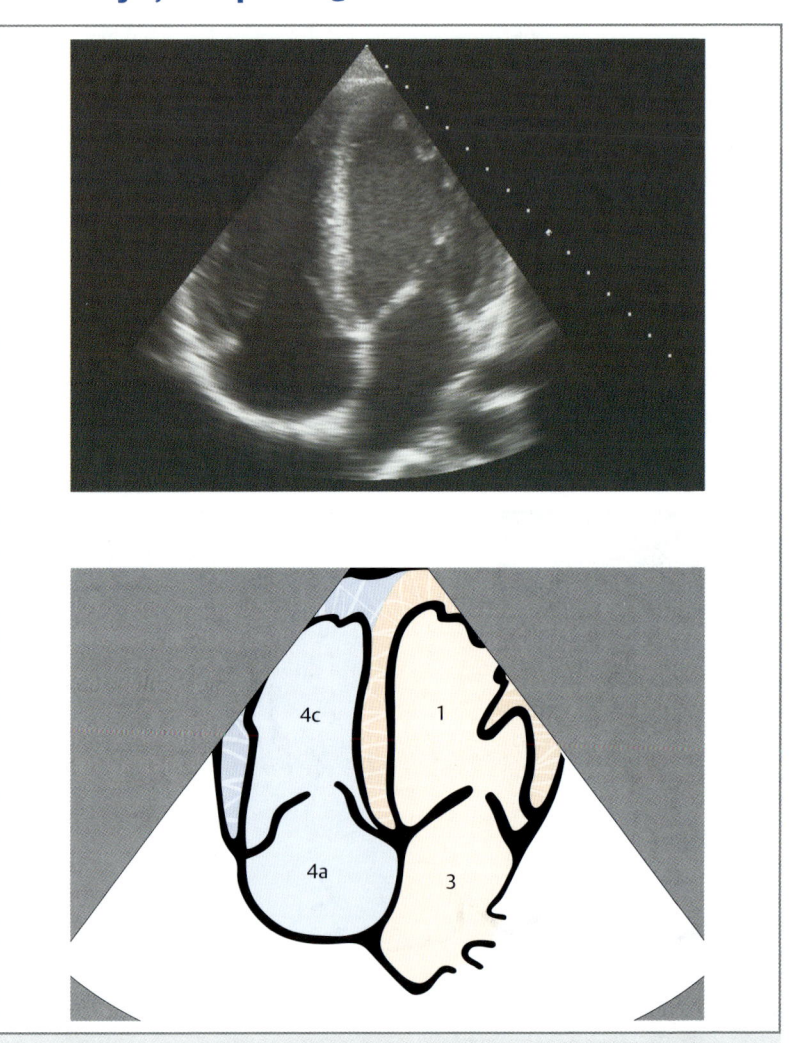

Fig. 4.3 O coração esquerdo encontra-se do lado direito e o coração direito, no lado esquerdo da imagem. A metade superior da imagem mostra ambos os ventrículos, abaixo deles se encontram os átrios direito e esquerdo. Os ventrículos e átrios são separados pelas valvas mitral e tricúspide.

4.2 Projeção Apical Quatro-Câmaras

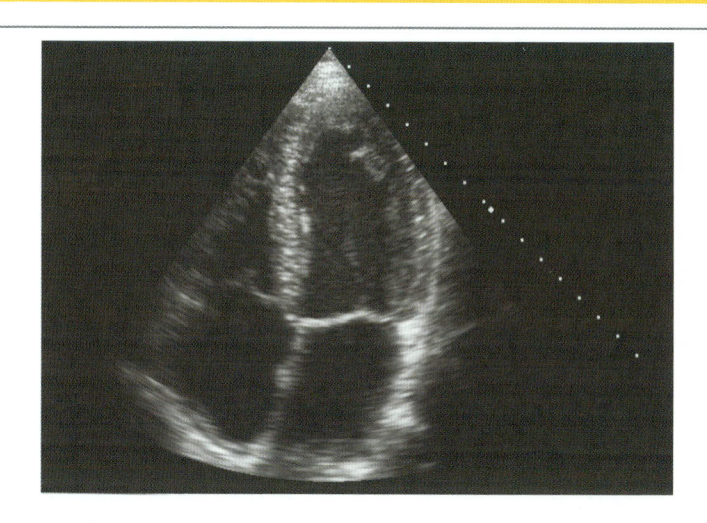

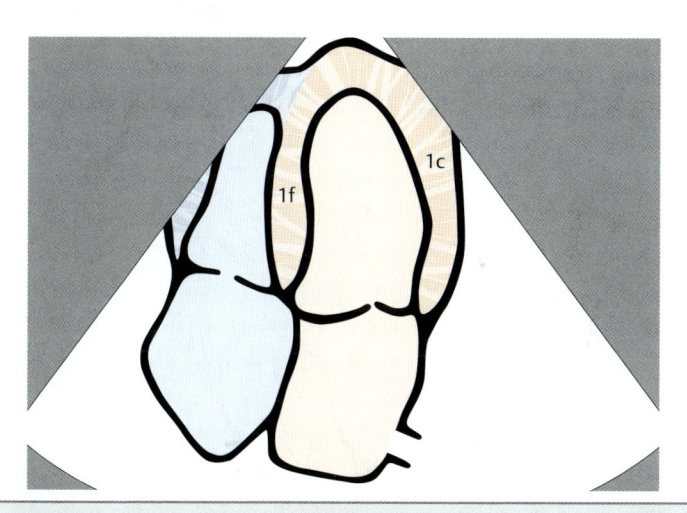

Fig. 4.4 O coração direito é usualmente visualizado com menos detalhes que o esquerdo. A parede lateral do ventrículo esquerdo está à direita; a parede septal está no centro.

Janelas Apicais

4.3 Projeção Apical Duas-Câmaras

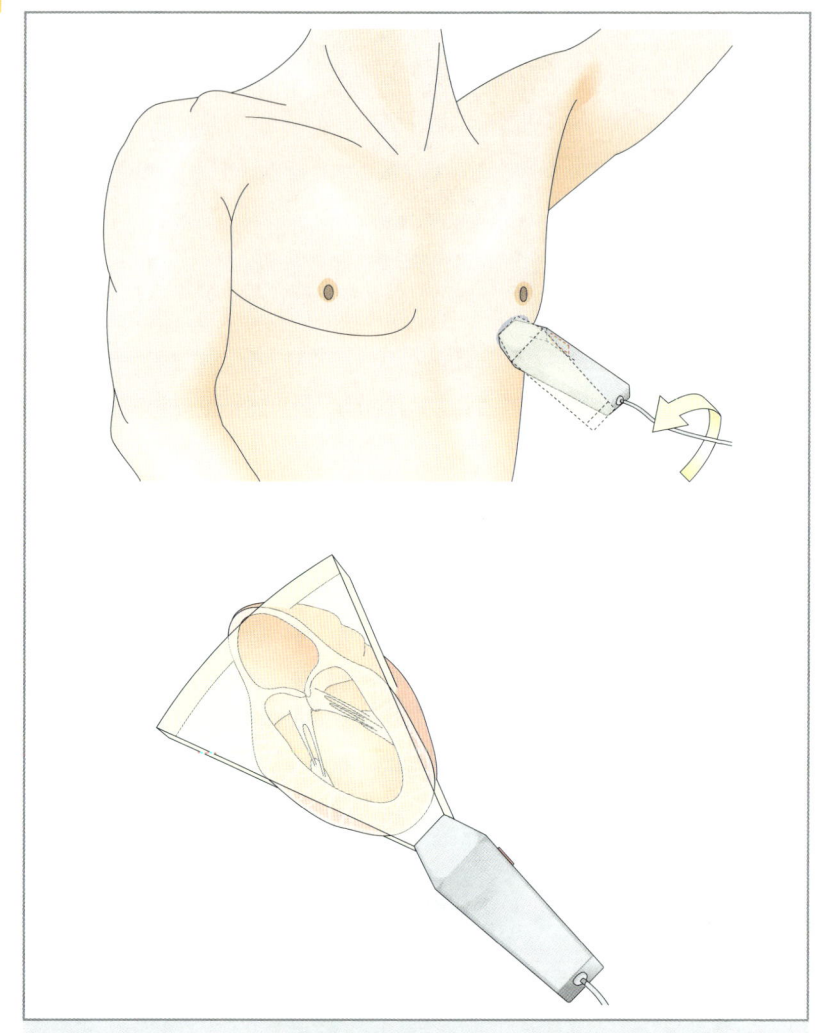

Fig. 4.5 Topo: a projeção apical duas-câmaras é obtida girando o transdutor 60° em sentido anti-horário. Abaixo: Somente as estruturas cardíacas são visíveis neste plano.

4.3 Projeção Apical Duas-Câmaras

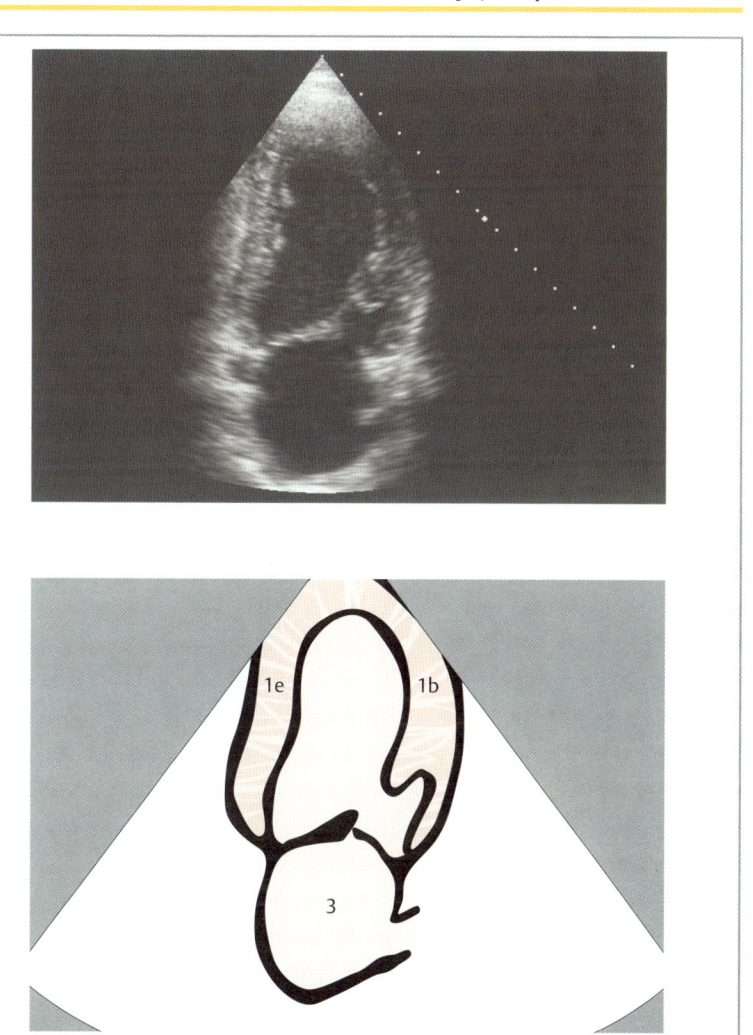

Fig. 4.6 Os músculos papilares frequentemente aparecem proeminentes neste plano. A parede anterior do ventrículo esquerdo aparece à direita e a parede inferior, no lado esquerdo.

Janelas Apicais

4.4 Projeção Apical Três-Câmaras

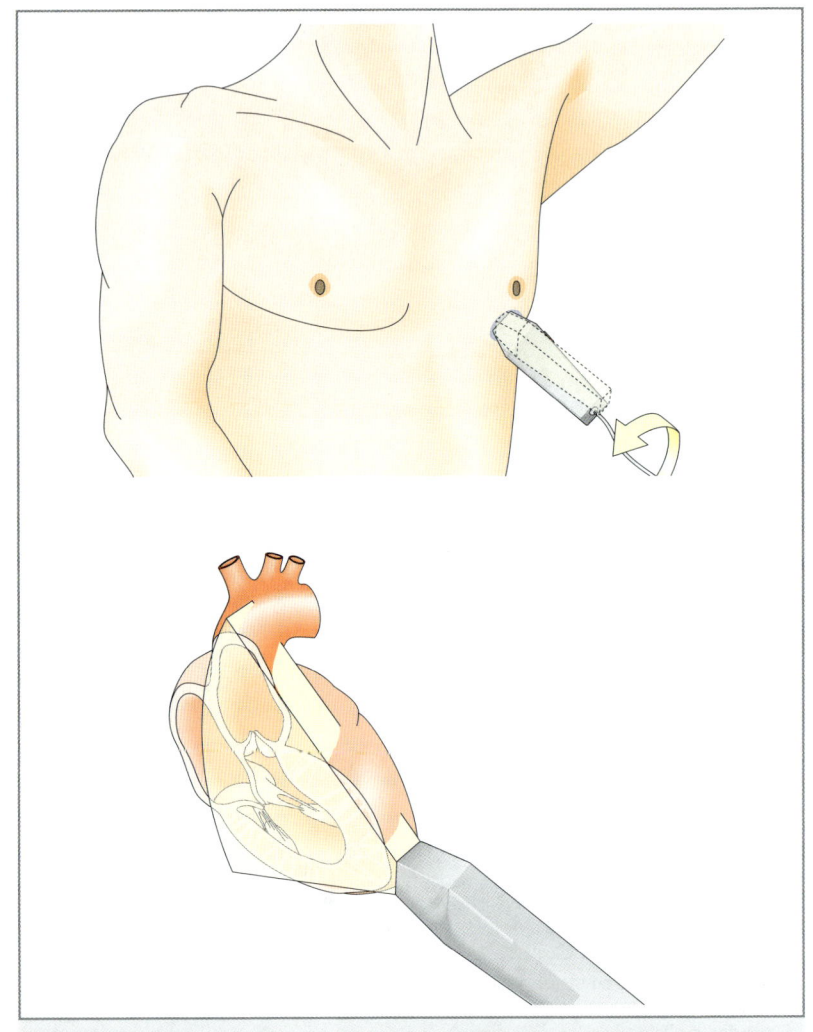

Fig. 4.7 Topo: a projeção apical três-câmaras é obtida girando o transdutor mais 60° em direção anti-horária. Abaixo: O bulbo aórtico é agora imageado como uma estrutura cardíaca adicional.

4.4 Projeção Apical Três-Câmaras

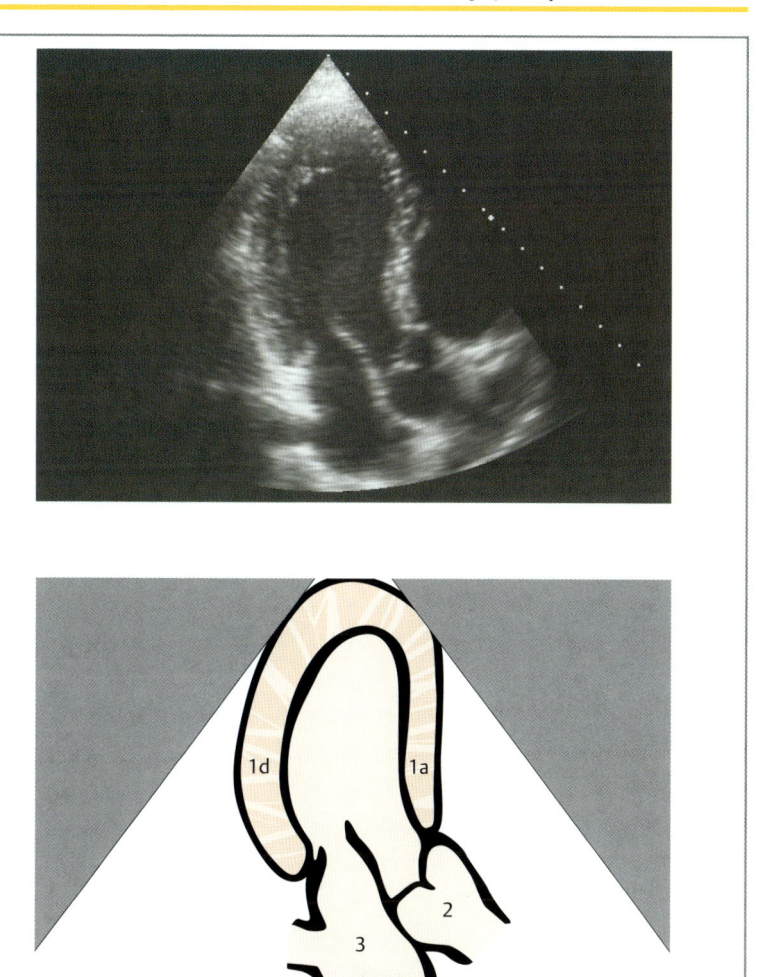

Fig. 4.8 Os fluxos de entrada e a saída do ventrículo esquerdo são bem avaliados neste plano. A parede anterosseptal do ventrículo esquerdo é demonstrada à direita e a parede posterior, no lado esquerdo da imagem.

Janelas Apicais

4.5 Projeção Apical Cinco-Câmaras

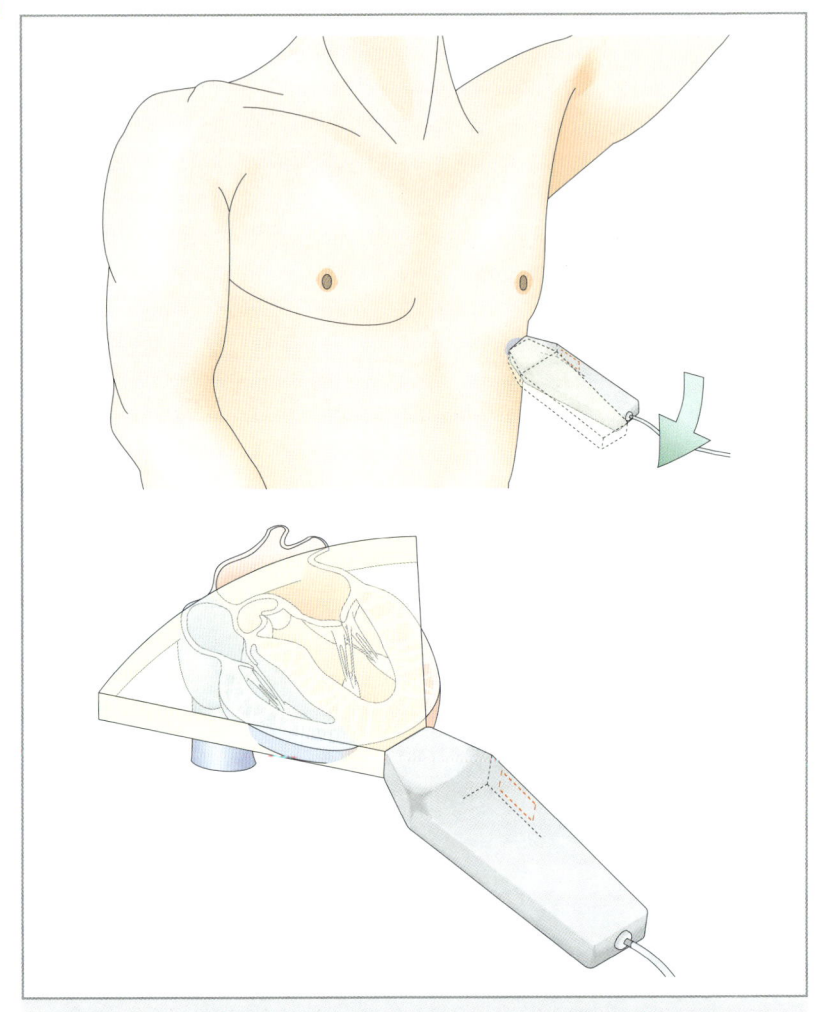

Fig. 4.9 Topo: Para se obter imagem da "quinta câmara" o transdutor é levemente inclinado caudalmente da projeção quatro-câmaras. Abaixo: A projeção cinco-câmaras mostra tanto os átrios quanto os ventrículos, assim como o bulbo aórtico entre eles, representando a "quinta câmara".

4.5 Projeção Apical Cinco-Câmaras

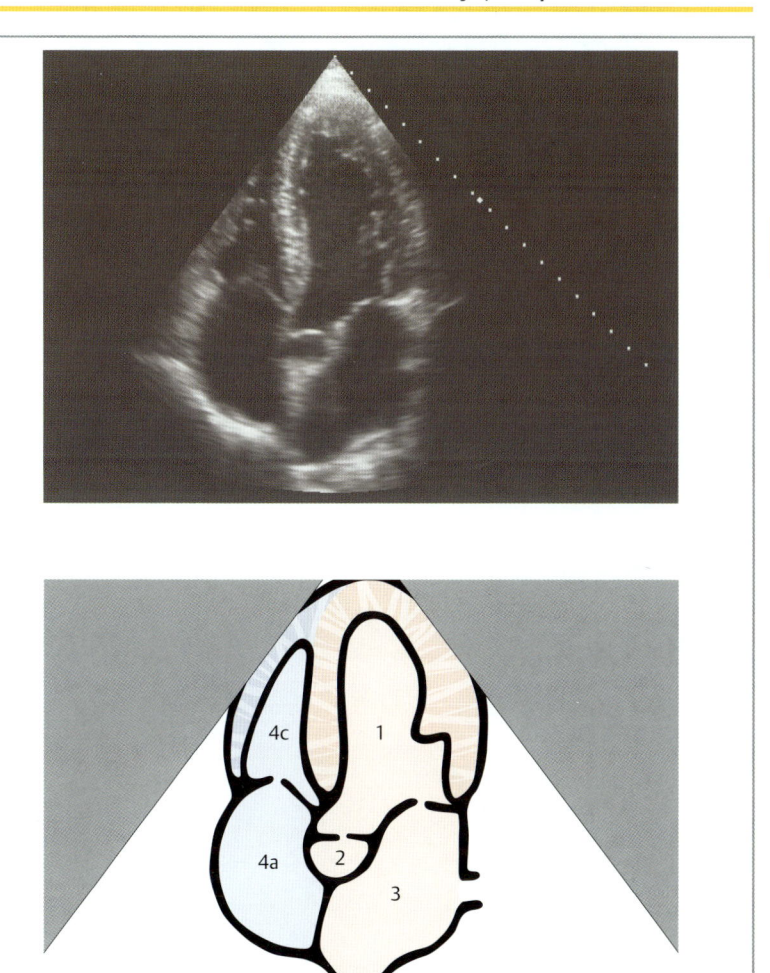

Fig. 4.10 Topo: O fluxo de saída ventricular esquerdo através da valva aórtica pode ser bem avaliado nesta incidência. Abaixo: A projeção cinco-câmaras fornece uma visão global das principais estruturas cardíacas.

5 Janela Supraesternal

5.1 Posicionamento do Transdutor

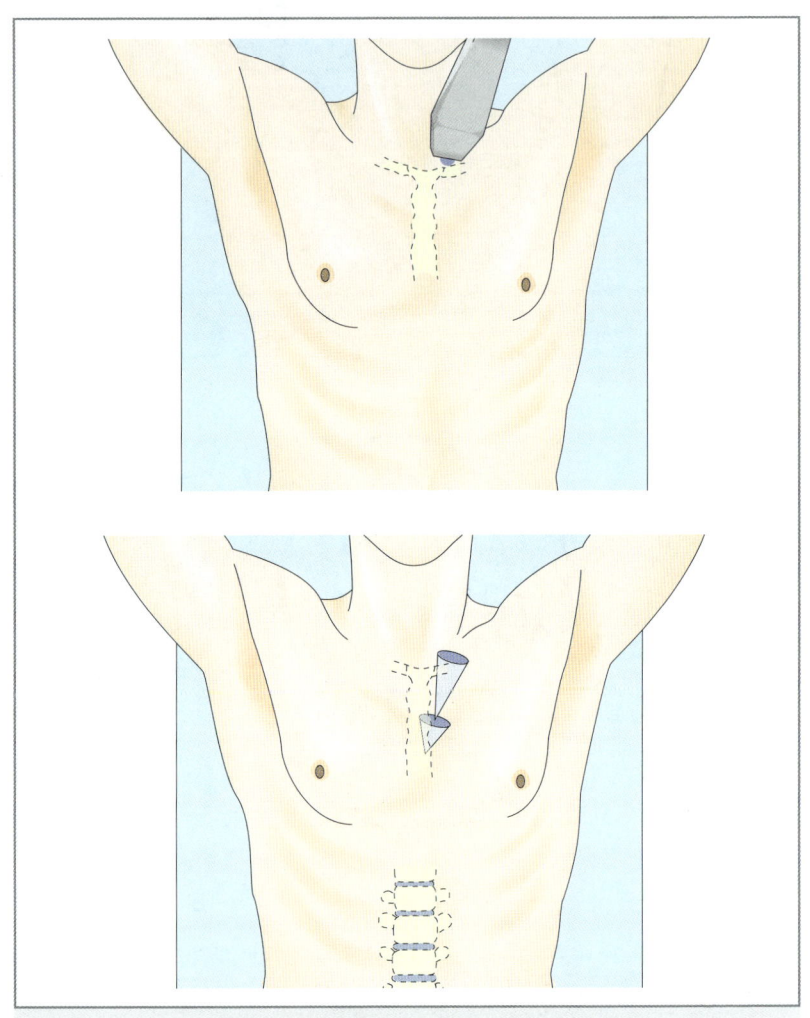

Fig. 5.1 Da janela supraesternal, o transdutor é posicionado na fúrcula supraesternal ou logo acima da borda esternal esquerda alta. O feixe é direcionado em direção às vértebras lombares.

5.2 Estruturas Anatômicas

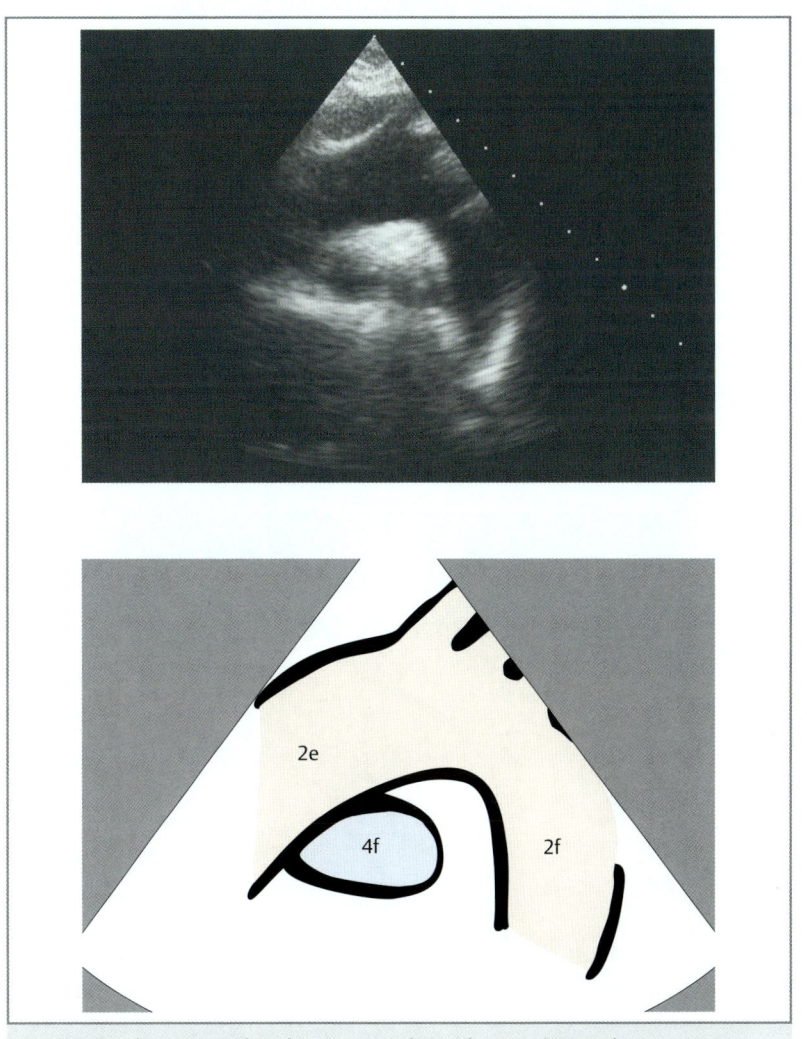

Fig. 5.2 Visualização completa da aorta ascendente, do arco aórtico e da aorta descendente usualmente só é possível em pacientes jovens. O arco aórtico curva-se em torno da artéria pulmonar.

Janela Supraesternal

5.3 Imageando a Aorta Ascendente

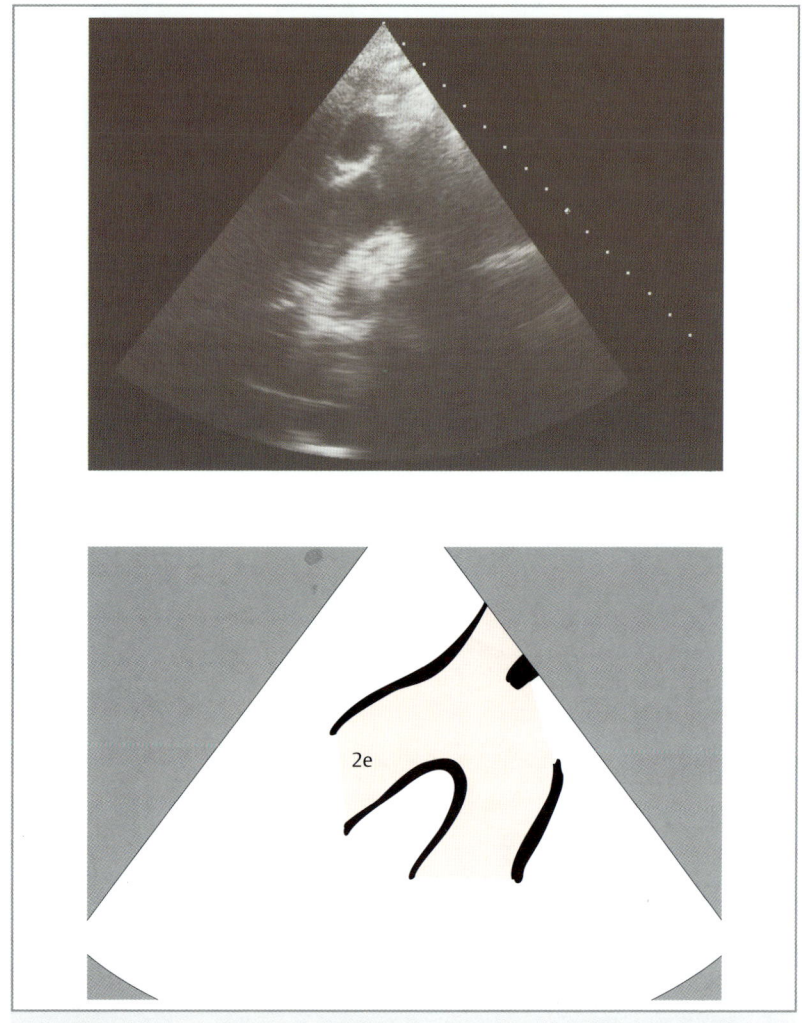

Fig. 5.3 Inclinando e girando o transdutor demonstra-se a aorta ascendente e o arco aórtico. A valva aórtica raramente é visualizada.

5.4 Imageando a Aorta Descendente

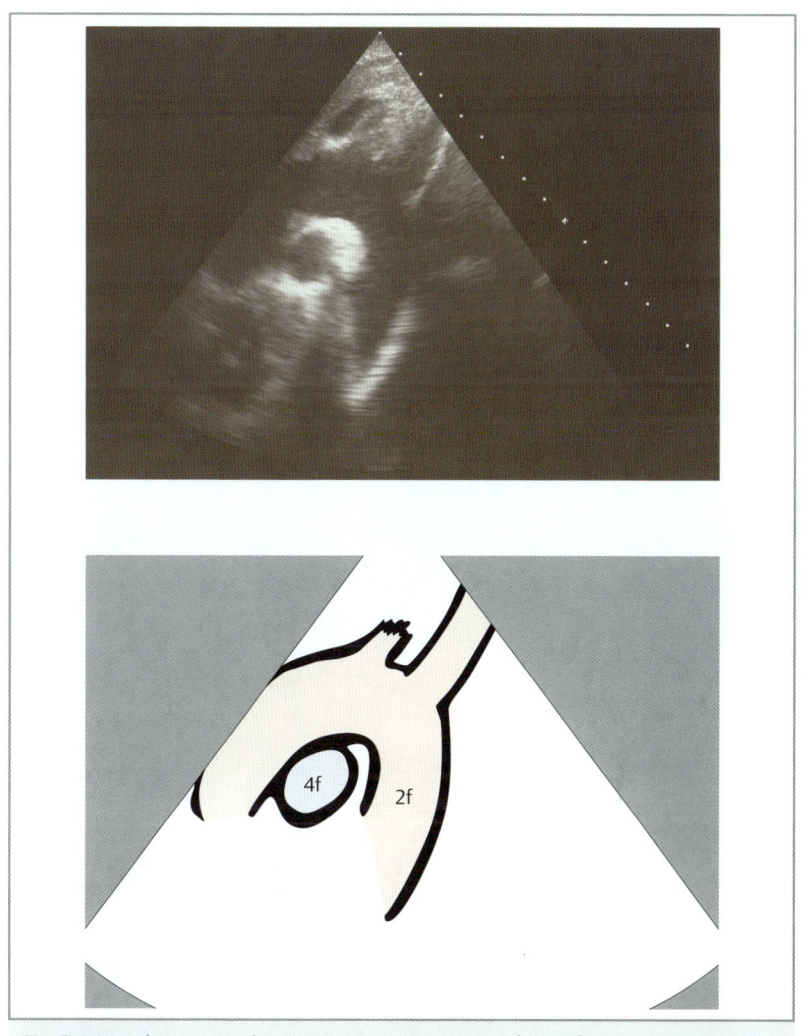

Fig. 5.4 As artérias supra-aórticas tipicamente correm em diagonal para cima e para a direita. A artéria subclávia esquerda pode, em geral, ser facilmente distinguida. O istmo aórtico está localizado distalmente.

6 Janela Subcostal

6.1 Posicionamento do Transdutor

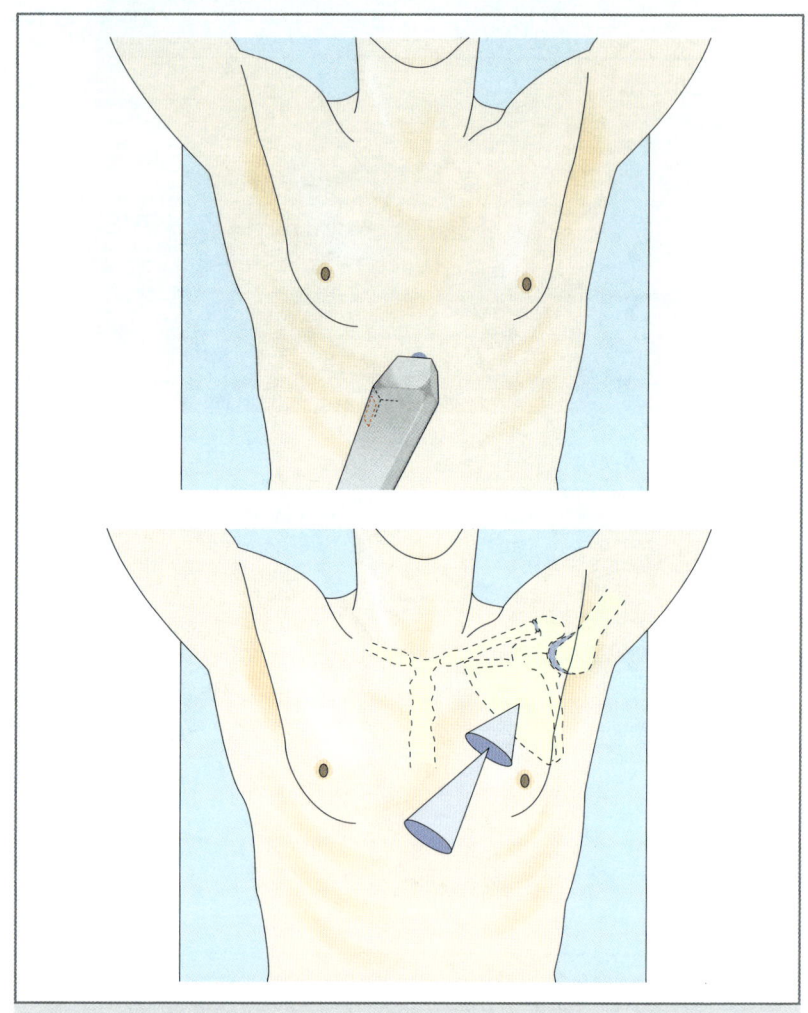

Fig. 6.1 Topo: Para a janela subcostal, o transdutor é posicionado diretamente abaixo do xifoide ou na área subcostal esquerda. Abaixo: O feixe de ultrassom está voltado para o ombro esquerdo.

6.2 Estruturas Anatômicas

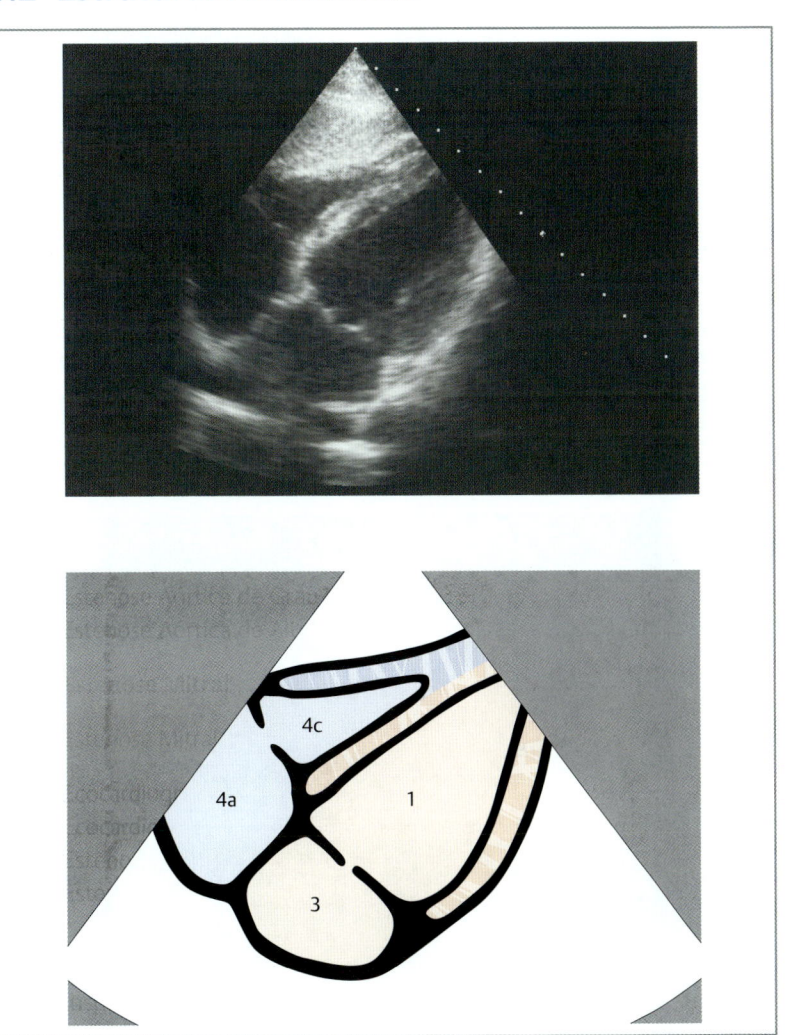

Fig. 6.2 Projeção quatro-câmaras inclinada para a direita. O átrio direito e o ventrículo direito são mostrados mais próximos ao transdutor.

Parte II

Ecocardiografia Modo-M e com Doppler

7 Ecocardiografia Modo-M *44*

8 Ecocardiografia com Doppler *48*

7 Ecocardiografia Modo-M

7.1 Princípios da Ecocardiografia Modo-M

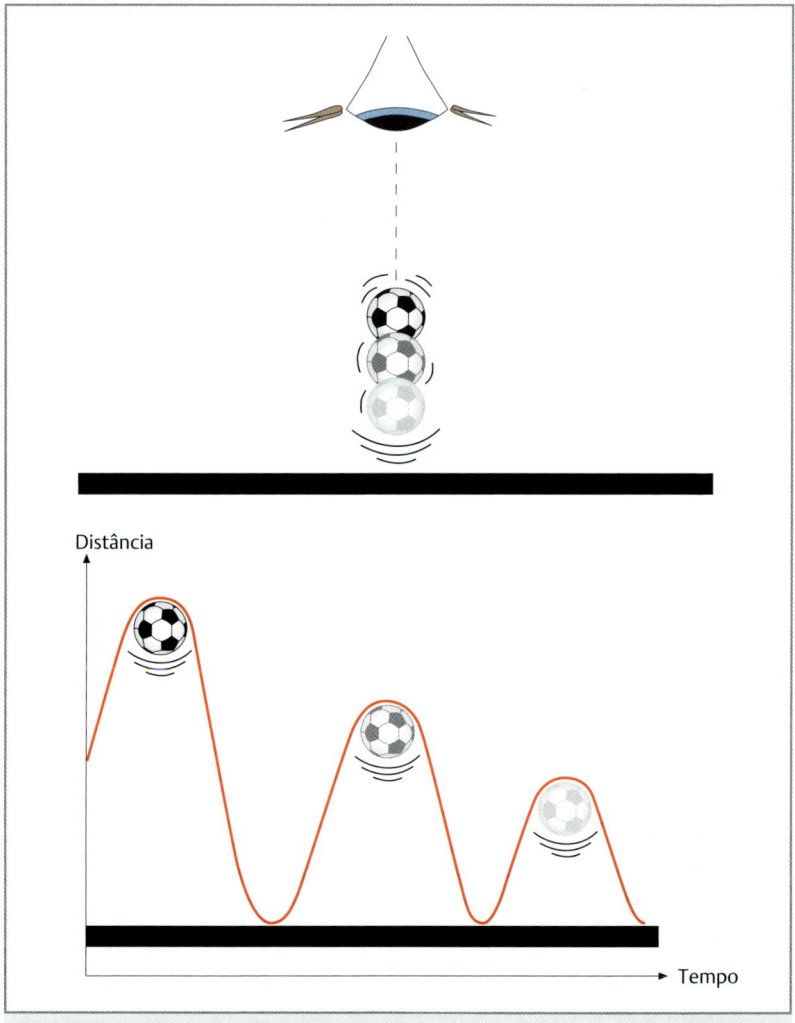

Fig. 7.1 A ecocardiografia modo-M fornece uma imagem unidimensional de objetos que se movem ao longo do tempo. Somente a parte de cima da bola de futebol é detectada e sua localização é demonstrada ao longo do tempo.

7.2 Valva Aórtica

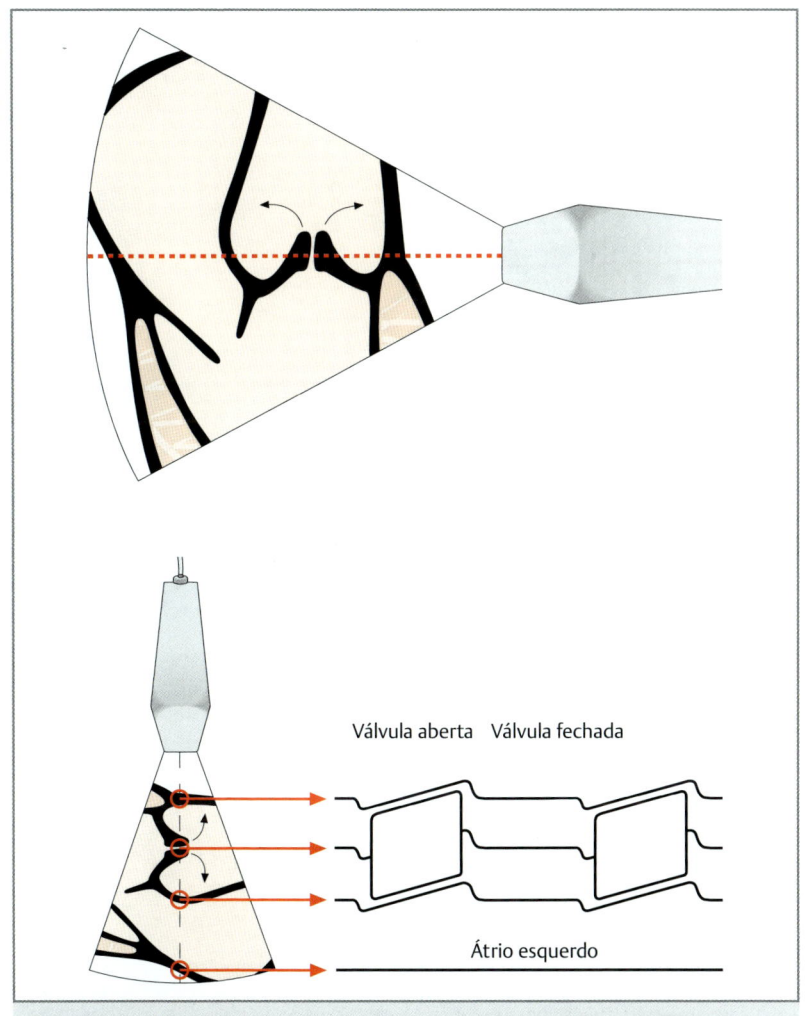

Fig. 7.2 Topo: Registros ao modo-M de ecos característicos dos folhetos aórticos não coronariano e coronariano esquerdo, atrás do qual está o átrio esquerdo (janela paraesternal). Abaixo: Paralelogramo característico da valva aórtica abrindo-se na sístole. Na diástole, as arestas da valva aparecem como uma linha altamente refletiva.

Ecocardiografia Modo-M

7.3 Valva Mitral

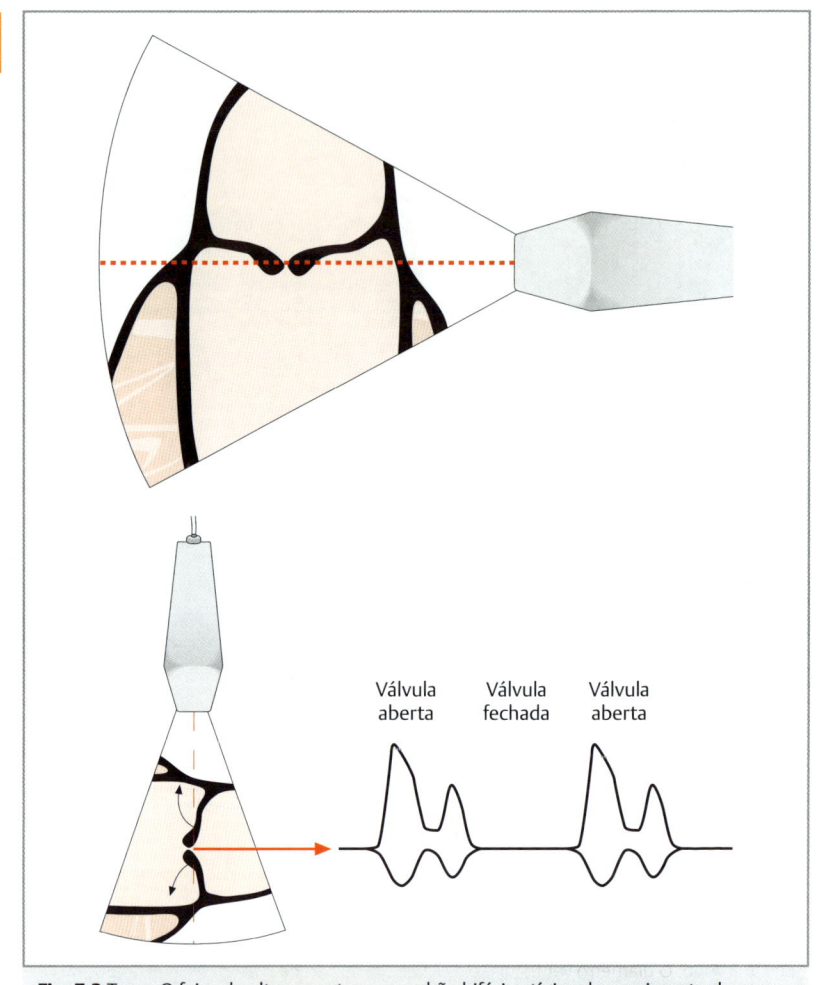

Válvula aberta   Válvula fechada   Válvula aberta

Fig. 7.3 Topo: O feixe de ultrassom traça o padrão bifásico típico do movimento de abertura da valva mitral (primeira onda: relaxamento ventricular, segunda onda: contração atrial). Abaixo: O monitor demonstra o padrão em forma de M do movimento do folheto mitral anterior acima, e, abaixo, o pequeno padrão em forma de W do folheto posterior.

7.4 Ventrículo Esquerdo

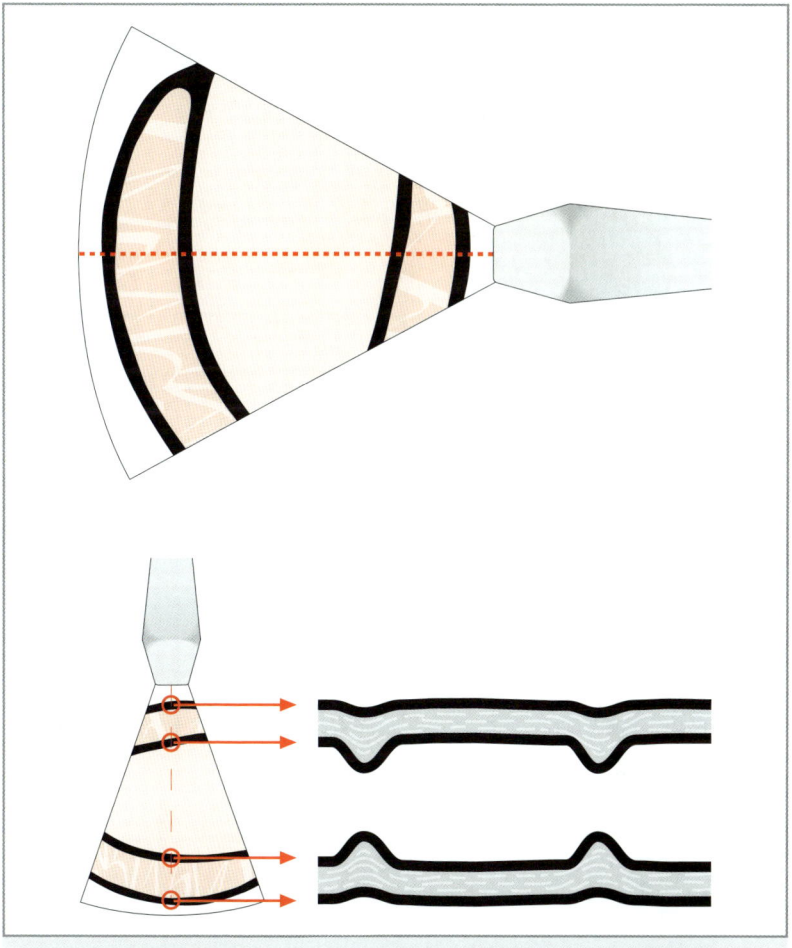

Fig. 7.4 Topo: O diâmetro ventricular e a espessura da parede podem ser registrados na projeção paraesternal. Abaixo: Espessamento típico e movimento para dentro do miocárdio podem ser vistos na sístole.

8 Ecocardiografia com Doppler

8.1 Efeito Doppler

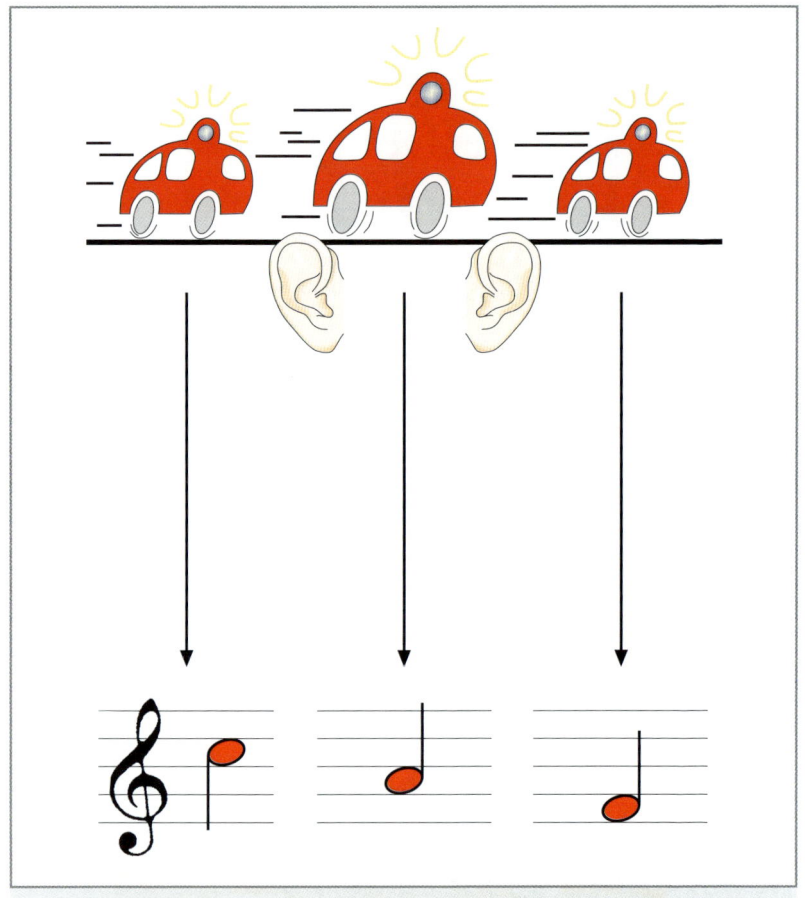

Fig. 8.1 O efeito Doppler descreve a mudança na frequência de uma fonte de som em movimento. O som de uma ambulância que se aproxima é percebido como sendo mais alto do que o som de uma que está se afastando. A velocidade pode ser calculada baseando-se na mudança da frequência.

8.2 Imageando o Fluxo de Sangue

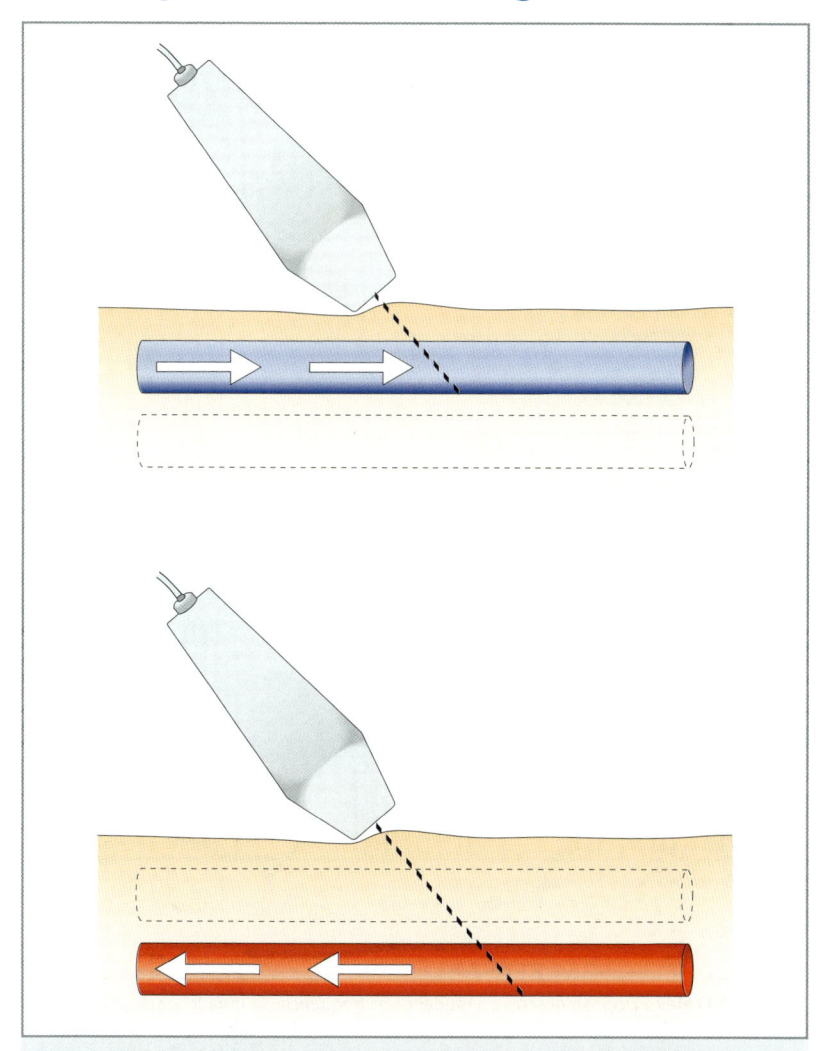

Fig. 8.2 Utilizando o princípio do Doppler, é possível obter-se imagens do fluxo de sangue não somente em termos de velocidade, mas também em termos de direção de fluxo.

Ecocardiografia com Doppler

8.3 Imagem por Doppler Espectral na Tela do Monitor

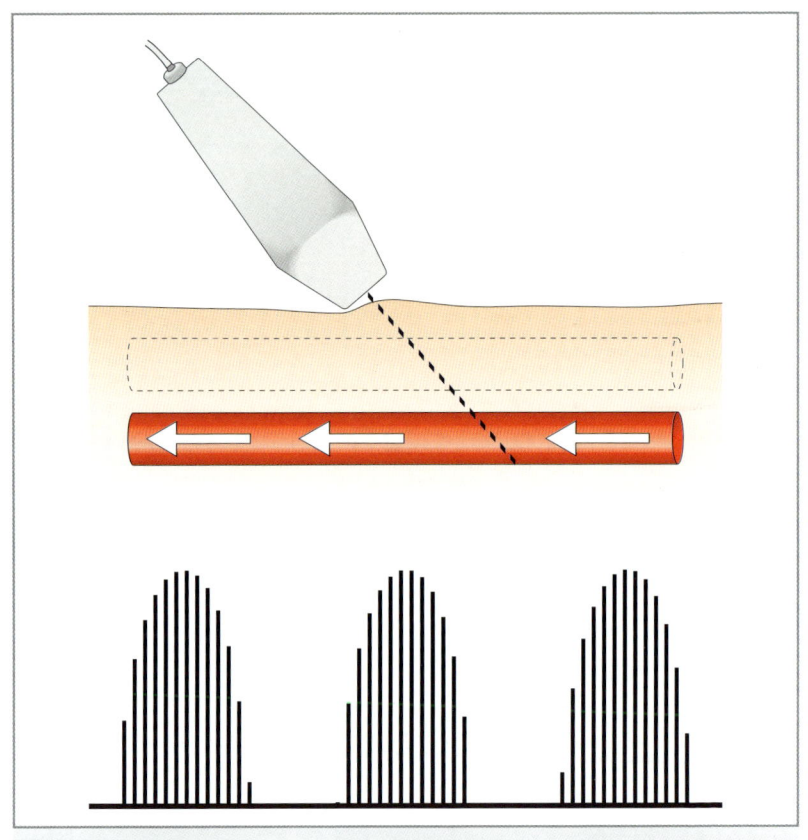

Fig. 8.3 Topo: Quando o transdutor é posicionado no ângulo mostrado no diagrama, a direção do fluxo de sangue é para a cabeça do transdutor. Abaixo: Movimento em direção ao transdutor é demonstrado acima da linha de base zero no monitor.

8.3 Imagem por Doppler Espectral na Tela do Monitor

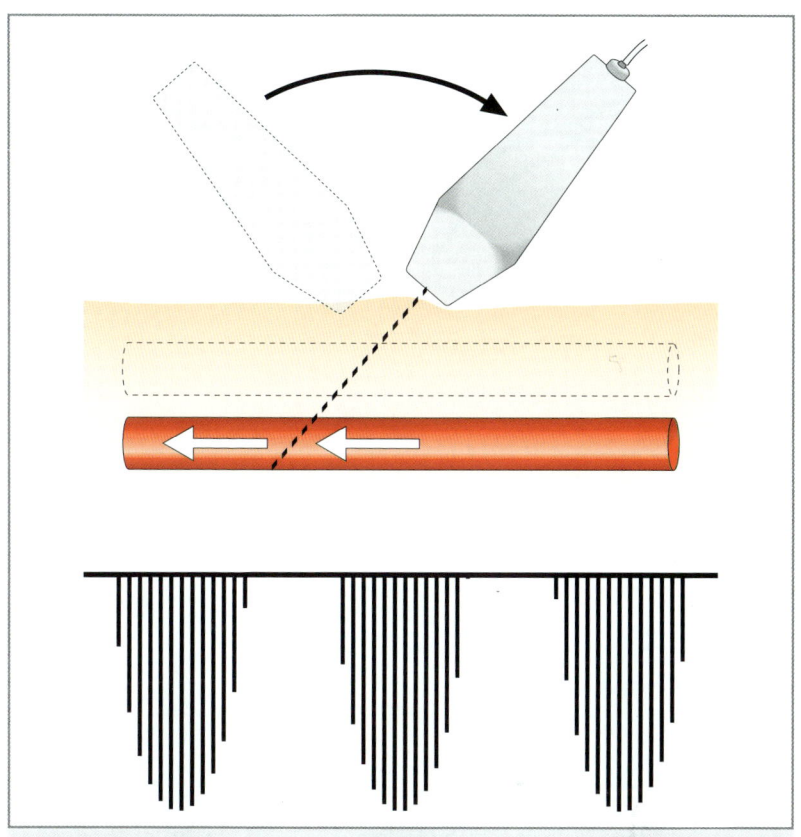

Fig. 8.4 Topo: Se o transdutor é inclinado na direção oposta, o sinal Doppler registra o fluxo de sangue movendo-se para longe dele. Abaixo: Movimento para longe do transdutor é demonstrado abaixo da linha de base zero do monitor.

Ecocardiografia com Doppler

8.4 Modo de Onda Contínua (CW)

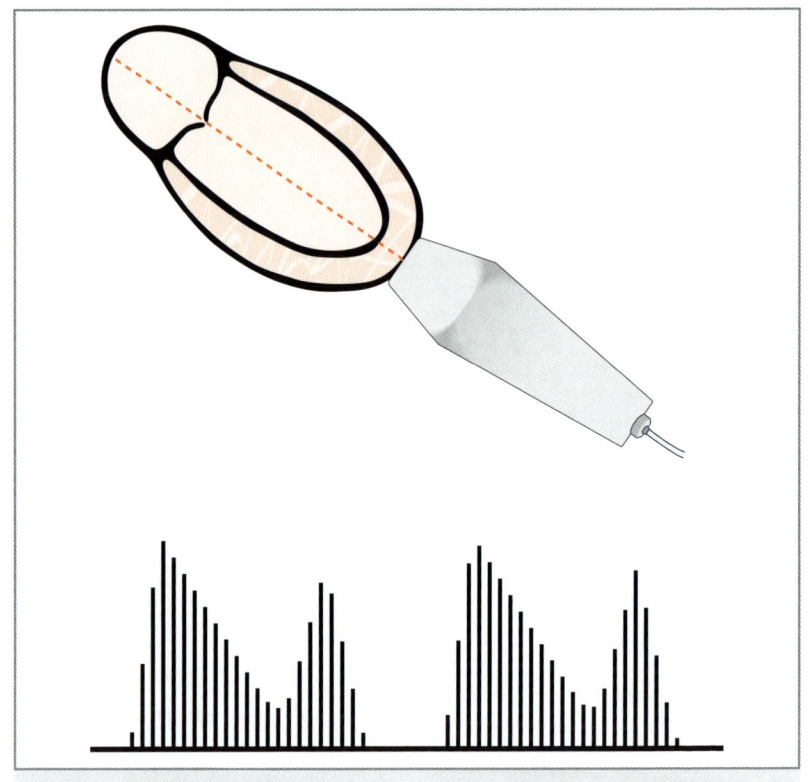

Fig. 8.5 Topo: O modo de CW registra todos os pulsos ao Doppler em um feixe de ultrassom unidimensional. Abaixo: Doppler CW registrado em um fluxo transmitral: O fluxo dentro do ventrículo esquerdo é em direção ao transdutor e, portanto, demonstrado acima da linha de base zero.

8.4 Modo de Onda Contínua (CW)

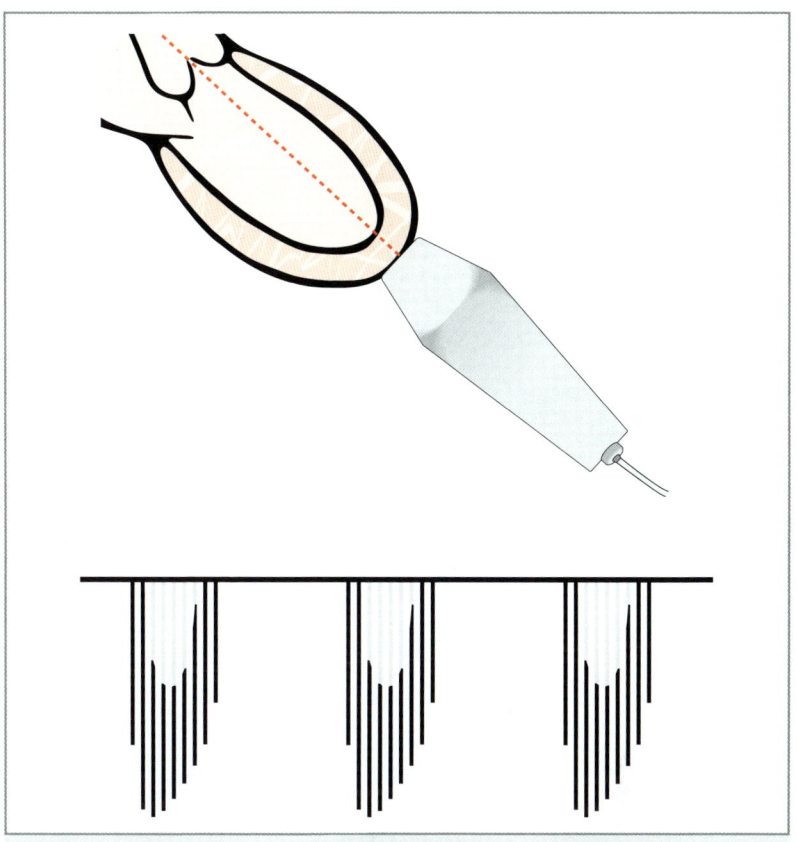

Fig. 8.6 Fluxo de saída aórtico na projeção apical três-câmaras: O fluxo vai para longe do transdutor (topo) e, portanto, é demonstrado abaixo da linha de base zero (abaixo).

Ecocardiografia com Doppler

8.5 Modo de Onda Pulsada (PW)

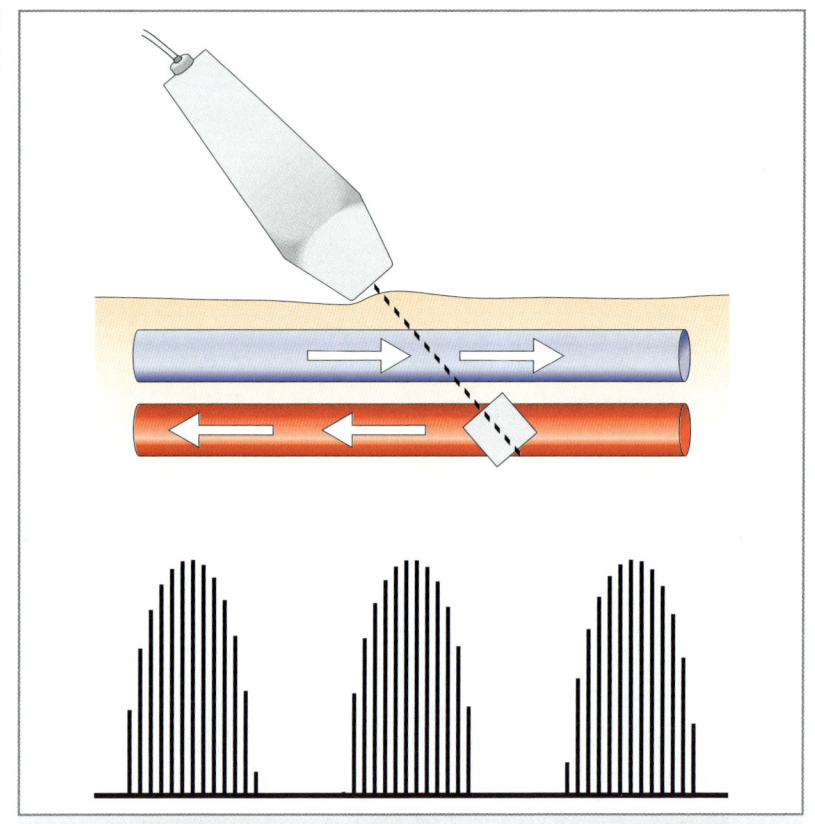

Fig. 8.7 Topo: A modalidade Doppler de onda pulsada permite obter-se imagens de velocidades em uma janela escolhida. Abaixo: Assim como no modo de CW, fluxo em direção ao transdutor é demonstrado acima da linha de base zero.

8.5 Modo de Onda Pulsada (PW)

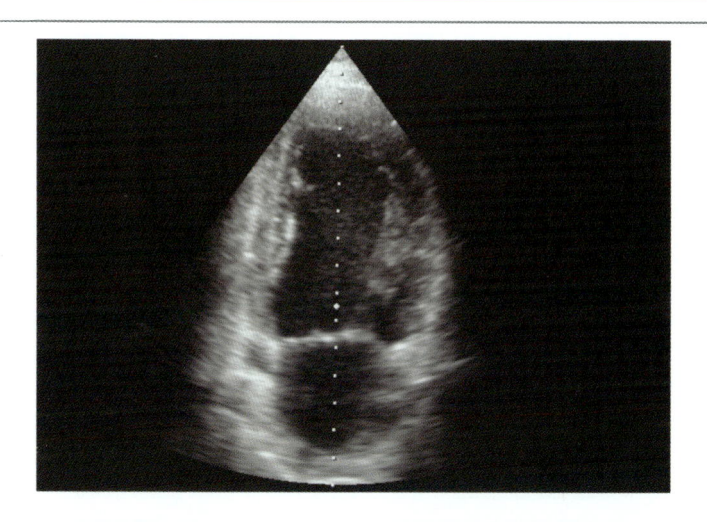

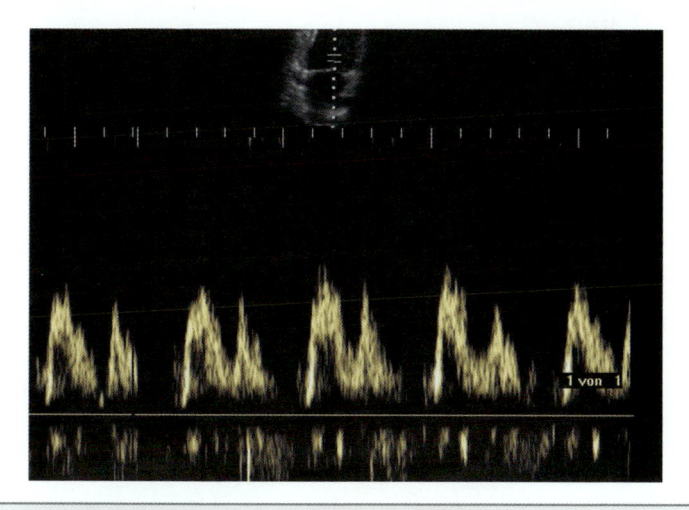

Fig. 8.8 Topo: O modo de PW é adequado para avaliação do influxo transmitral na projeção apical três-câmaras. Abaixo: O Doppler espectral mostra o perfil típico em forma de M do influxo transmitral

Ecocardiografia com Doppler

8.6 Princípios da Obtenção de Imagens por Doppler Colorido

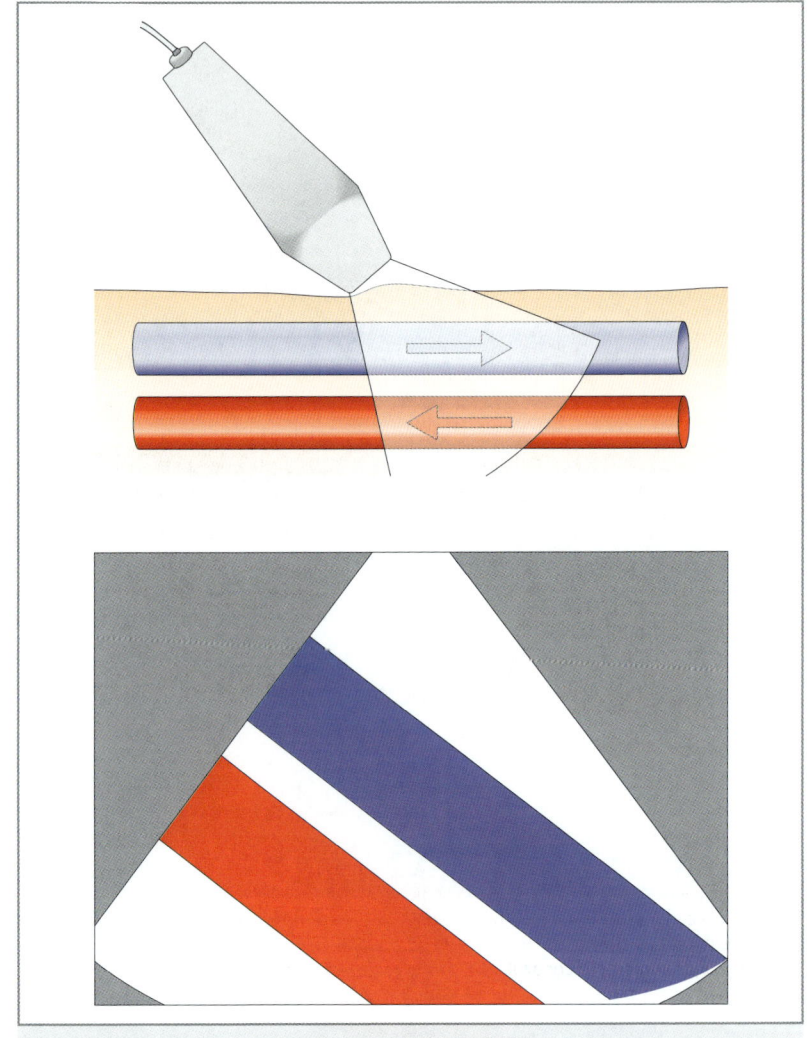

Fig. 8.9 O imageamento por Doppler colorido retrata todos os fluxos em um determinado setor. Fluxo em direção ao transdutor é demonstrado em vermelho; fluxo para longe do transdutor é demonstrado em azul.

8.6 Princípios da Obtenção de Imagens por Doppler Colorido

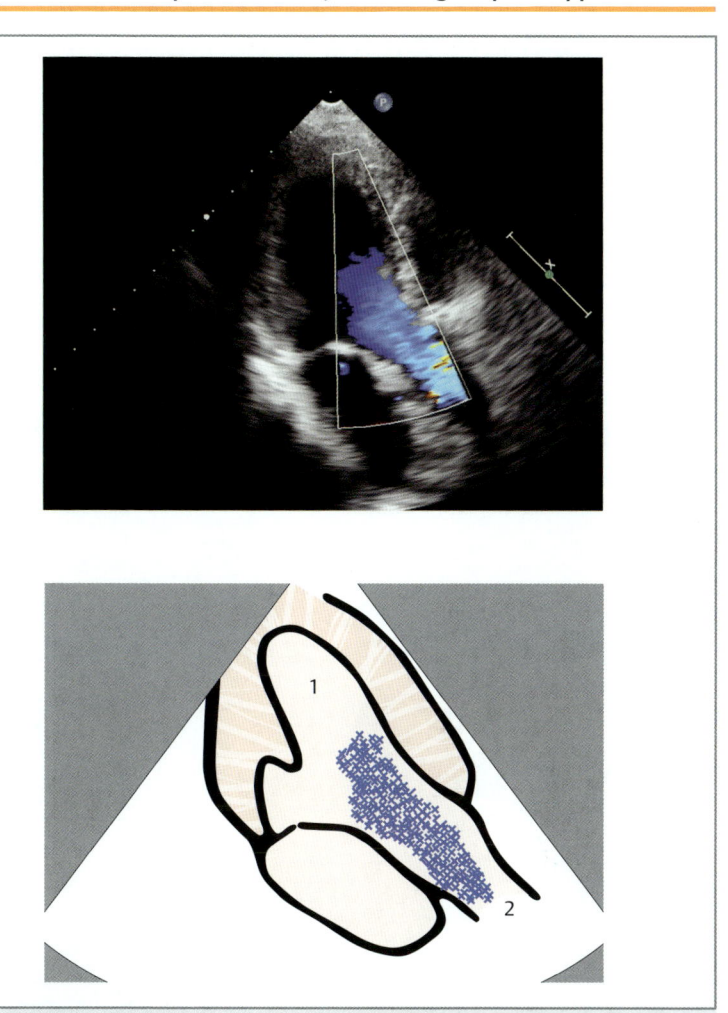

Fig. 8.10 Todos os fluxos em um determinado segmento da imagem bidimensional são analisados e demonstrados em cores. Imagem por Doppler colorido mostrando fluxo de saída ventricular esquerdo em tempo real: Uma vez que o fluxo vai para longe do transdutor, ele apresenta cor azul.

Ecocardiografia com Doppler

8.7 Aliasing

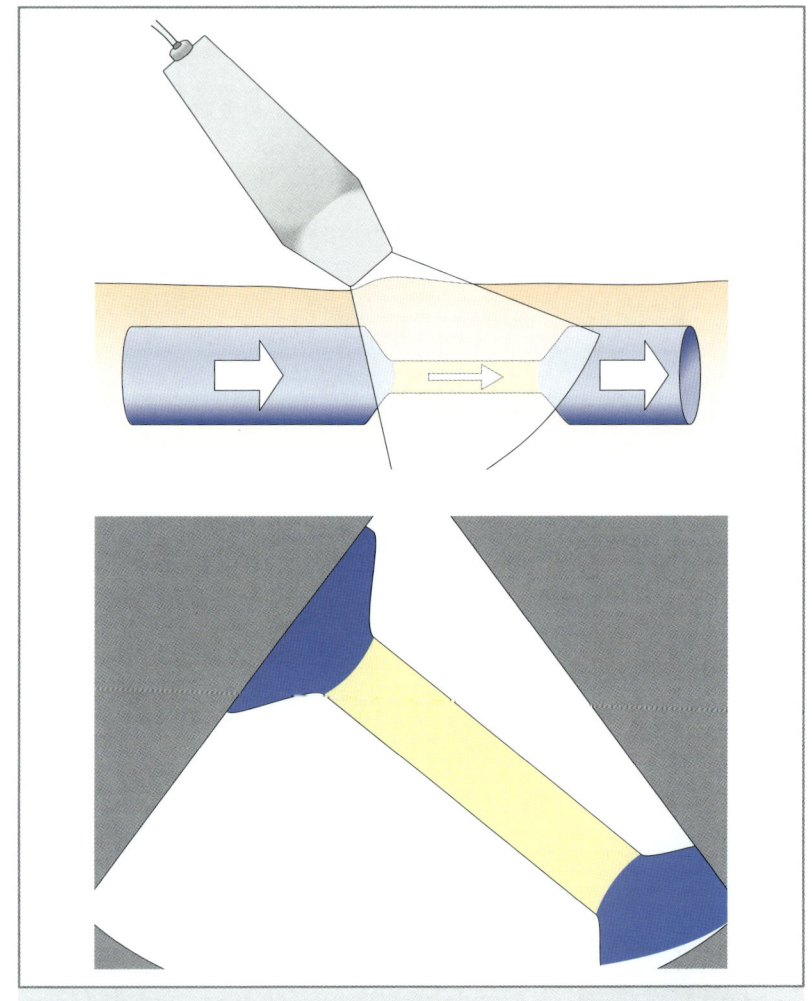

Fig. 8.11 Topo: Em velocidades mais altas (usualmente superiores a 1m/s) o fluxo é demonstrado em amarelo-branco; a direção do fluxo não é diferenciada. Abaixo: Velocidade de fluxo aumentada em um segmento de vaso estreitado demonstrado em amarelo-branco.

8.7 Aliasing

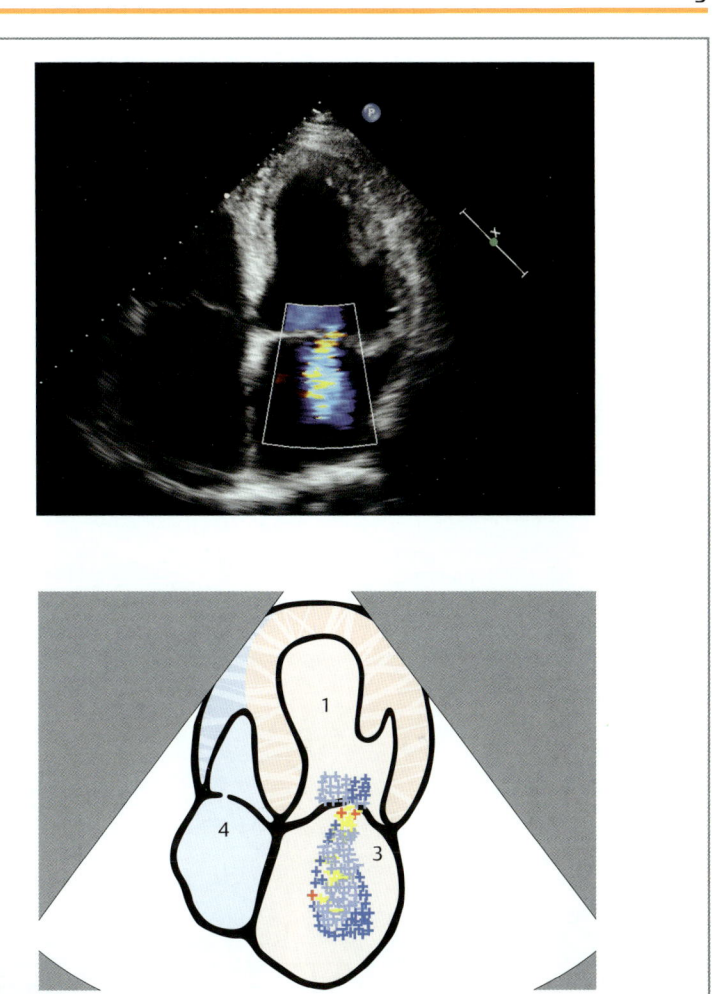

Fig. 8.12 Topo: Exemplo de insuficiência mitral em uma projeção apical quatro-câmaras: O fluxo retrógrado aparece através da valva insuficiente na sístole. Abaixo: Por causa da diferença de pressão entre o ventrículo esquerdo e o átrio esquerdo, a velocidade é maior do que 4 m/s e, portanto, demonstrada em amarelo-branco.

8.8 Valva Tricúspide na Projeção Paraesternal de Eixo Curto

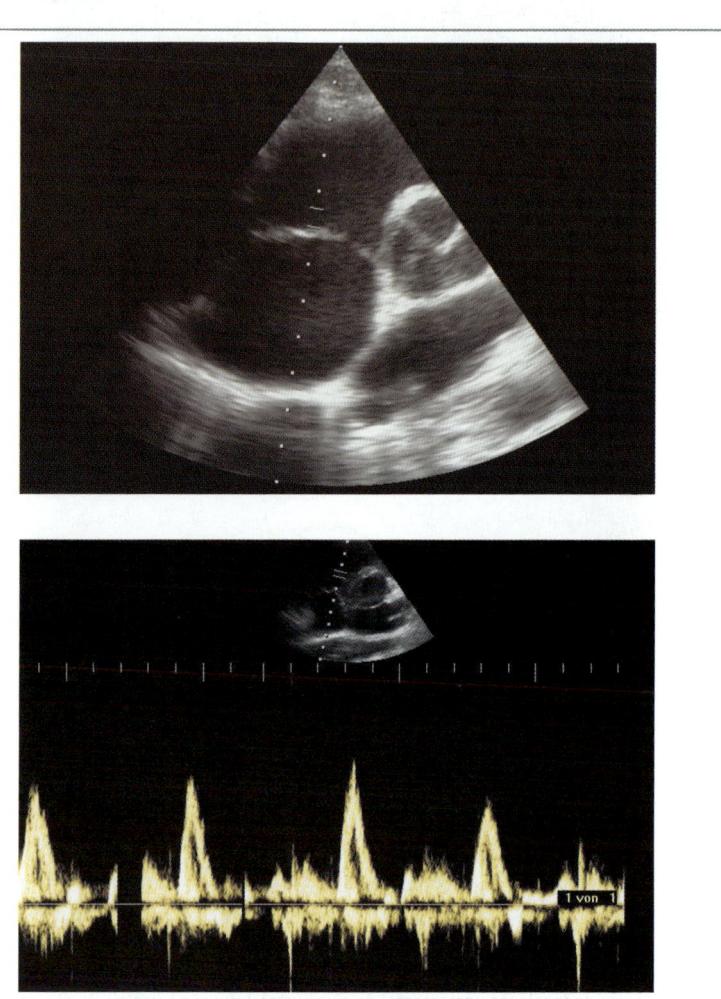

Fig. 8.13 Topo: Na projeção paraesternal de eixo curto, o Doppler PW pode ser posicionado através da valva tricúspide. Abaixo: O Doppler espectral mostra um perfil de influxo bifásico e em forma de M.

8.8 Valva Tricúspide na Projeção Paraesternal de Eixo Curto

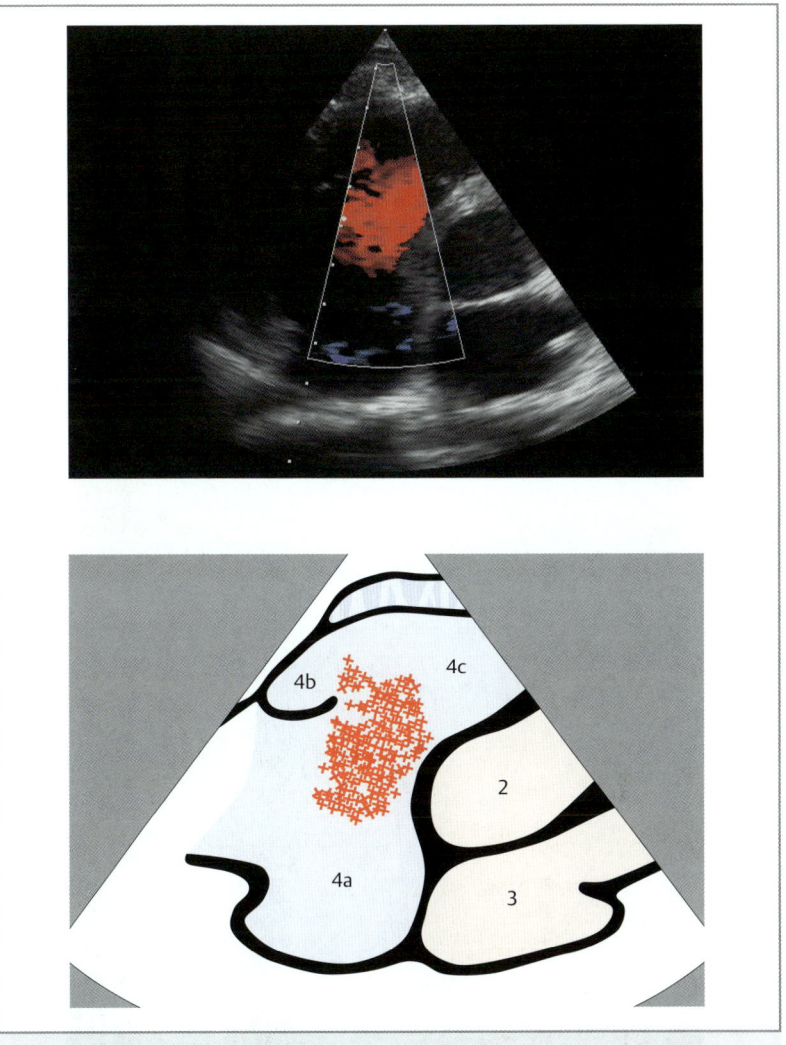

Fig. 8.14 O influxo tricúspide também pode ser demonstrado utilizando a imagem por Doppler colorido (projeção paraesternal de eixo curto). Influxo no ventrículo direito – em direção ao transdutor – é demonstrado em vermelho.

Ecocardiografia com Doppler

8.9 Valva Pulmonar na Projeção Paraesternal de Eixo Curto

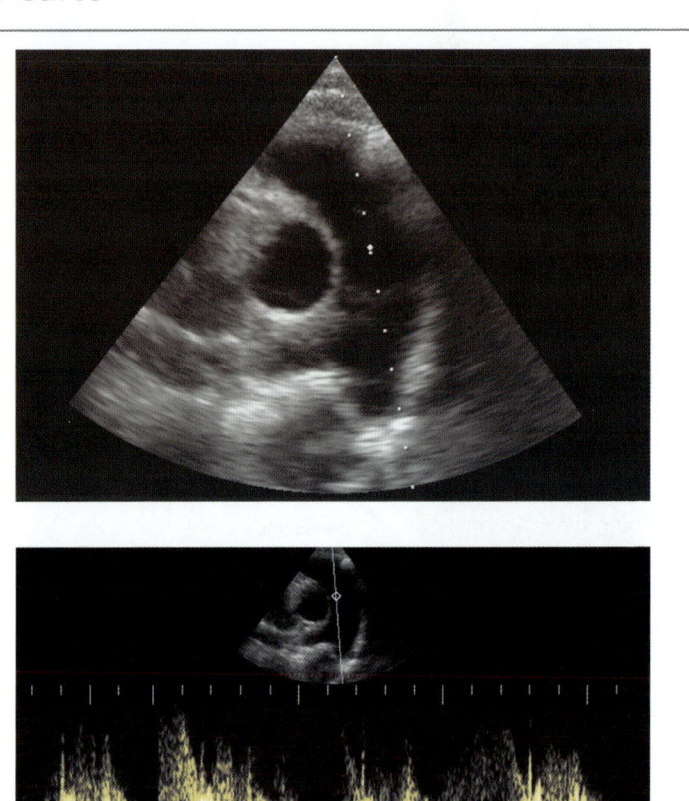

Fig. 8.15 Topo: No eixo paraesternal, o Doppler CW pode ser posicionado na artéria pulmonar. Abaixo: Fluxo para longe do transdutor aparece com forma de V, abaixo da linha de base zero.

8.9 Valva Pulmonar na Projeção Paraesternal de Eixo Curto

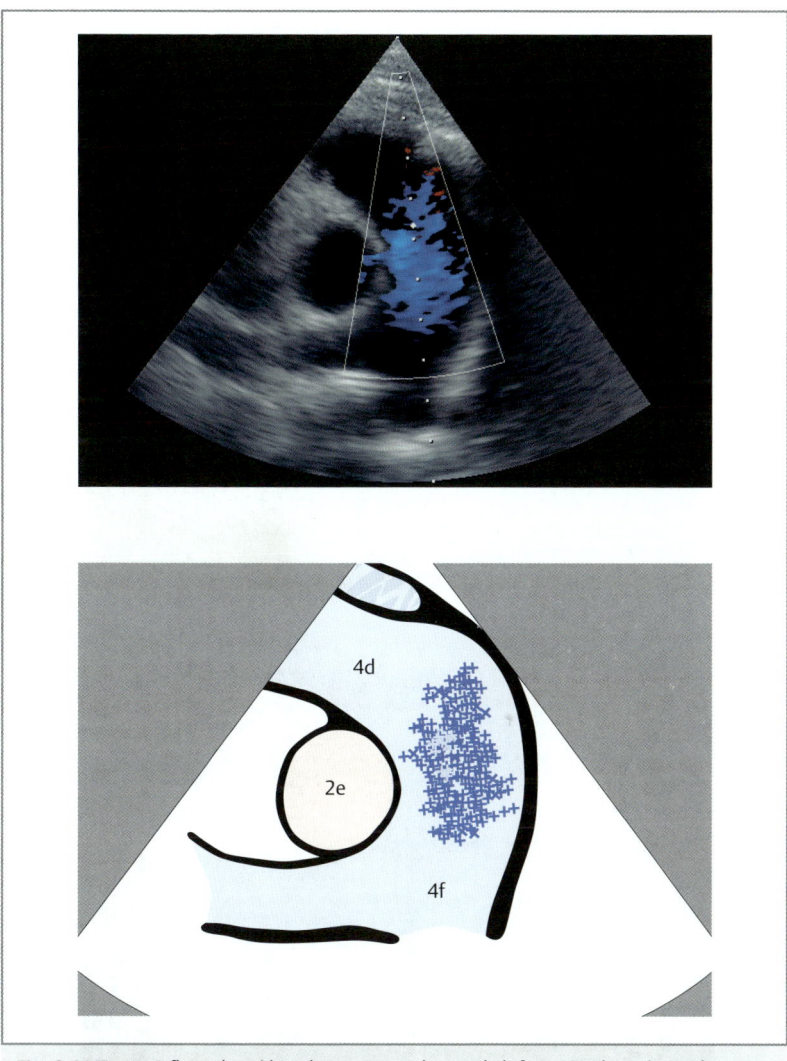

Fig. 8.16 Topo: O fluxo de saída pulmonar para dentro da bifurcação da artéria pulmonar, em geral, pode ser totalmente imageado apenas em pacientes jovens. Abaixo: Fluxo para longe do transdutor é demonstrado em azul.

8.10 Valva Mitral na Projeção Apical Duas-Câmaras

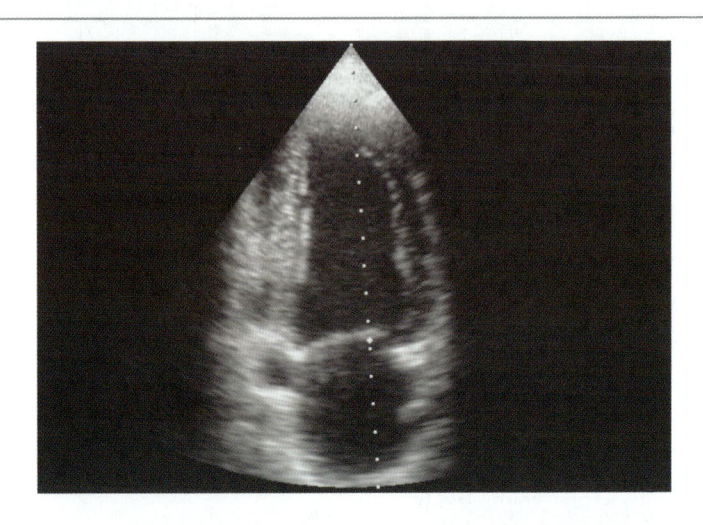

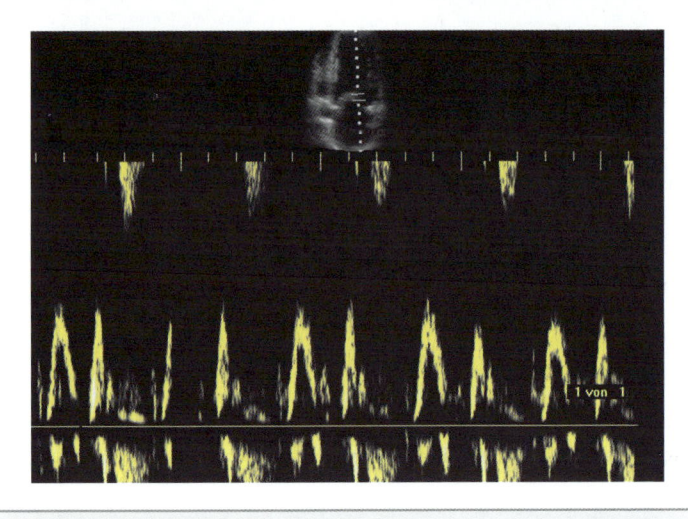

Fig. 8.17 Topo: O local de gravação do Doppler PW é posicionado ao nível das arestas da valva mitral. Abaixo: O Doppler espectral demonstra um perfil típico em forma de M do influxo mitral.

8.10 Valva Mitral na Projeção Apical Duas-Câmaras

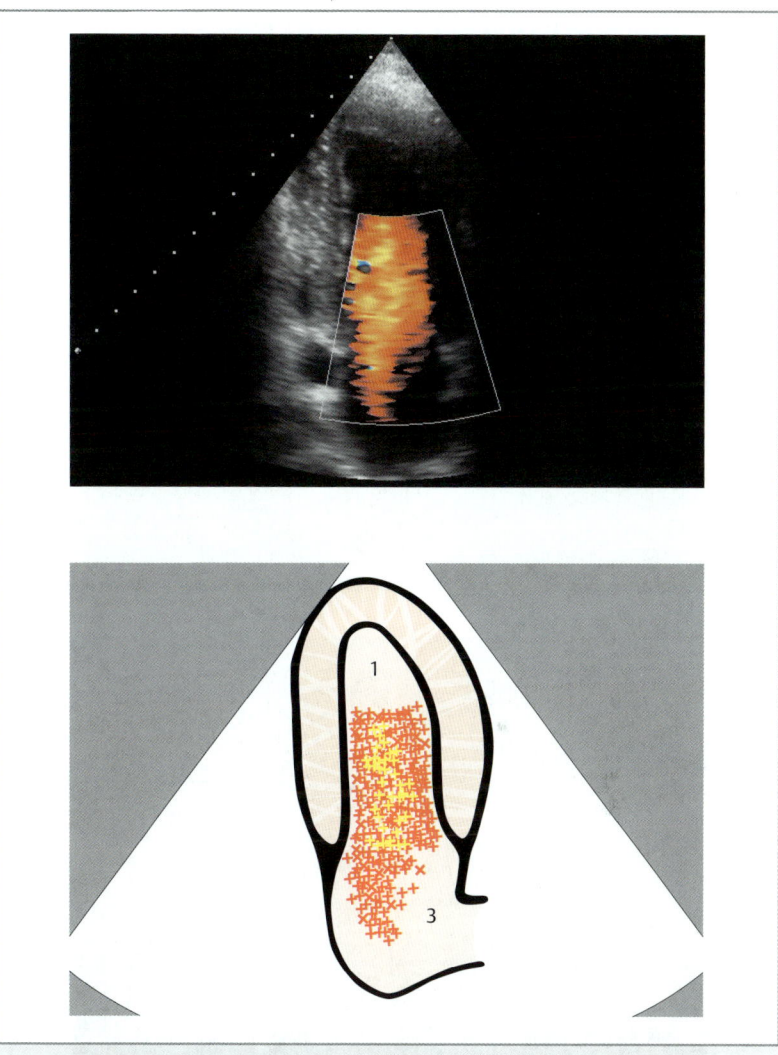

Fig. 8.18 Topo: O Doppler colorido demonstra o amplo influxo mitral no ventrículo esquerdo. Abaixo: Fluxo em direção ao transdutor é demonstrado em vermelho.

Ecocardiografia com Doppler

8.11 Valva Aórtica na Projeção Apical Três-Câmaras

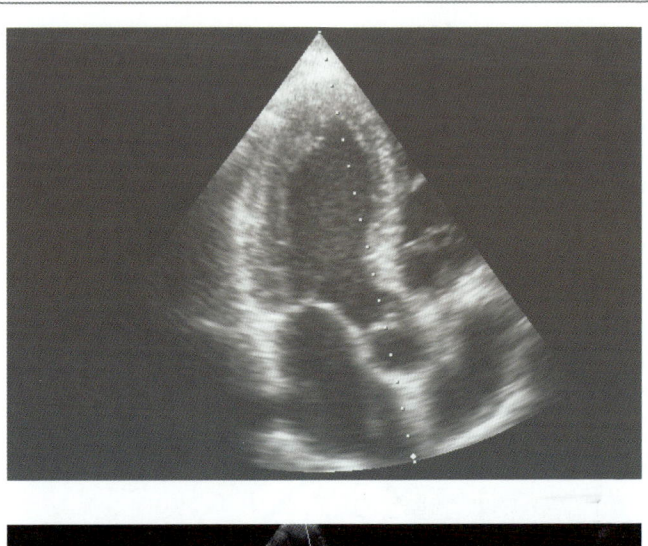

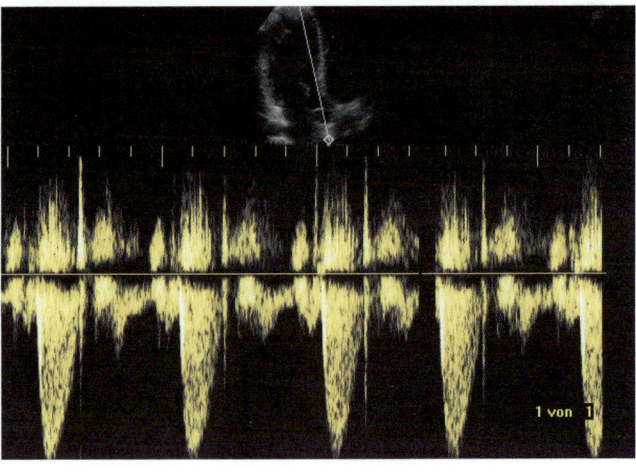

Fig. 8.19 Topo: Na projeção apical três-câmaras, o Doppler CW pode ser posicionado no trato de saída do ventrículo esquerdo. Abaixo: Fluxo para longe do transdutor tem um perfil em forma de V, comparável ao que atravessa a valva pulmonar.

8.11 Valva Aórtica na Projeção Apical Três-Câmaras

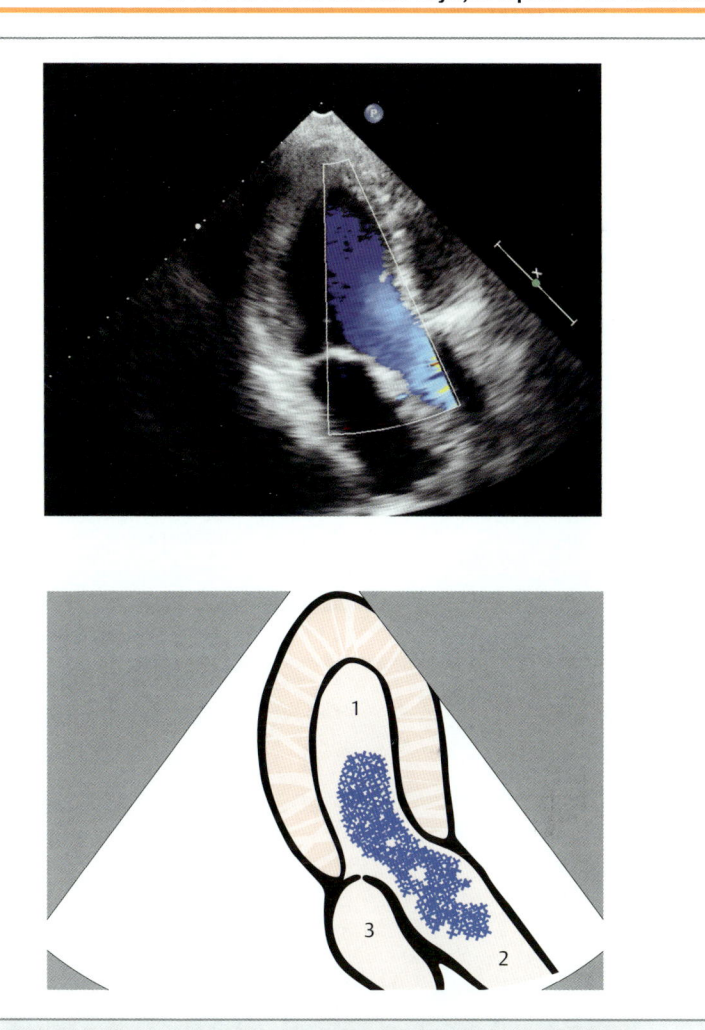

Fig. 8.20 Topo: Imagem de Doppler colorido mostra fluxo de saída do ventrículo para cima dentro da aorta ascendente. Abaixo: Aumentos isolados na velocidade de fluxo, demonstrados em amarelo, não constituem, necessariamente, um sinal de estenose aórtica clinicamente relevante.

Ecocardiografia com Doppler

8.12 Valva Tricúspide na Projeção Apical Quatro-Câmaras

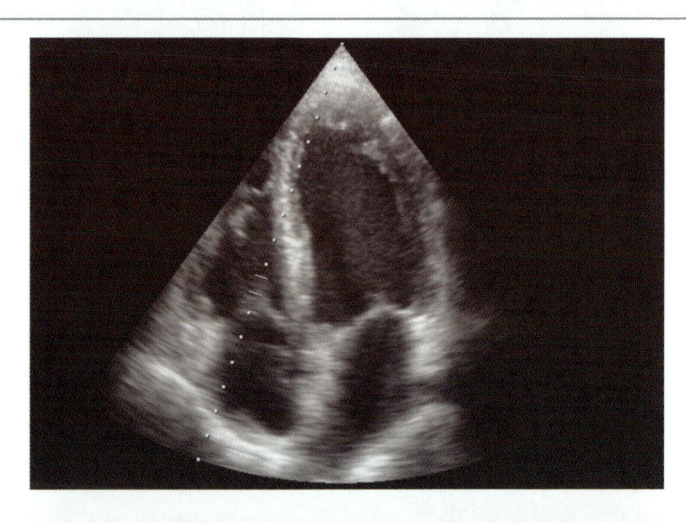

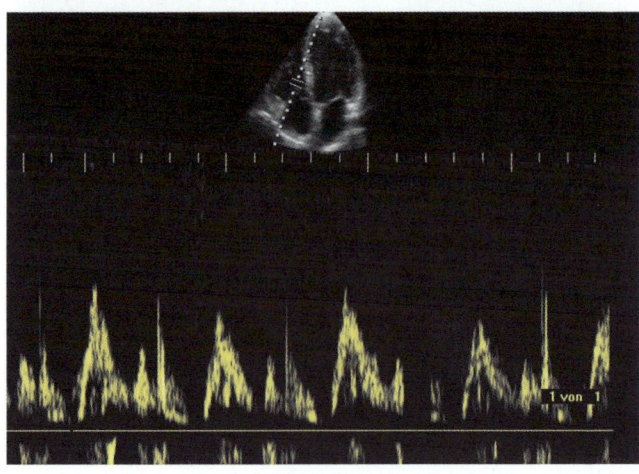

Fig. 8.21 Topo: Influxo tricúspide também pode ser avaliado na projeção apical quatro-câmaras se este não estiver bem visível na projeção paraesternal. Abaixo: O Doppler espectral demonstra um perfil de fluxo registrado bifásico acima da linha de base zero.

8.12 Valva Tricúspide na Projeção Apical Quatro-Câmaras

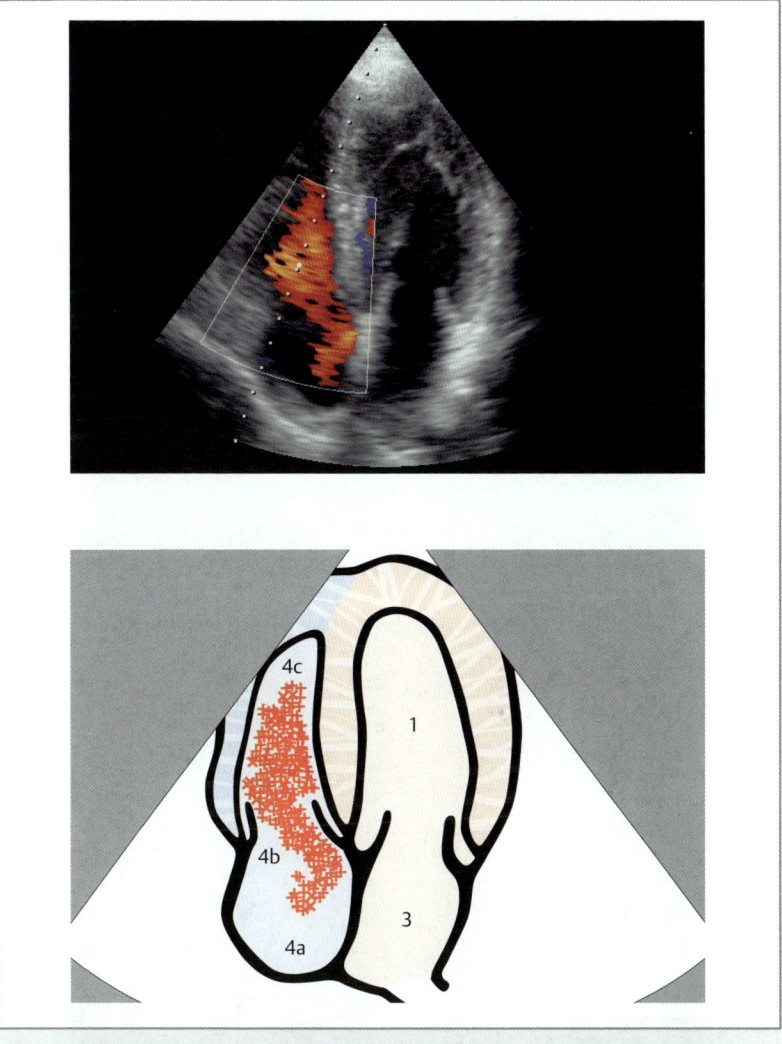

Fig. 8.22 Topo: Na imagem por Doppler colorido, os fluxos cardíacos direitos aparecem menos intensos do que os fluxos do lado esquerdo. Abaixo: O influxo tricúspide em direção ao transdutor é demonstrado em vermelho.

8.13 Valva Aórtica na Projeção Apical Cinco-Câmaras

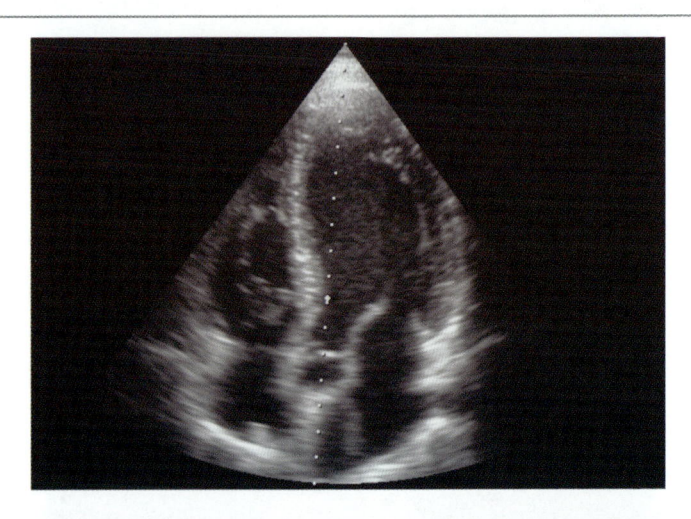

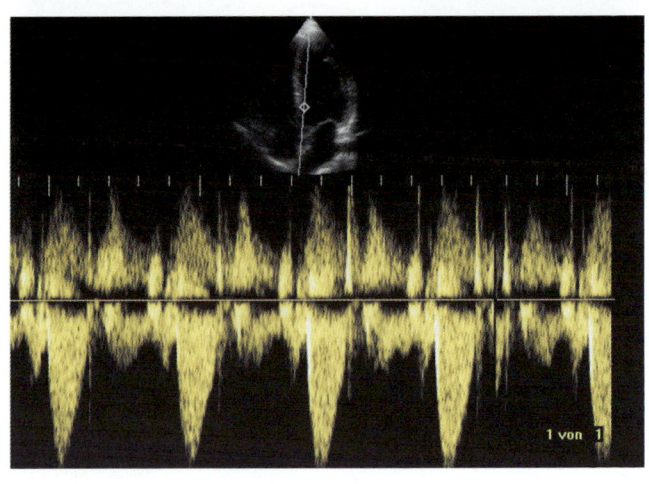

Fig. 8.23 Topo: O fluxo de saída aórtico pode ser demonstrado na projeção apical três ou cinco-câmaras. Abaixo: O perfil de fluxo em forma de V não é diferente do que o Doppler espectral visto na projeção três-câmaras.

8.13 Valva Aórtica na Projeção Apical Cinco-Câmaras

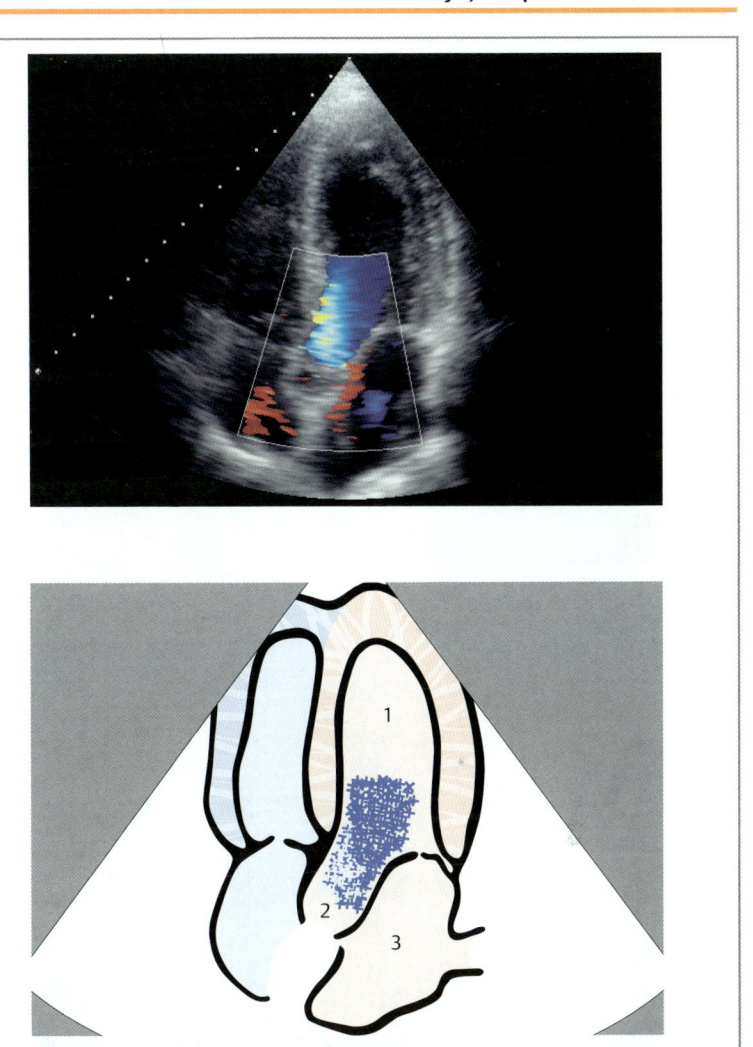

Fig. 8.24 Topo: O setor que está sendo imageado mostra fluxo de cor azul no trato de saída ventricular esquerdo. Abaixo: Normalmente não é possível visualizar a aorta ascendente na projeção cinco-câmaras; aqui a projeção três-câmaras é mais adequada.

Ecocardiografia com Doppler

8.14 Aorta na Janela Supraesternal

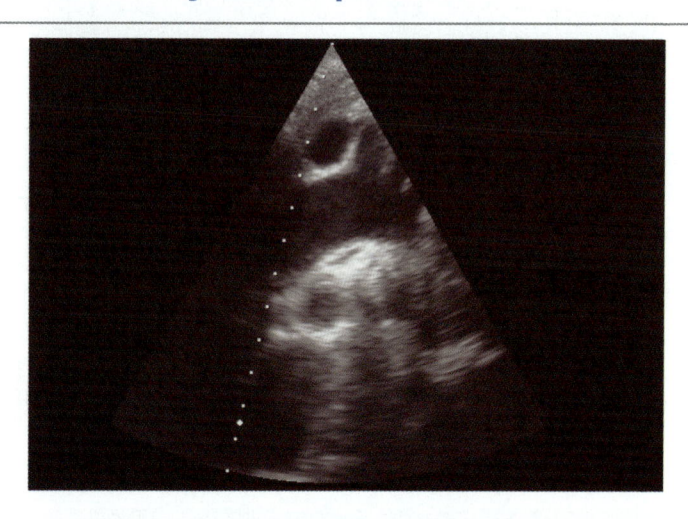

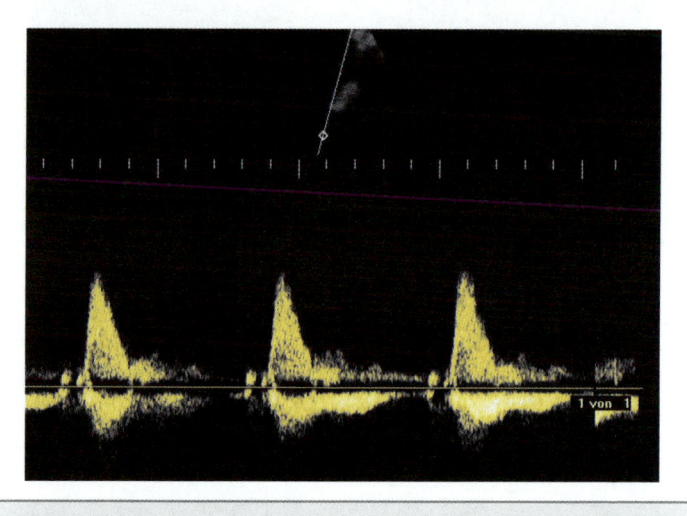

Fig. 8.25 Topo: O feixe de Doppler CW pode ser direcionado para dentro da aorta ascendente pela janela supraesternal. Abaixo: Fluxo em direção ao transdutor é demonstrado acima da linha de base zero.

8.14 Aorta na Janela Supraesternal

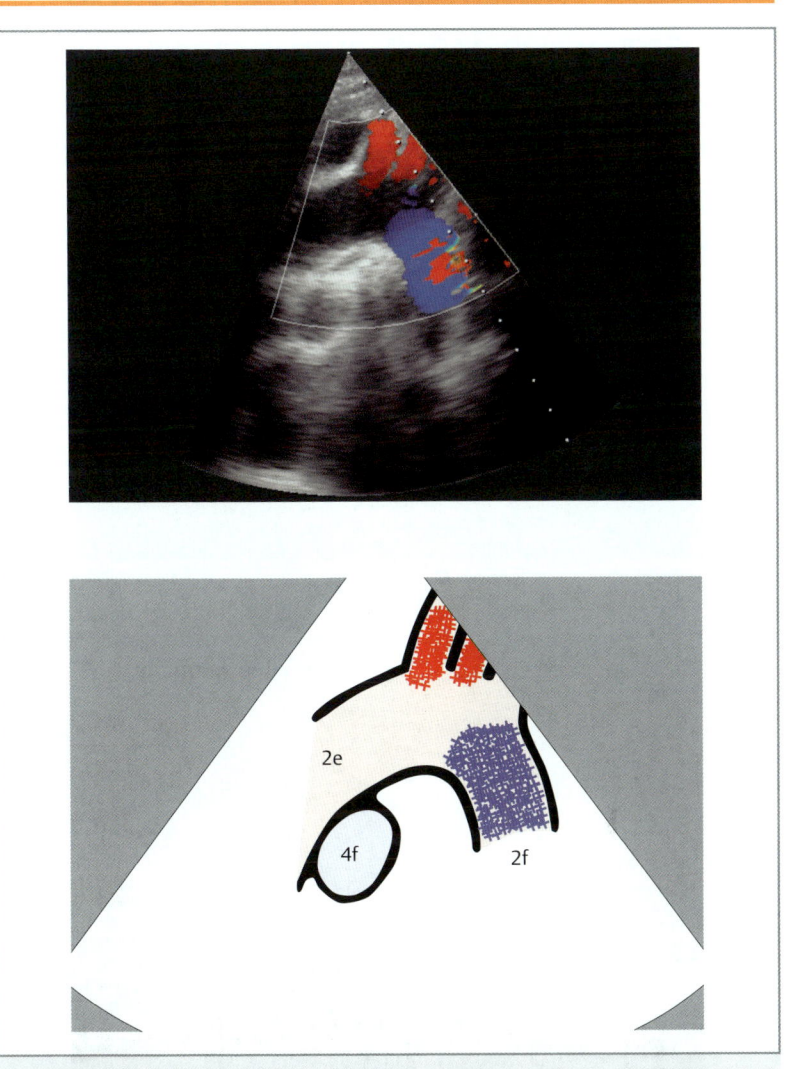

Fig. 8.26 Topo: Imagem por Doppler colorido do arco aórtico pode ser utilizada para avaliar estenose de subclávia ou estenose de istmo aórtico. Abaixo: Fluxo na aorta ascendente para longe do transdutor é demonstrado em azul; fluxo nas artérias supra-aórticas é demonstrado em vermelho.

Ecocardiografia com Doppler

8.15 Átrio na Janela Subcostal

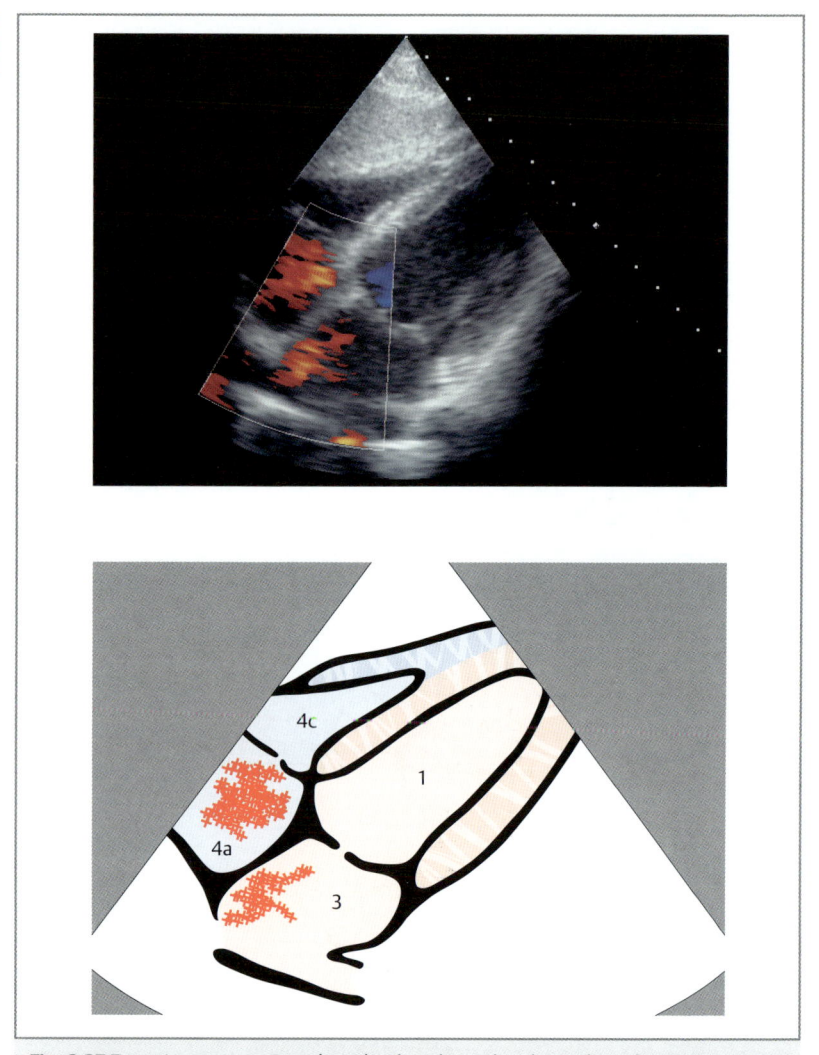

Fig. 8.27 Topo: Imagem por Doppler colorido pela janela subcostal usualmente permite melhor representação das condições de fluxo no átrio do que pela projeção apical quatro-câmaras. Abaixo: Além disso, o septo atrial pode ser bem distinguido neste plano.

8.16 Valva Mitral na Janela Subcostal

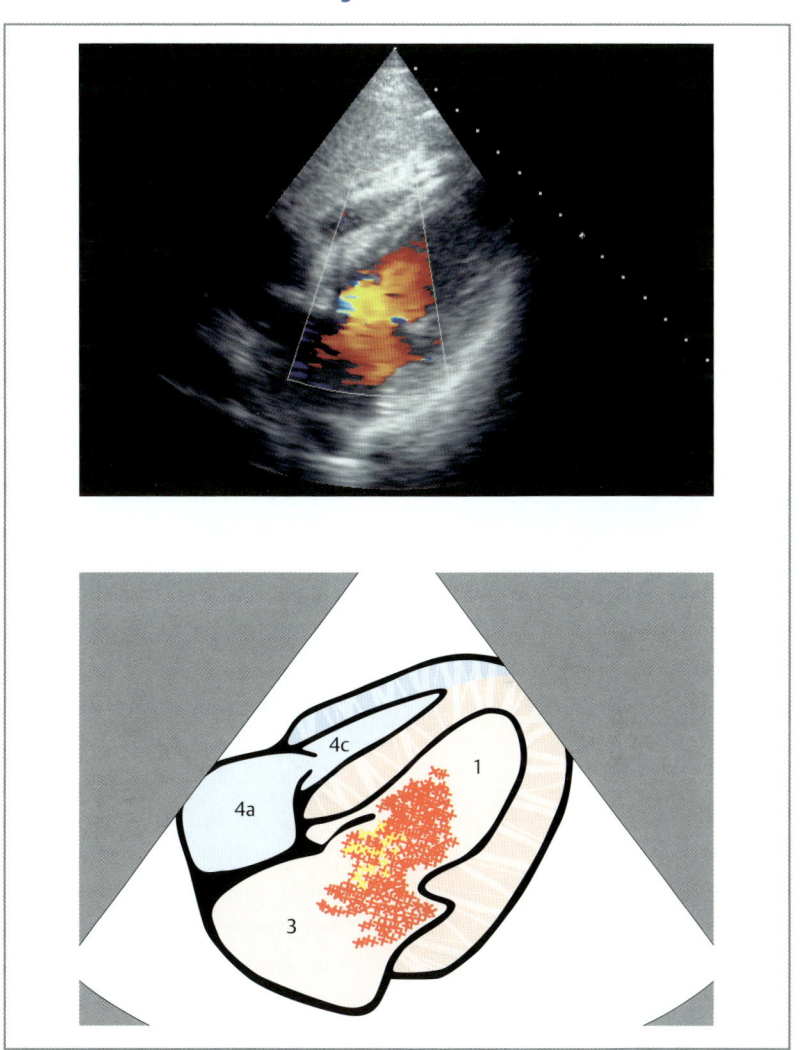

Fig. 8.28 Topo: O influxo transmitral é demonstrado em vermelho. Abaixo: Aumentos isolados da velocidade de fluxo, demonstrados em amarelo, podem também ocorrer em uma valva mitral normal.

Parte III

Anormalidades Cardíacas

9 Doença Valvar Cardíaca *78*

10 Doença Coronariana Cardíaca *132*

11 Cardiomiopatias *150*

12 Próteses Valvares *164*

13 Cardite *180*

14 Defeitos Septais *194*

15 Doenças Hipertensivas Cardíacas *204*

16 Massas Intracardíacas *212*

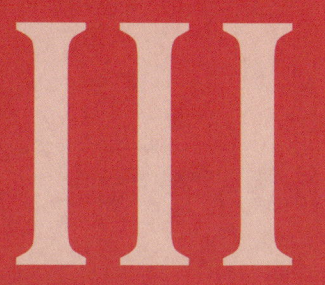

9 Doença Valvar Cardíaca

9.1 Estenose Aórtica

9.1.1 Estenose Aórtica, Geral

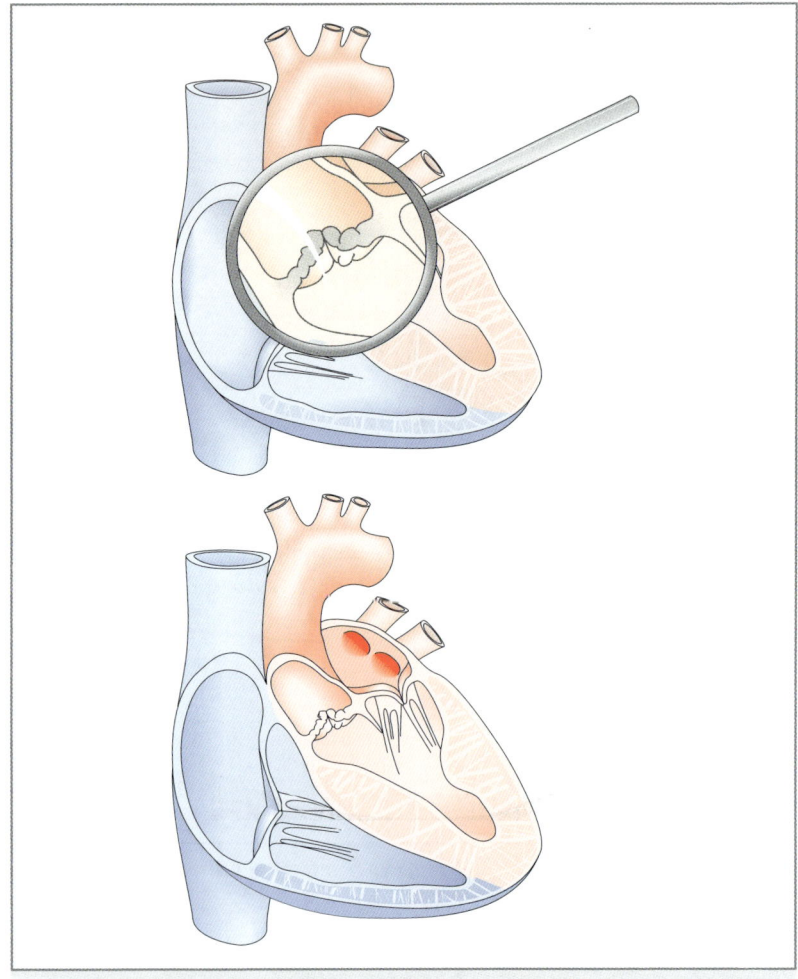

Fig. 9.1 Topo: Cúspides semilunares calcificadas na estenose aórtica. Abaixo: Sobrecarga de pressão causa hipertrofia ventricular esquerda concêntrica.

9.1 Estenose Aórtica

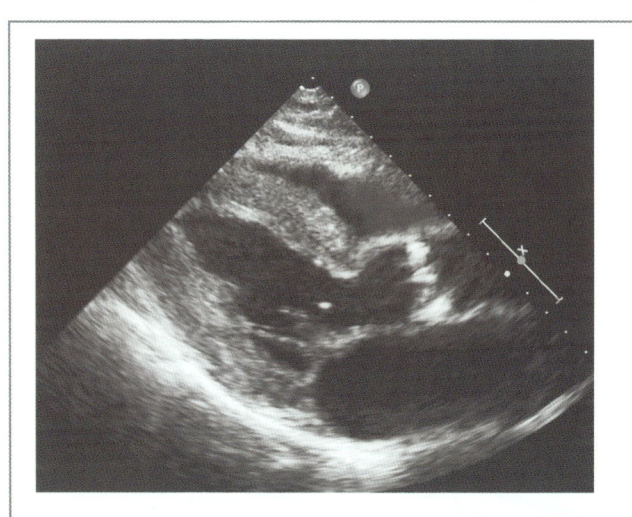

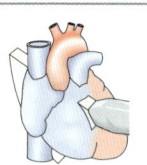

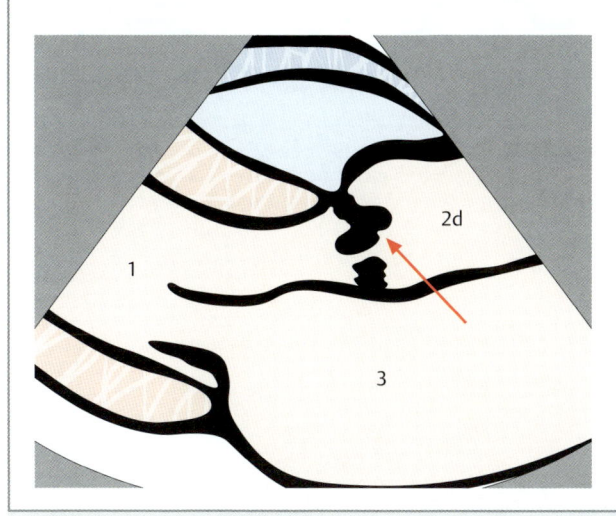

Fig. 9.2 A projeção paraesternal de eixo curto é particularmente bem adequada para visualização do movimento de abertura reduzido, embora a separação não permita a estimativa do grau de estenose.

Doença Valvar Cardíaca

Ecocardiografia em Modo-M

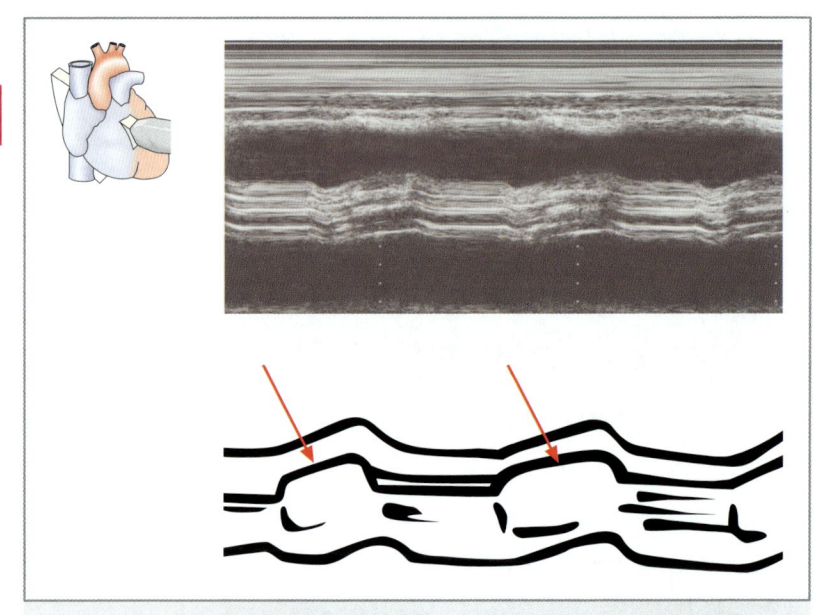

Fig. 9.3 Modo-M registrado através da valva aórtica mostra reflexos ecodensos, tipo bandas, de um aparato valvar calcificado com movimento de abertura reduzido. A separação não pode ser completamente demonstrada e não fornece indicação do grau da estenose.

9.1 Estenose Aórtica

Ecocardiografia com Doppler

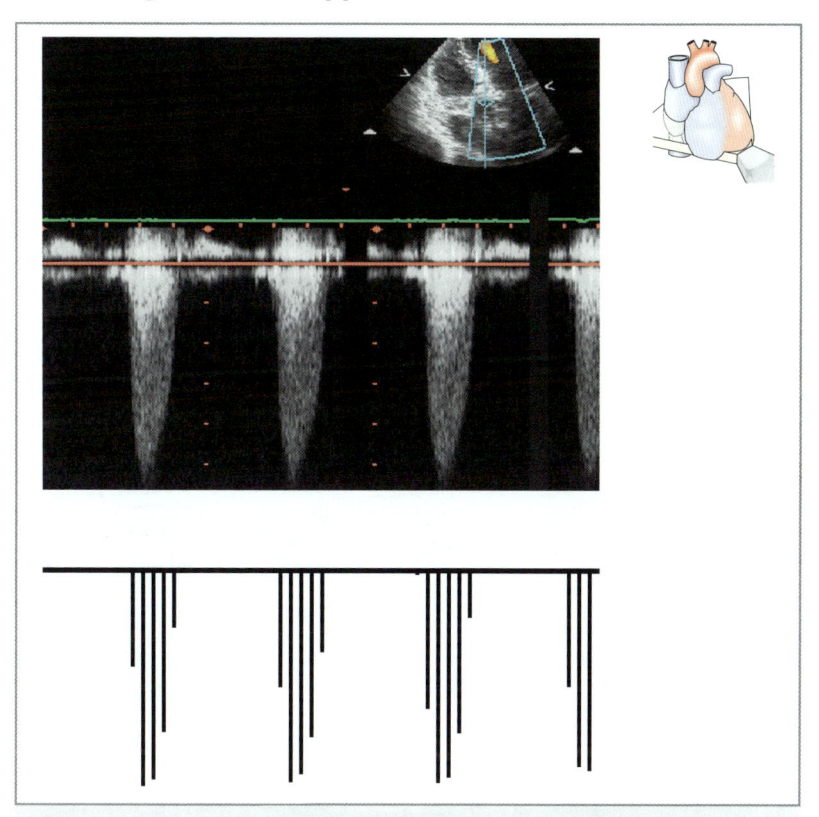

Fig. 9.4 O fluxo de saída acelerado através da valva aórtica é representado no modo Doppler CW por um perfil de fluxo em forma de V com velocidades aumentadas. As velocidades registradas (preferencialmente incluindo o volume sistólico) são utilizadas para propósitos de quantificação.

Doença Valvar Cardíaca

Imagem por Doppler Colorido

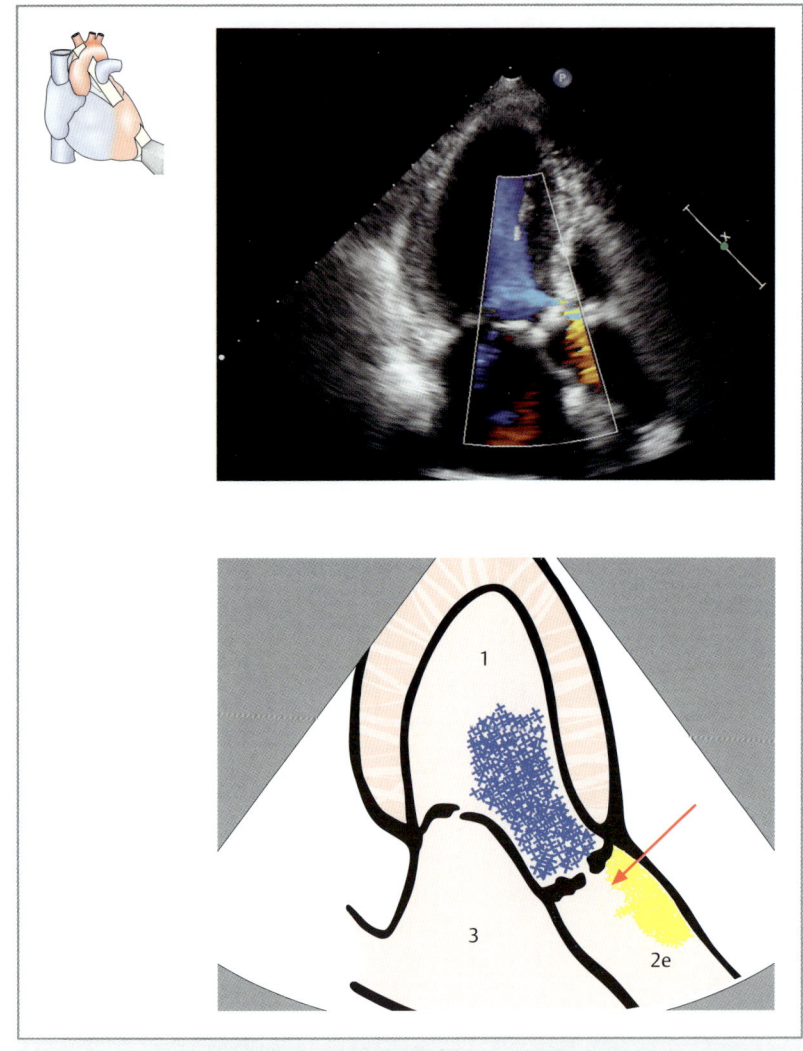

Fig. 9.5 A valva aórtica estenótica causa um aumento na velocidade do fluxo com alteração correspondente da cor acima da valva.

9.1 Estenose Aórtica

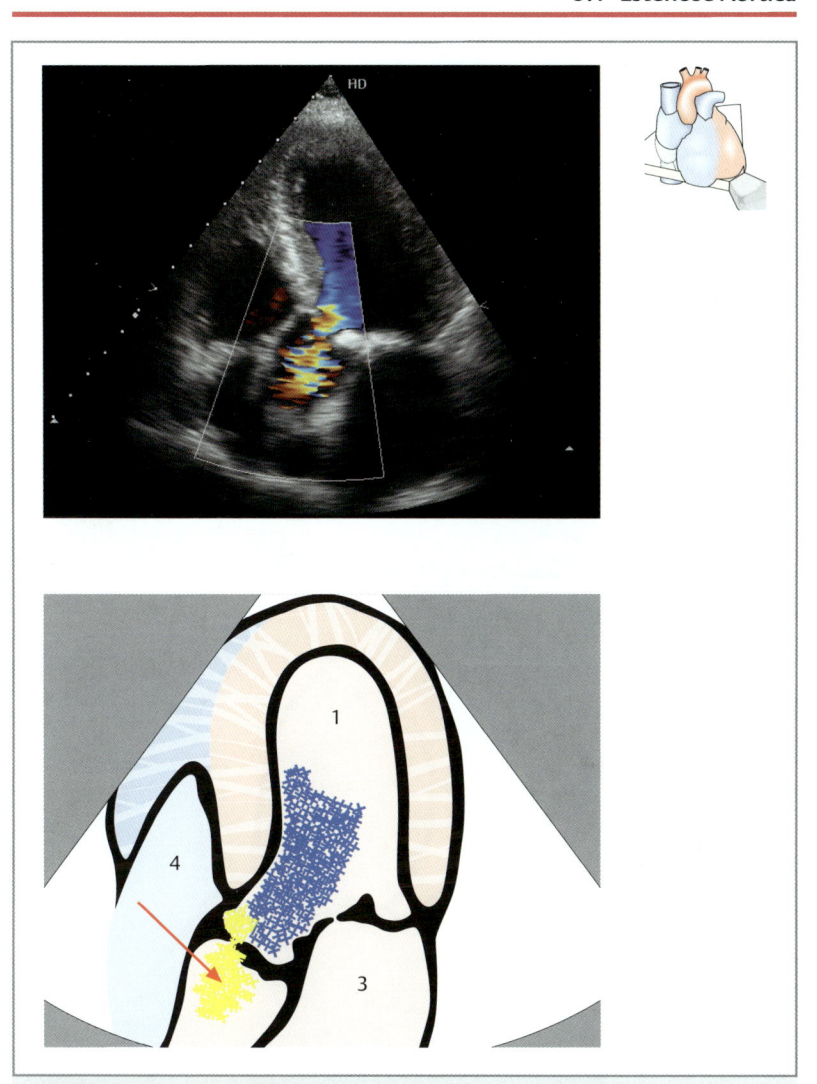

Fig. 9.6 Fluxo de saída aumentado através da valva aórtica pode ser bem demonstrado na projeção apical cinco-câmaras.

Doença Valvar Cardíaca

9.1.2 Estenose Aórtica de Grau Moderado

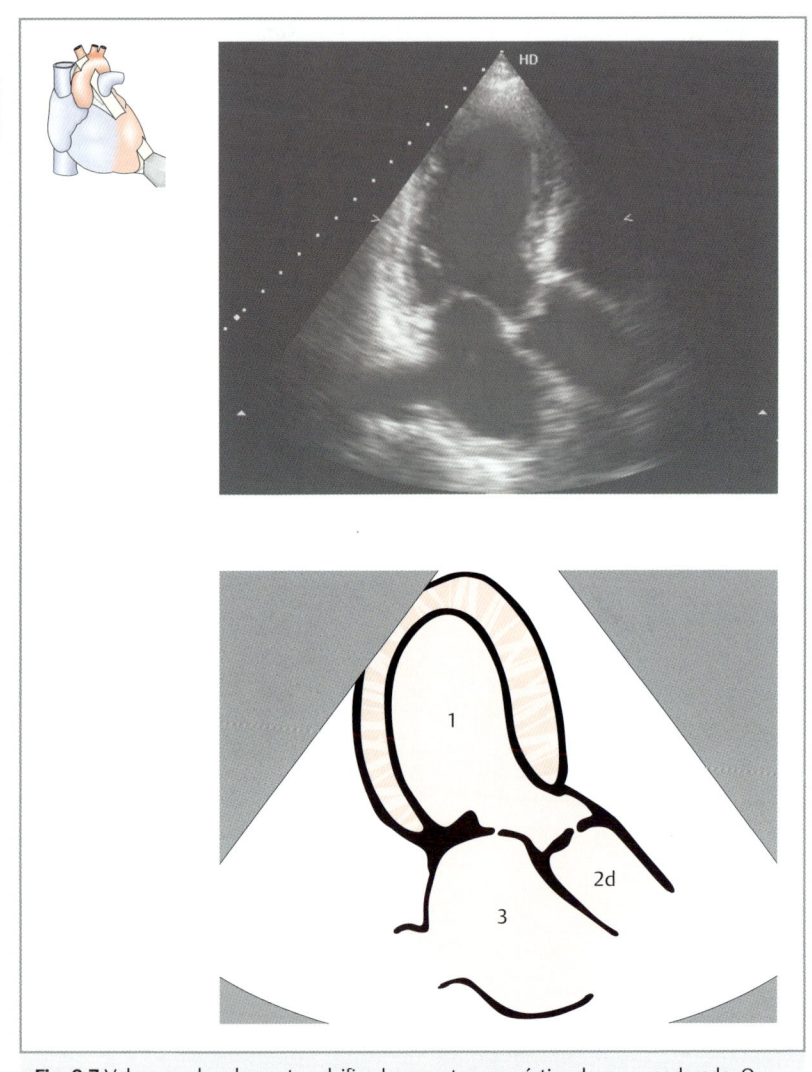

Fig. 9.7 Valvas moderadamente calcificadas na estenose aórtica de grau moderado. O gradiente de pressão moderadamente elevado não causou hipertrofia do ventrículo esquerdo.

9.1 Estenose Aórtica

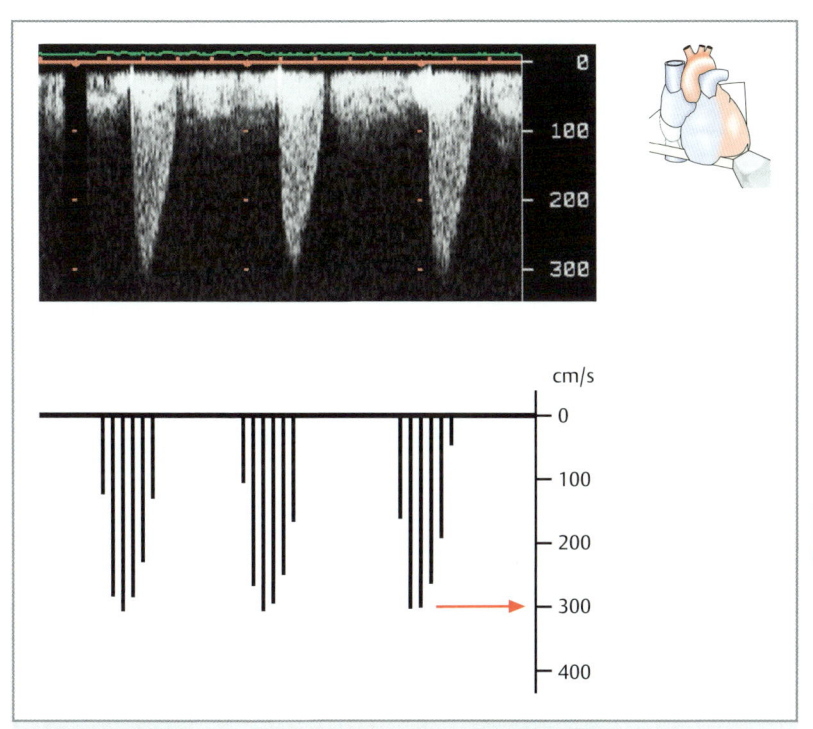

Fig. 9.8 Modo Doppler CW mostra uma moderada elevação da velocidade do fluxo até aproximadamente 3 m/s. A conversão assistida pelo computador produz um gradiente máximo de 36 mmHg.

Doença Valvar Cardíaca

9.1.3 Estenose Aórtica de Alto Grau

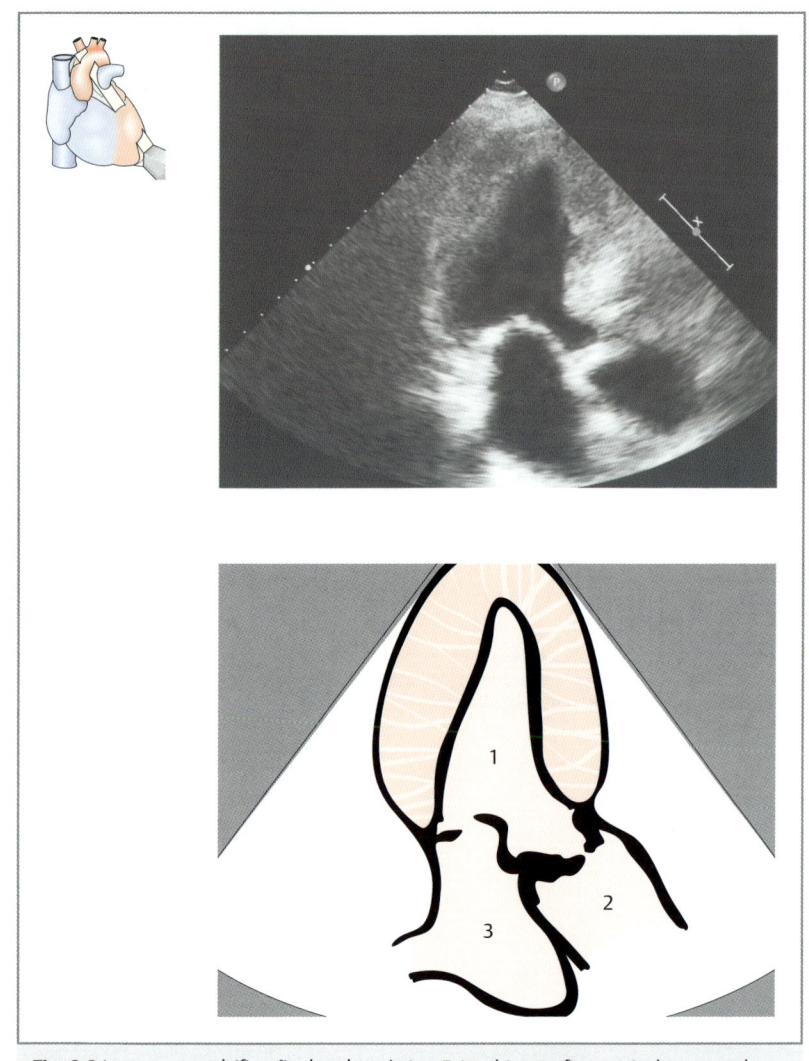

Fig. 9.9 Importante calcificação da valva aórtica. Existe hipertrofia ventricular esquerda concêntrica.

9.1 Estenose Aórtica

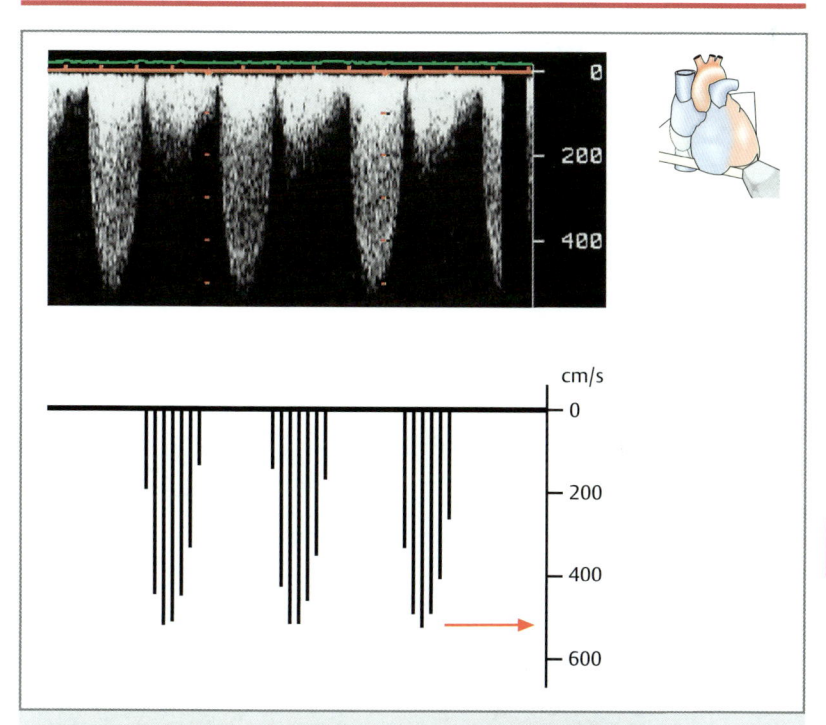

Fig. 9.10 Doppler CW demonstrando um aumento da velocidade de fluxo até 5 m/s, correspondendo a um gradiente máximo de 100 mmHg. Tempo e paciência são necessários para se obter uma análise CW útil do fluxo transaórtico.

Doença Valvar Cardíaca

9.2 Estenose Mitral
9.2.1 Estenose Mitral, Geral

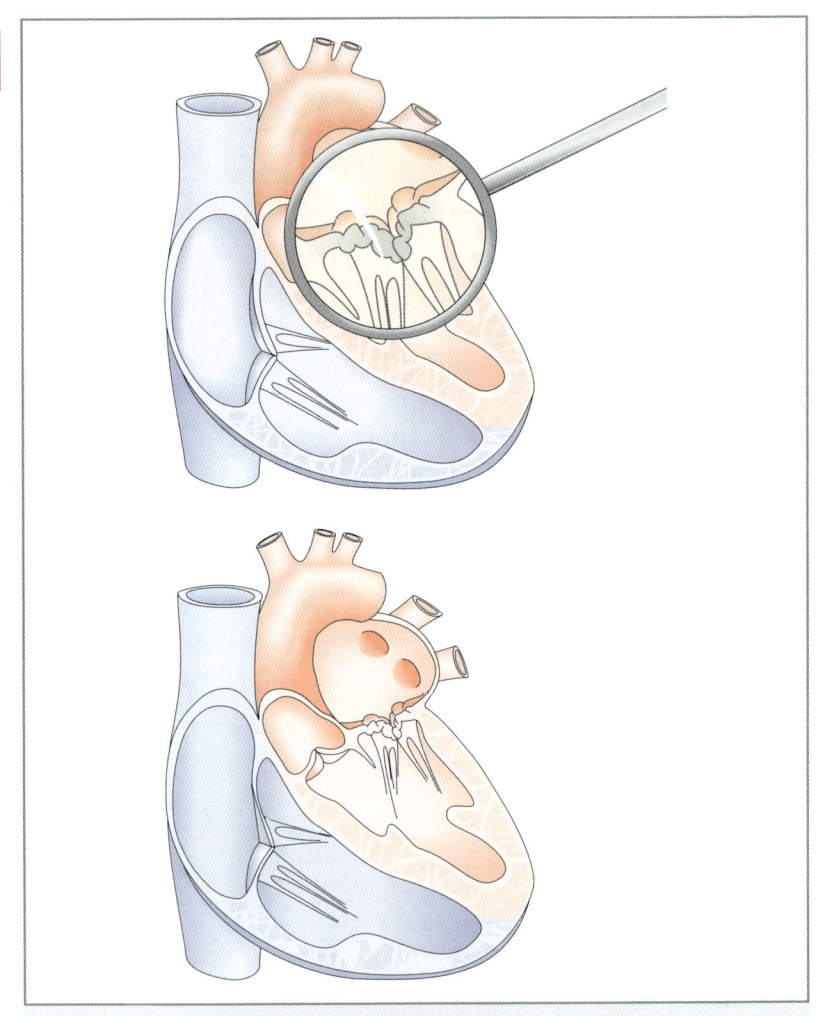

Fig. 9.11 Topo: Valva mitral calcificada na estenose mitral. Abaixo: Dilatação do átrio esquerdo e do coração direito como resultado de sobrecarga de pressão.

9.2 Estenose Mitral

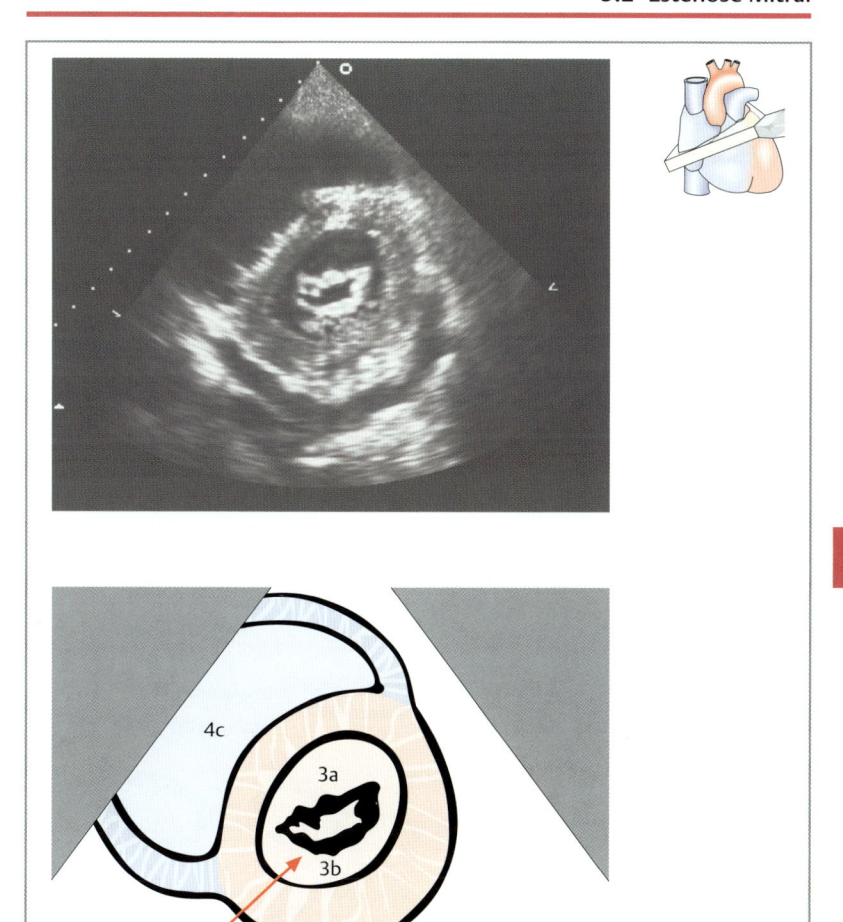

Fig. 9.12 Na projeção paraesternal de eixo curto, o orifício remanescente da valva mitral pode ser visto diretamente e planimetrado utilizando análise do computador. Sob boa visualização, este valor pode ser utilizado para quantificação.

Doença Valvar Cardíaca

Ecocardiografia em Modo-M

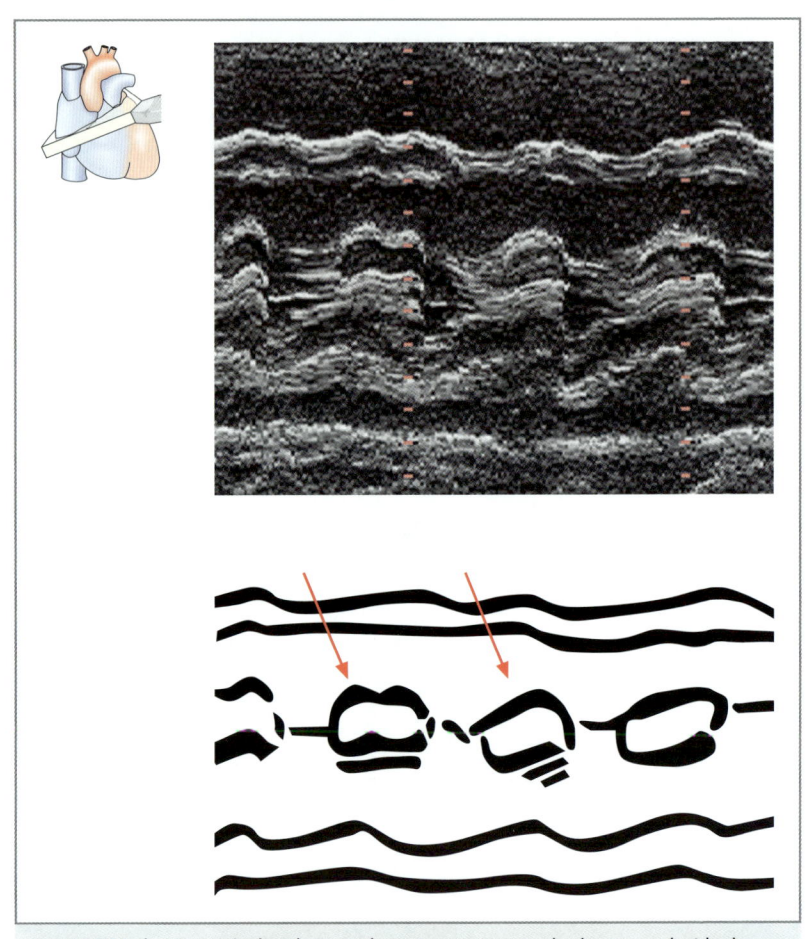

Fig. 9.13 Modo-M através da valva mitral mostra movimento de abertura reduzido de ambos os folhetos. O movimento de abertura limitado não é um parâmetro válido para estimativa do grau de severidade.

9.2 Estenose Mitral

Ecocardiografia com Doppler

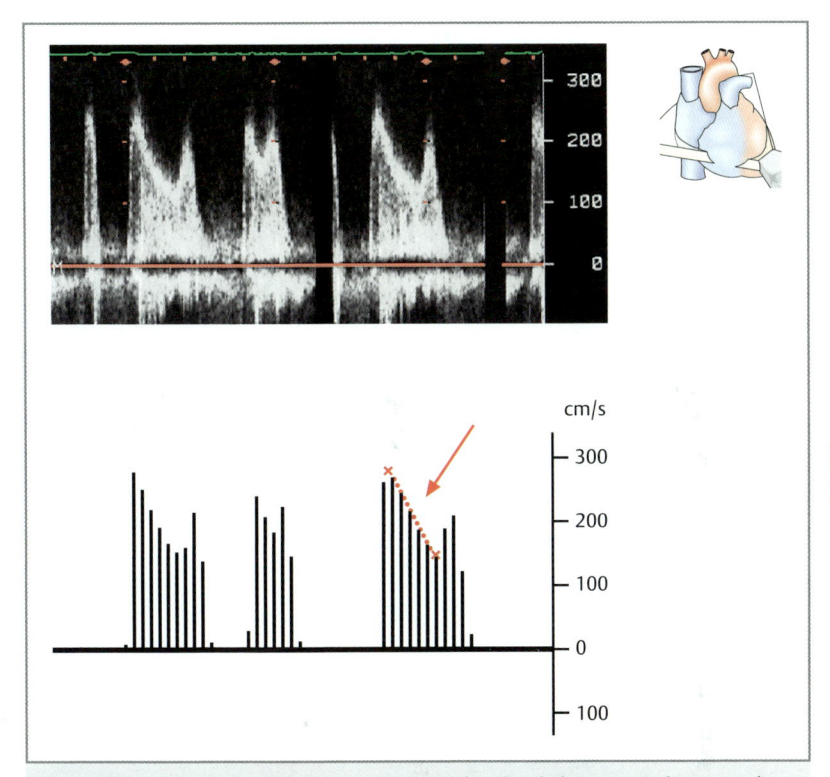

Fig. 9.14 Topo: Registro por Doppler CW mostrando velocidade transmitral aumentada, assim como discreto declínio no influxo transmitral. Abaixo: Medida assistida por computador do gradiente de pressão diastólico é utilizada para quantificação (também chamado tempo de meia pressão).

Doença Valvar Cardíaca

9.2.2 Estenose Mitral de Baixo Grau

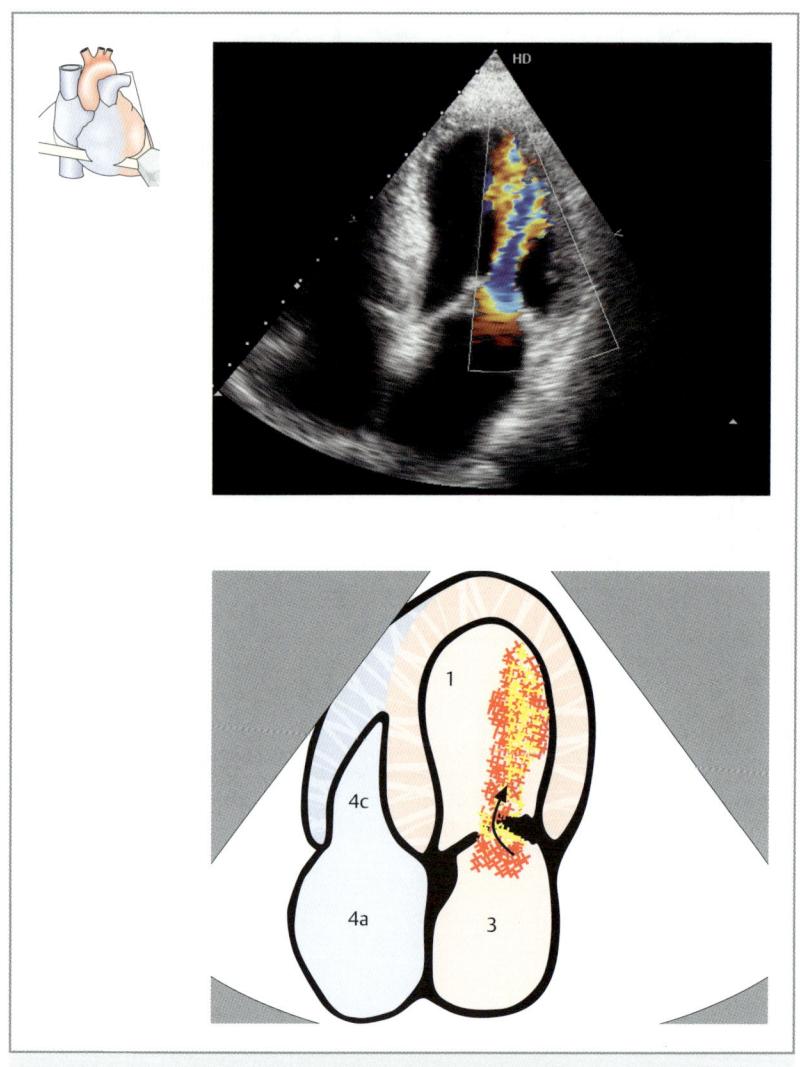

Fig. 9.15 Topo: Moderada calcificação dos folhetos valvares e dilatação atrial. Abaixo: O aumento mínimo na velocidade de influxo transmitral causa uma alteração de cor circunscrita.

9.2 Estenose Mitral

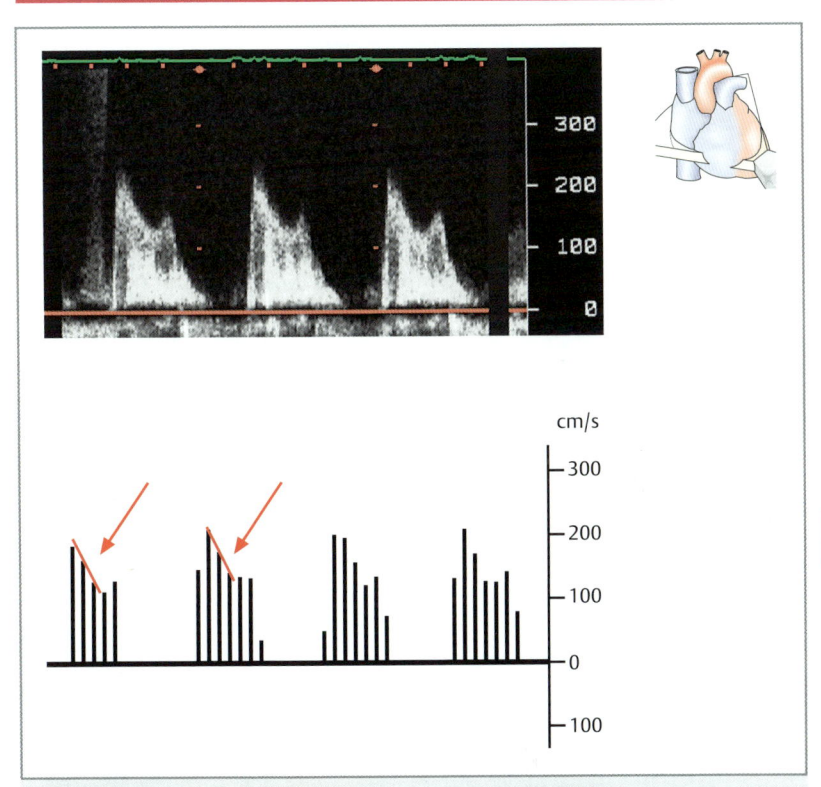

Fig. 9.16 Topo: Doppler CW mostrando um rápido declínio no influxo transmitral. Abaixo: Quantificação assistida por computador produz uma área funcional do orifício da valva > 2 cm².

9.2.3 Estenose Mitral de Alto Grau

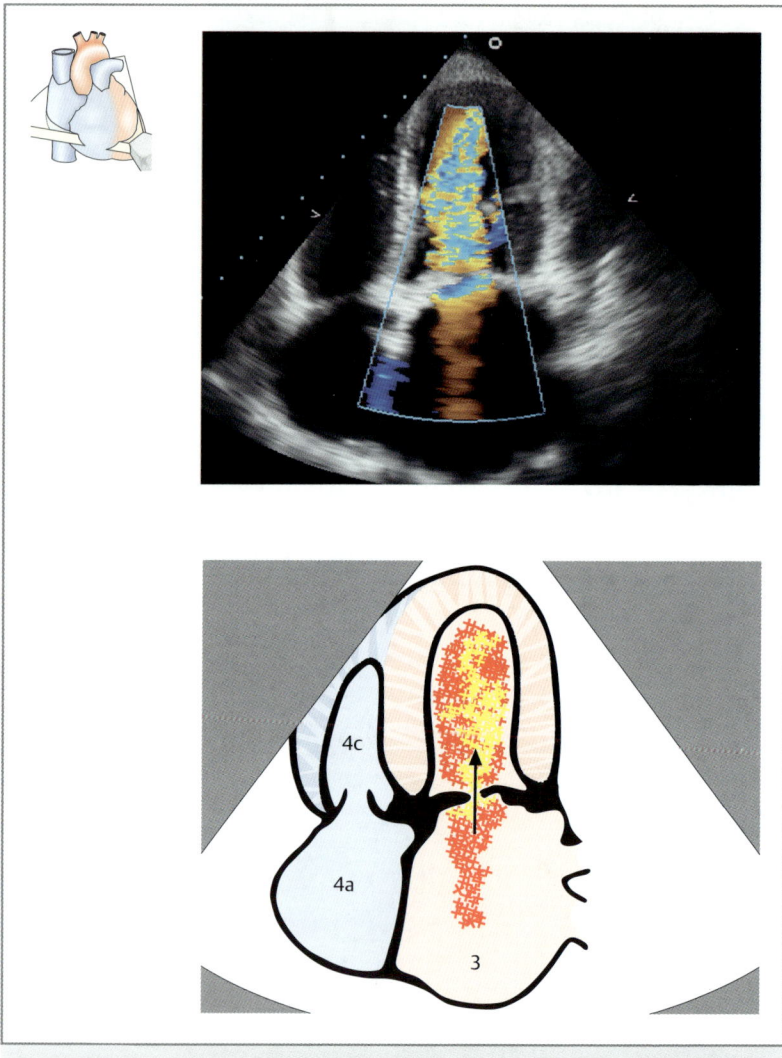

Fig. 9.17 Podem ser vistas marcada calcificação da valva mitral assim como dilatação considerável do átrio esquerdo. Velocidade de influxo aumentada através da valva estenótica parece uma chama de vela na imagem.

9.2 Estenose Mitral

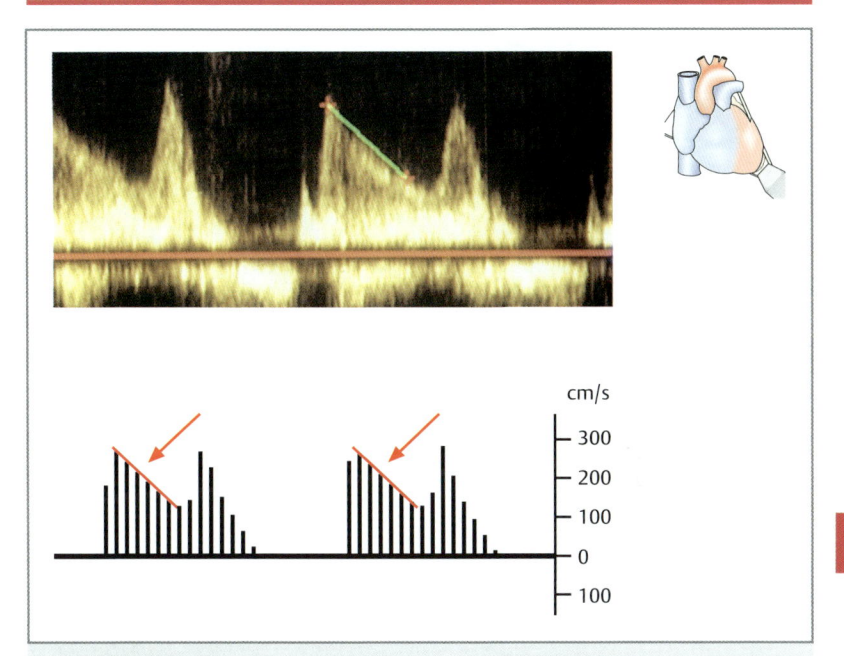

Fig. 9.18 Topo: Imagem por Doppler CW mostra uma pequena redução da velocidade de influxo transmitral. Abaixo: Análise da inclinação da velocidade leva a uma área do orifício da valva de 1,0 cm².

9.3 Insuficiência Aórtica
9.3.1 Insuficiência Aórtica, Geral

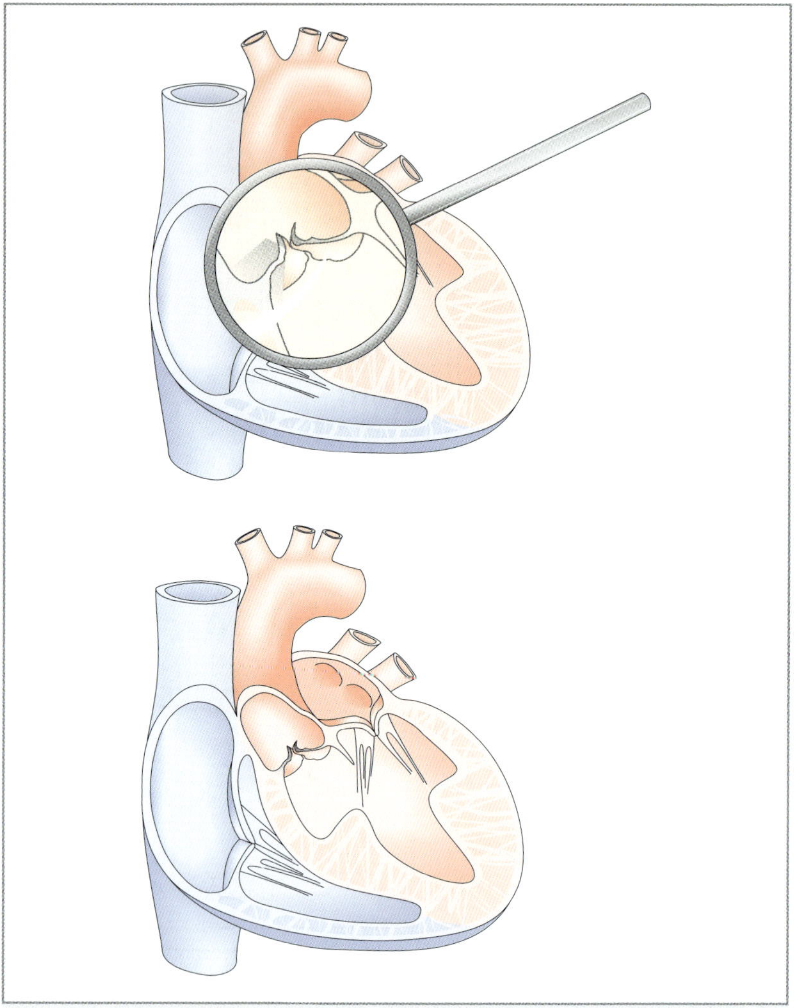

Fig. 9.19 Topo: Degeneração da valva aórtica na insuficiência aórtica. Abaixo: Sobrecarga de volume resulta em hipertrofia ventricular esquerda ecêntrica.

9.3 Insuficiência Aórtica

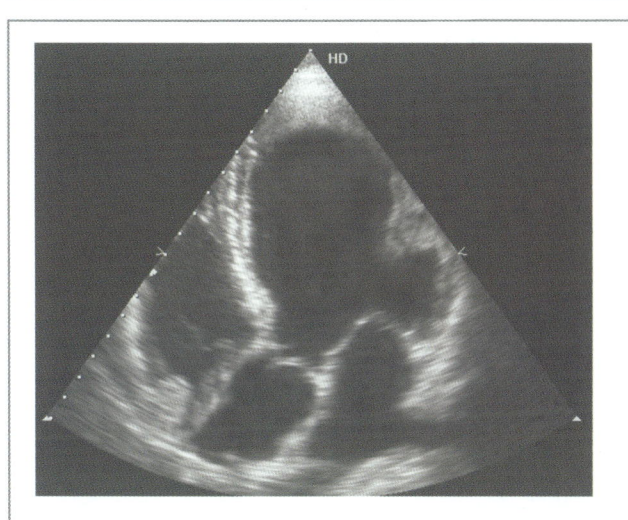

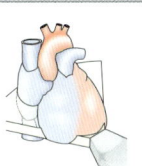

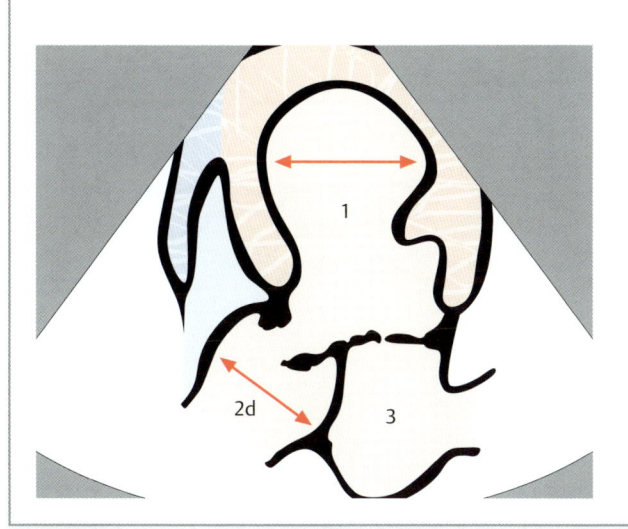

Fig. 9.20 Os folhetos podem mostrar somente leves alterações degenerativas enquanto que, em insuficiência aórtica severa, o ventrículo esquerdo e a aorta ascendente estão dilatados.

Doença Valvar Cardíaca

Ecocardiografia em Modo-M

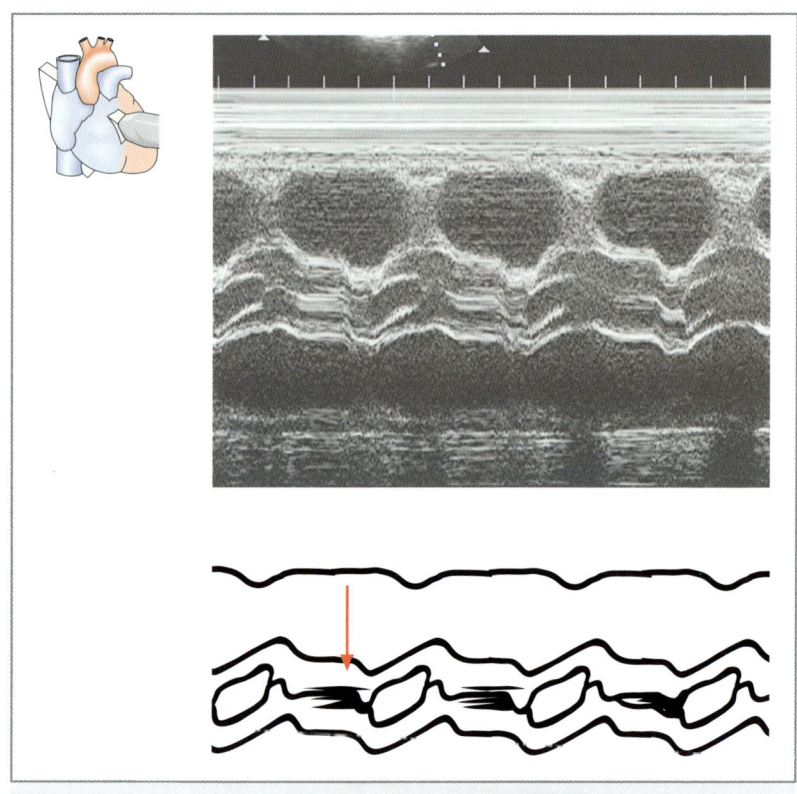

Fig. 9.21 Frequentemente existe apenas moderada calcificação dos folhetos da valva aórtica com movimento normal de abertura no modo-M. Vazamento através dos folhetos da valva aórtica na diástole não pode ser imageado pelo modo-M.

9.3 Insuficiência Aórtica

Ecocardiografia com Doppler

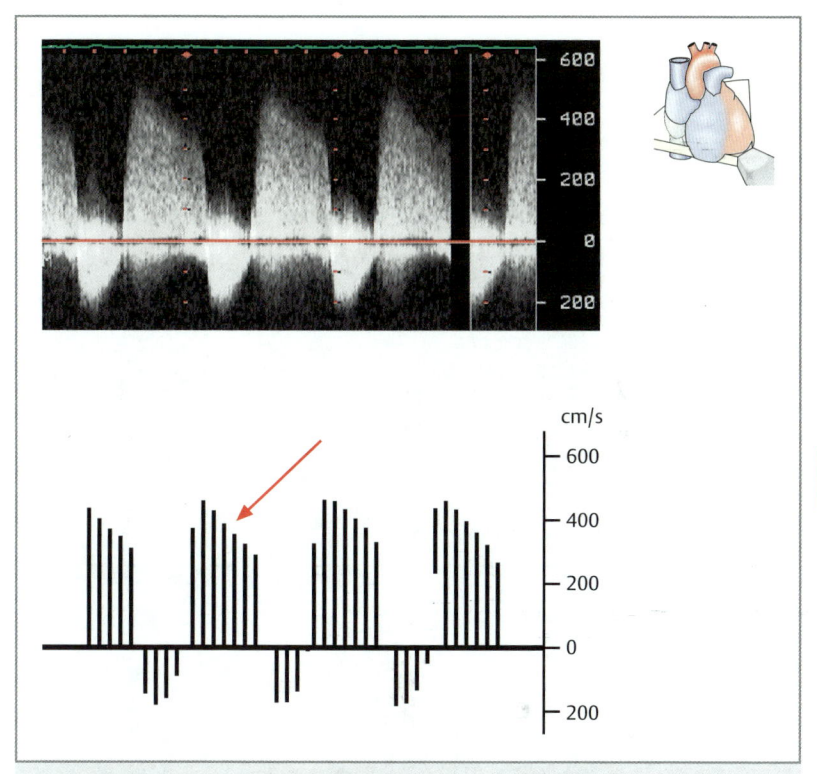

Fig. 9.22 Topo: O alinhamento dos sinais do fluxo retrógrado é realizado na janela apical e demonstra o sinal típico de degrau produzido pela insuficiência aórtica. Abaixo: A evidência de um jato regurgitante pode ser analisada quantitativamente somente por Doppler CW; a quantificação é conduzida com imagem por Doppler colorido.

Doença Valvar Cardíaca

Imagem por Doppler Colorido

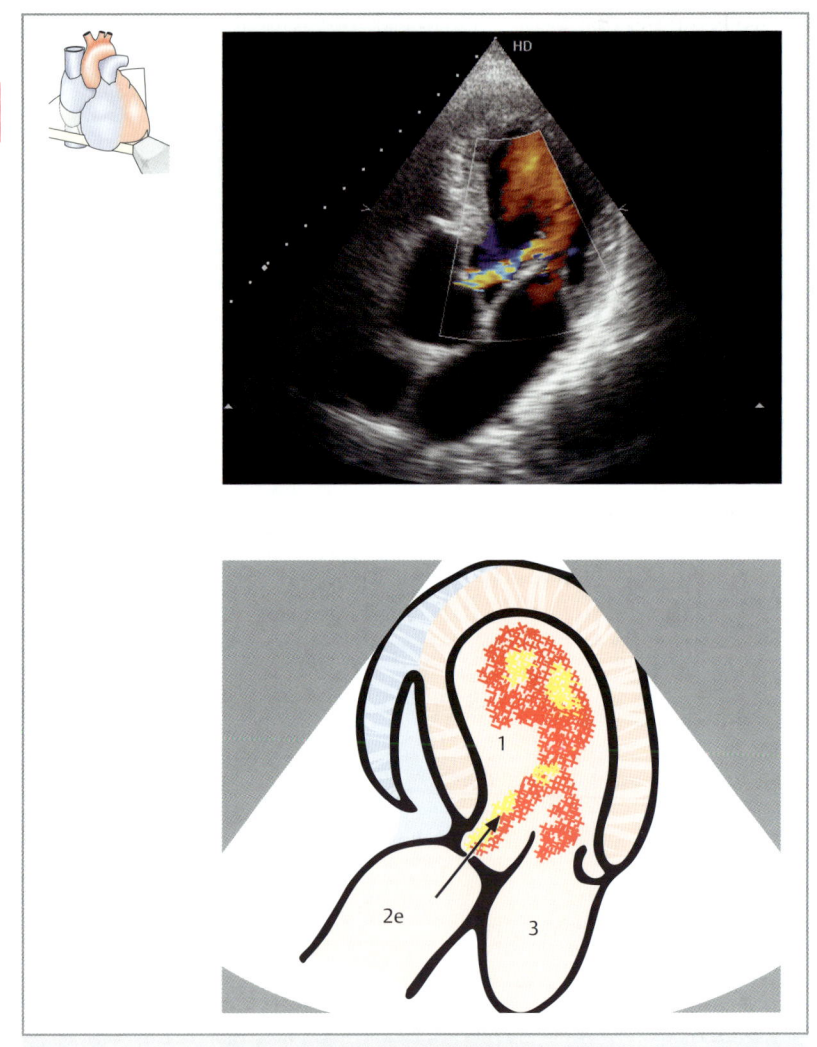

Fig. 9.23 Topo: A regurgitação aórtica é melhor demonstrada nas janelas apicais. Abaixo: O jato regurgitante aparece claramente na janela apical.

9.3 Insuficiência Aórtica

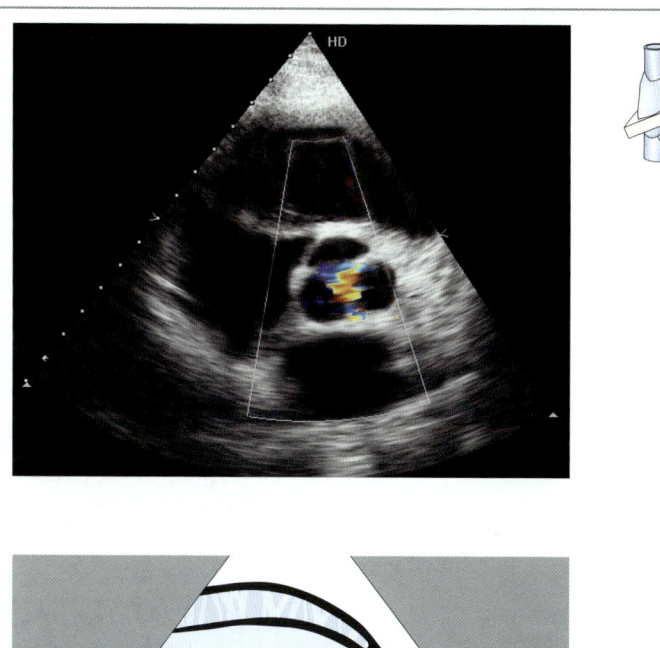

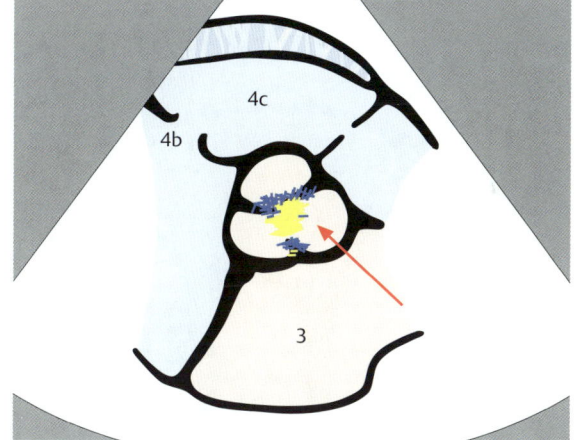

Fig. 9.24 Não obstante, a quantificação deve ser realizada utilizando uma imagem transversal na projeção paraesternal de eixo curto e esta deve ser avaliada em relação ao corte transversal no trato de saída ventricular esquerdo.

Doença Valvar Cardíaca

9.3.2 Insuficiência Aórtica de Baixo Grau

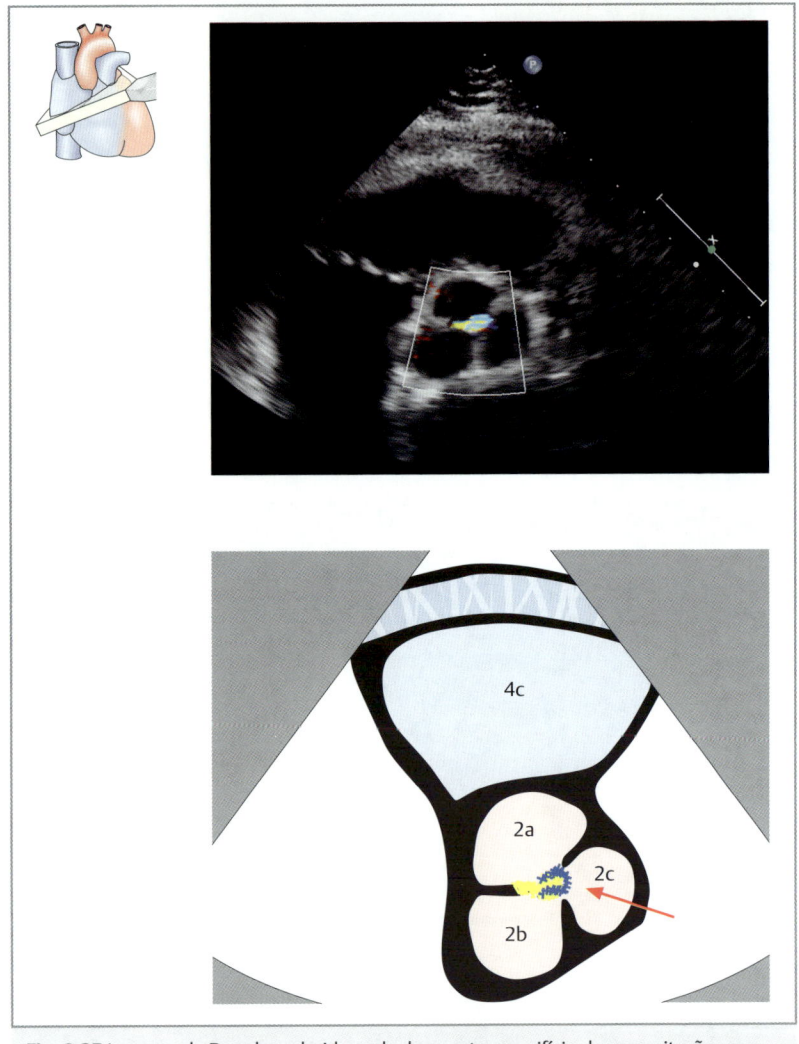

Fig. 9.25 Imagem de Doppler colorido pode demonstrar o orifício de regurgitação na projeção paraesternal de eixo curto. Na insuficiência aórtica leve, o orifício regurgitante é pequeno em comparação com a projeção transversal do infundíbulo.

9.3 Insuficiência Aórtica

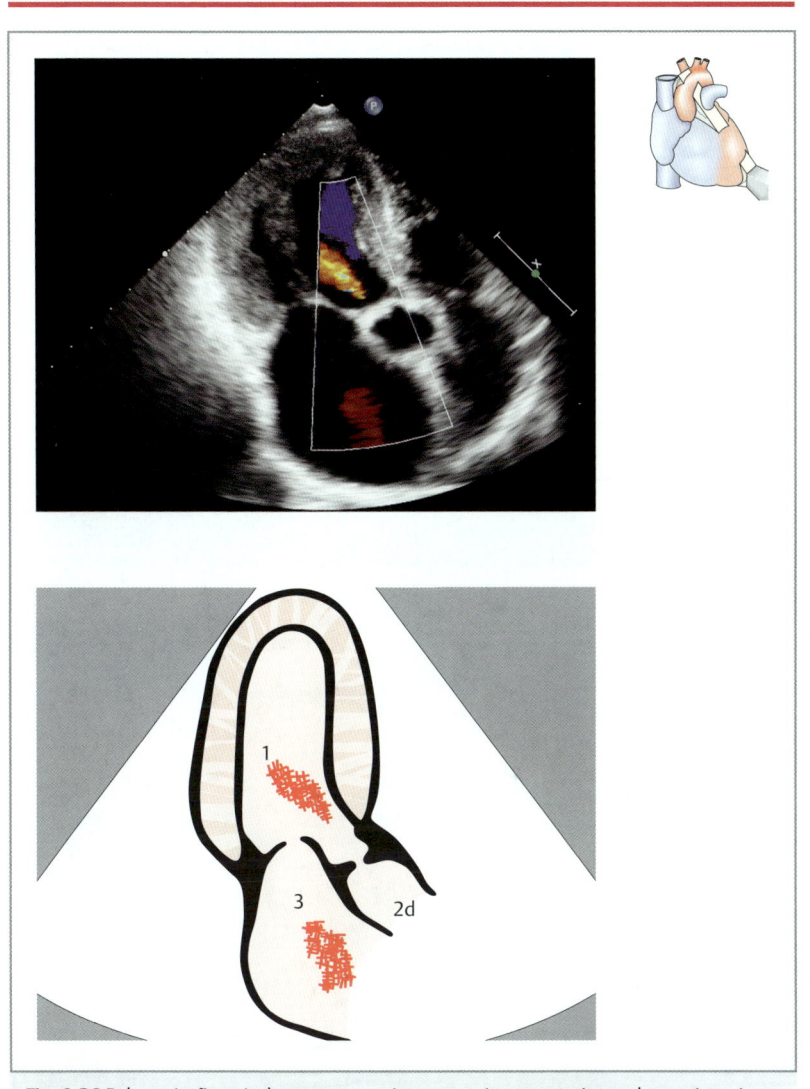

Fig. 9.26 Pela projeção apical, somente um jato regurgitante estreito pode ser visto. A regurgitação aórtica pode restringir o movimento de abertura do folheto mitral anterior.

Doença Valvar Cardíaca

9.3.3 Insuficiência Aórtica de Alto Grau

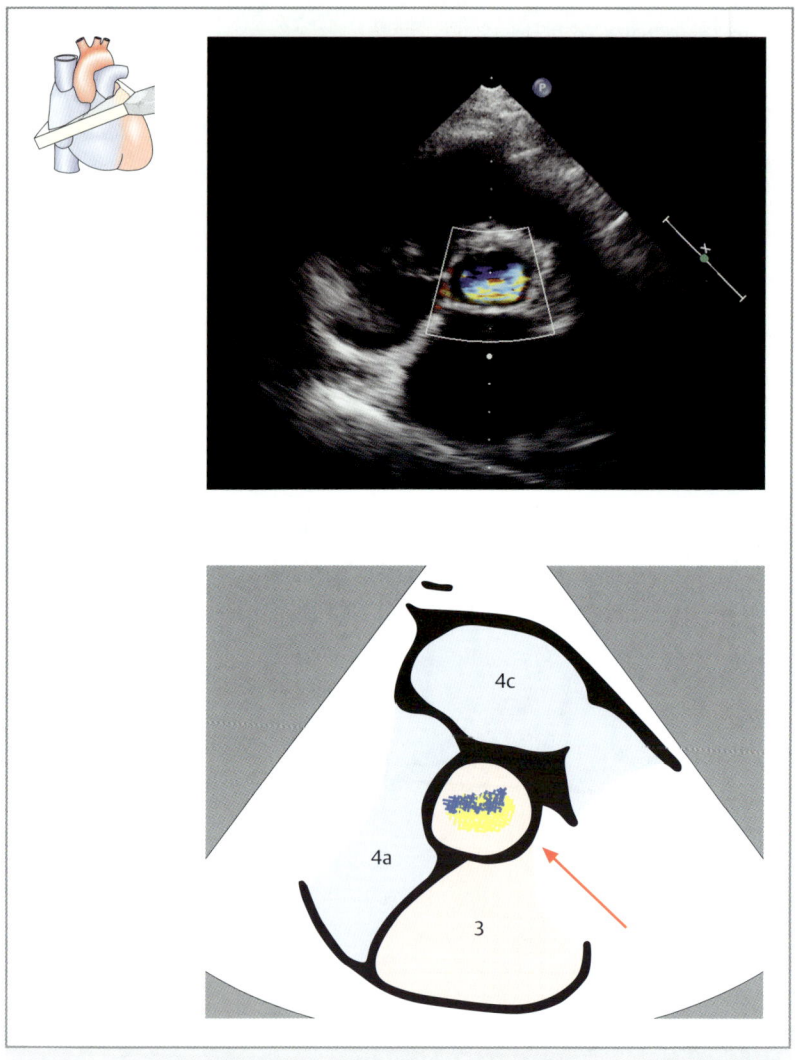

Fig. 9.27 Importante regurgitação pode ser vista na projeção paraesternal cobrindo mais da metade da seção transversal do infundíbulo.

9.3 Insuficiência Aórtica

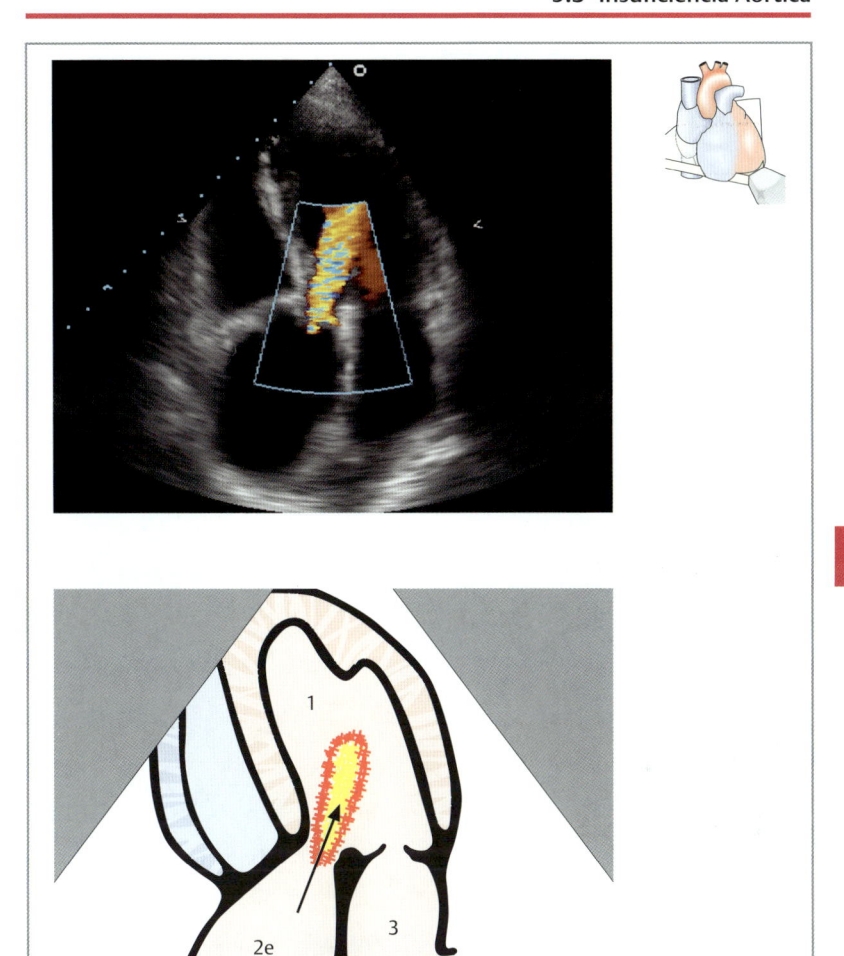

Fig. 9.28 Topo: Em correspondência existe um amplo jato regurgitante na projeção apical. Abaixo: Com pressões intraventriculares aumentadas, o jato regurgitante não deve alcançar o ápice ventricular.

Doença Valvar Cardíaca

9.4 Insuficiência Mitral
9.4.1 Insuficiência Mitral, Geral

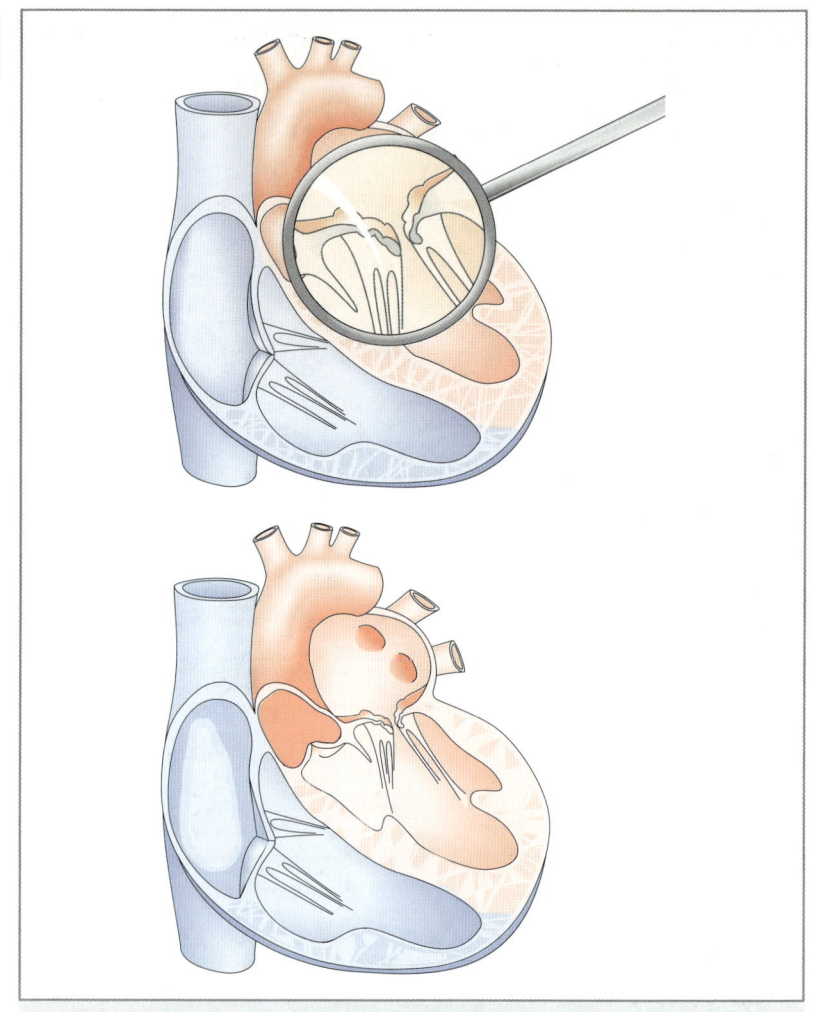

Fig. 9.29 Topo: Alterações degenerativas da valva mitral na insuficiência mitral. Abaixo: Dilatação do átrio esquerdo e do ventrículo esquerdo assim como dilatação do coração direito em consequência da sobrecarga de volume.

9.4 Insuficiência Mitral

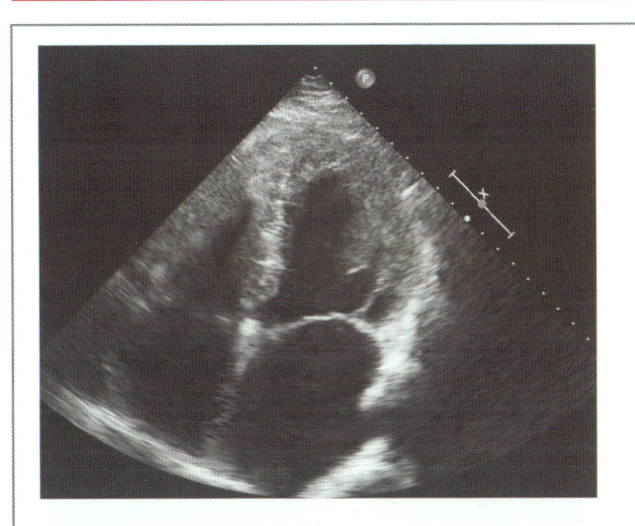

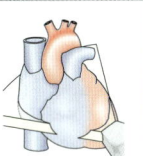

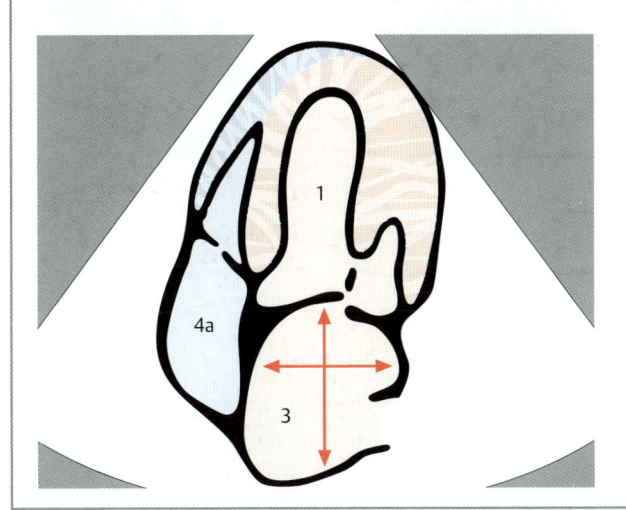

Fig. 9.30 Topo: Dilatação do átrio esquerdo é visível em primeiro plano. Abaixo: Dilatação do coração direito pode também ocorrer em insuficiência mitral de alto grau.

Doença Valvar Cardíaca

Ecocardiografia em Modo-M

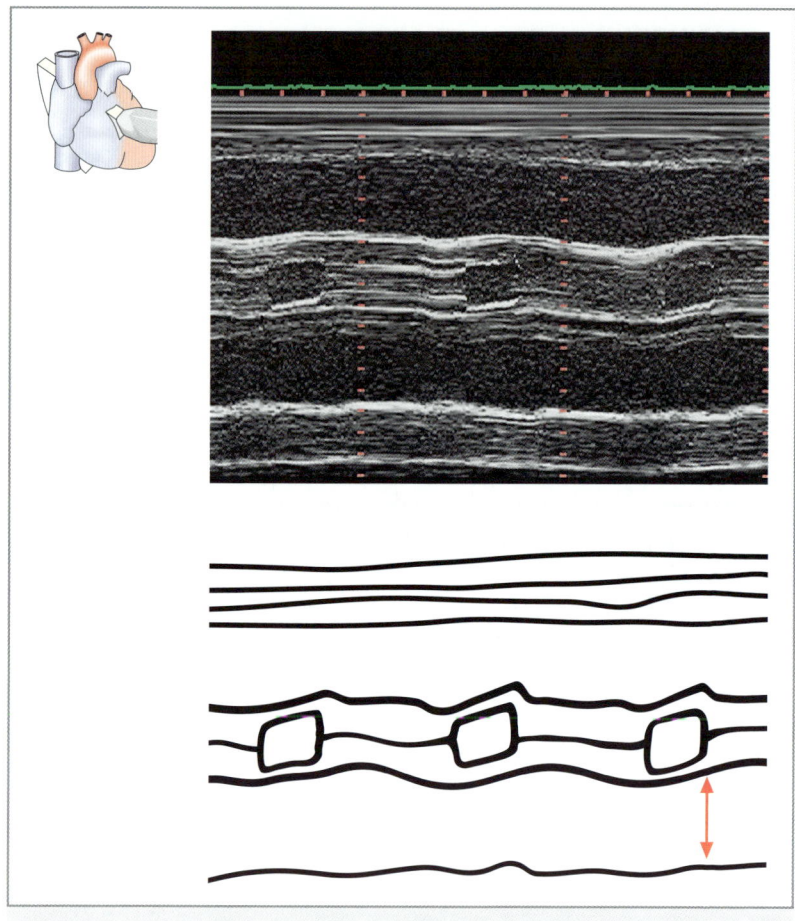

Fig. 9.31 Topo: Aumento do átrio esquerdo pode ser demonstrado em um registro de modo-M da aorta. Abaixo: O tamanho atrial deve ser medido no final da sístole.

9.4 Insuficiência Mitral

Ecocardiografia com Doppler

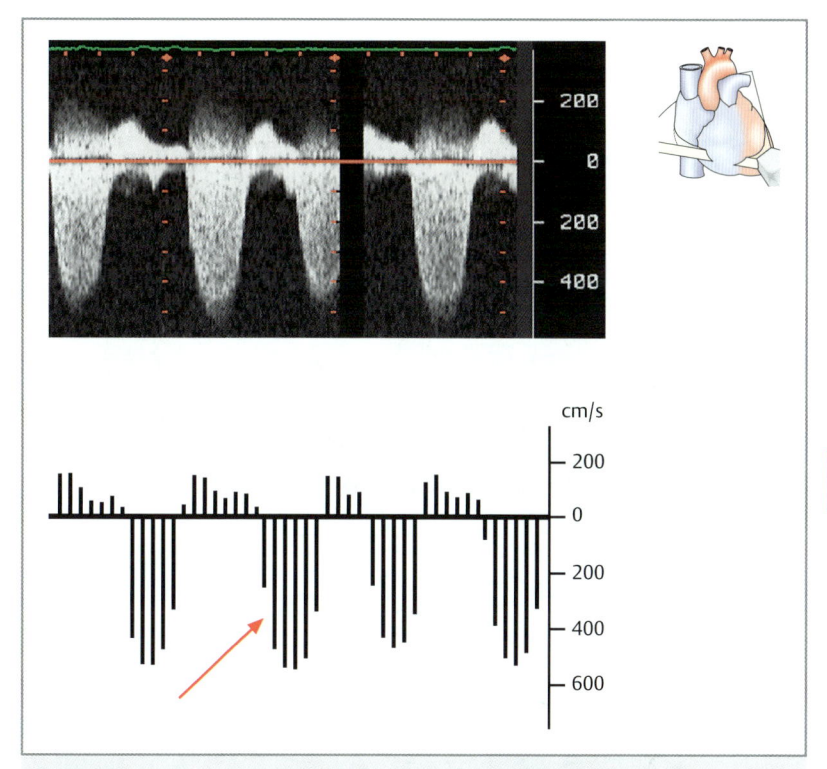

Fig. 9.32 Topo: Imagem por Doppler CW mostra um sinal típico em forma de U do jato regurgitante. Abaixo: A velocidade não é um indicador do grau de insuficiência.

9.4.2 Insuficiência Mitral de Baixo Grau

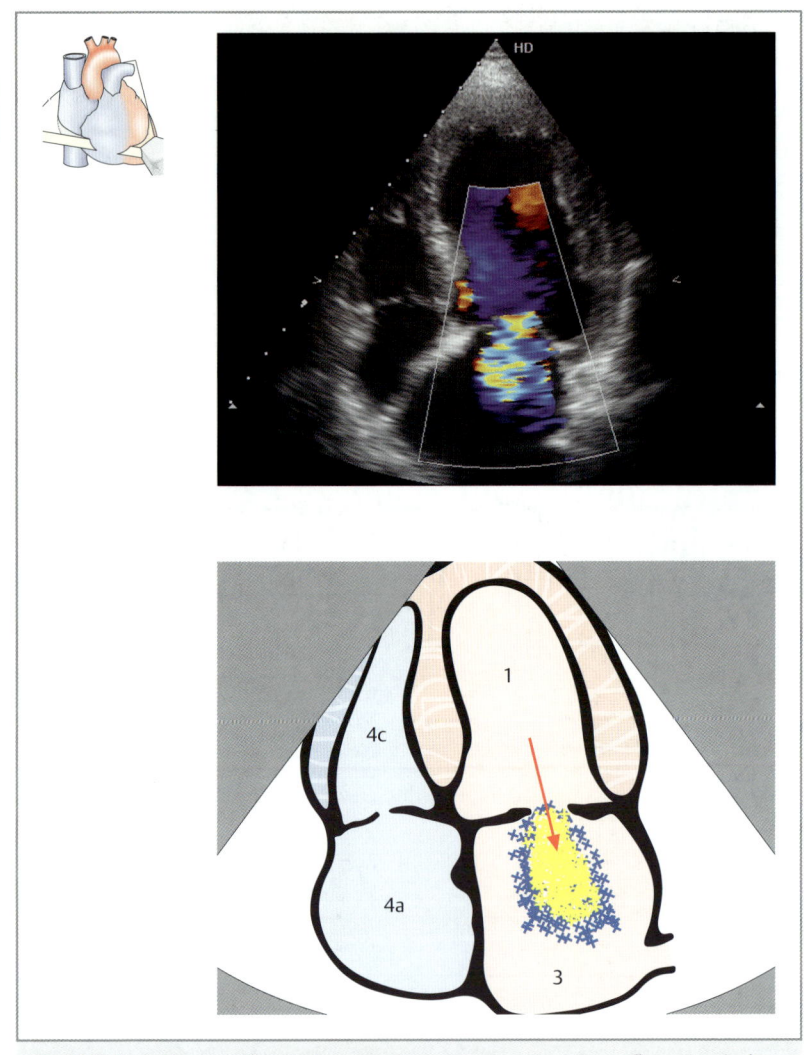

Fig. 9.33 Topo: Na projeção apical quatro-câmaras, somente mínimo refluxo através da valva mitral pode ser visto. Abaixo: O jato regurgitante quase alcança o meio do átrio.

9.4 Insuficiência Mitral

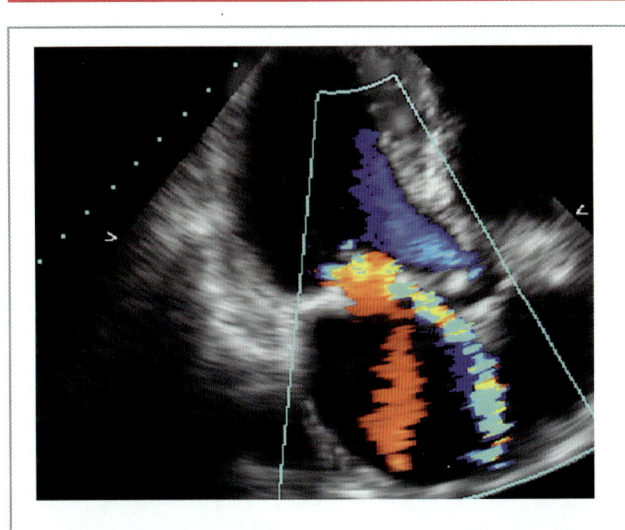

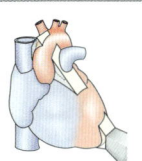

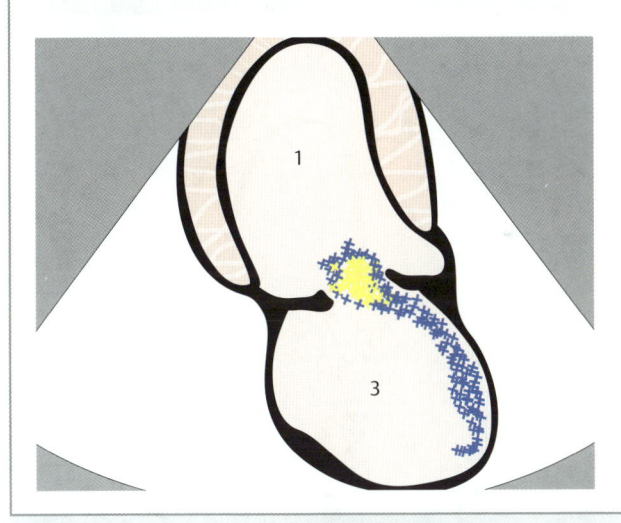

Fig. 9.34 Na insuficiência devem ser obtidas imagens em vários planos uma vez que esta possa ser ecêntrica. Obter imagens de insuficiência em somente um plano pode levar a hiper ou subestimativa de sua severidade.

9.4.3 Insuficiência Mitral de Alto Grau

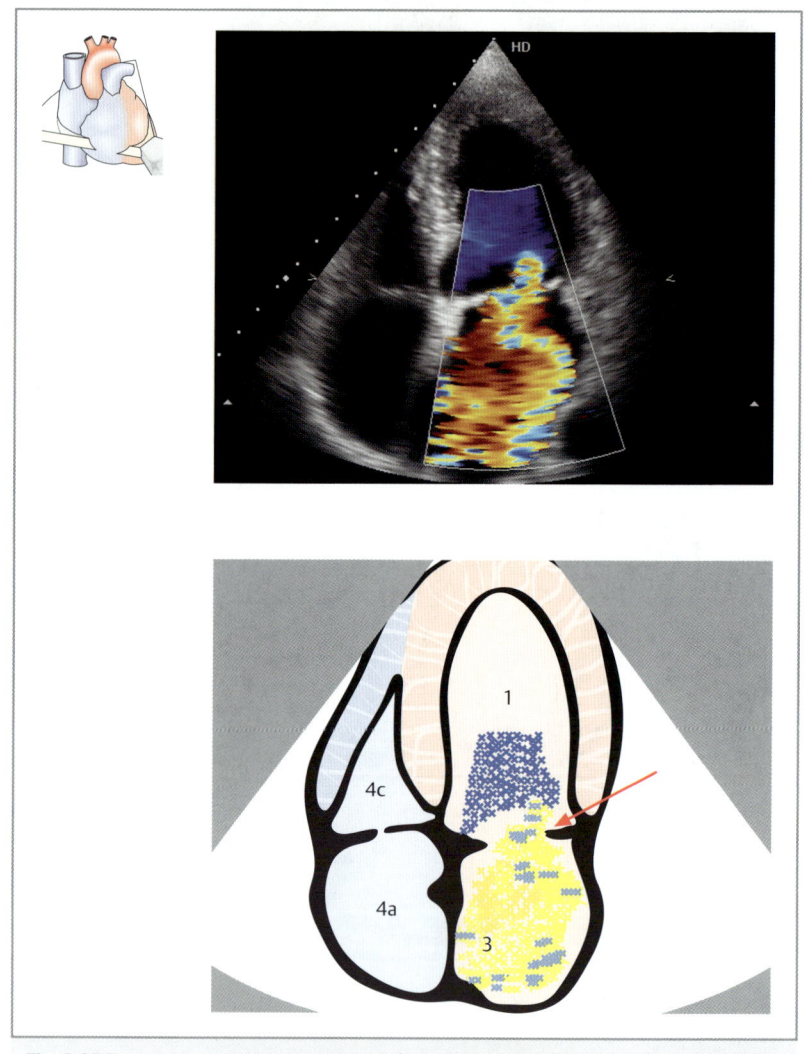

Fig. 9.35 Topo: Jato regurgitante pronunciado no átrio esquerdo. Abaixo: Como sinal de um fluxo intraventricular aumentado através do vazamento da valva, uma mudança na cor é vista antes da valva mitral.

9.4 Insuficiência Mitral

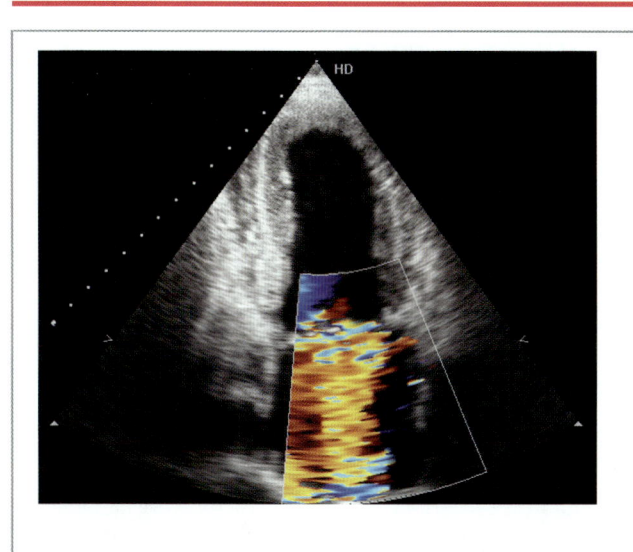

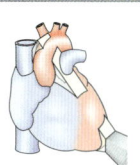

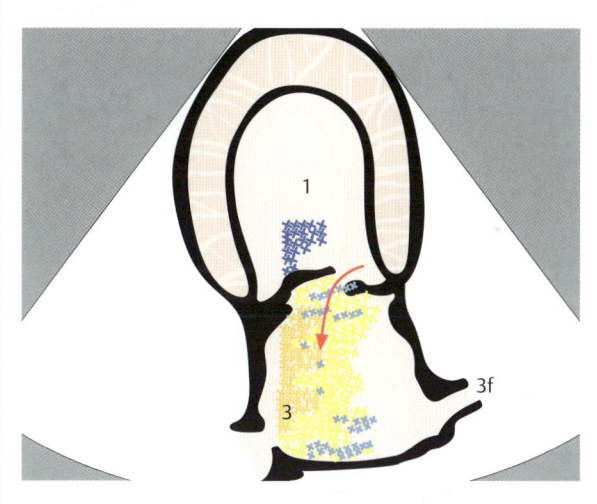

Fig. 9.36 Regurgitação dentro do átrio esquerdo é também predominante na projeção apical duas-câmaras. O jato regurgitante alcança o topo do átrio.

Doença Valvar Cardíaca

9.5 Prolapso da Valva Mitral

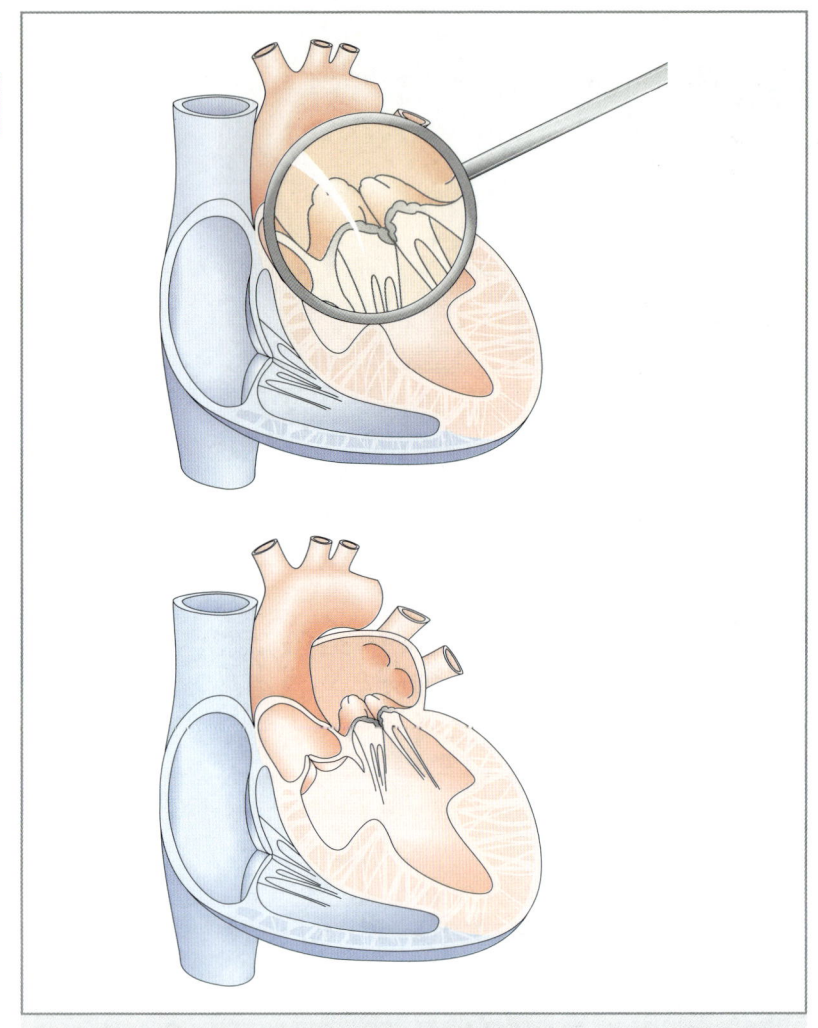

Fig. 9.37 Degeneração mixomatosa da valva mitral é perceptível por folhetos espessados e alongados que prolapsam para o interior do átrio. Dependendo da extensão da insuficiência mitral concomitante, pode existir dilatação do átrio esquerdo.

9.5 Prolapso da Valva Mitral

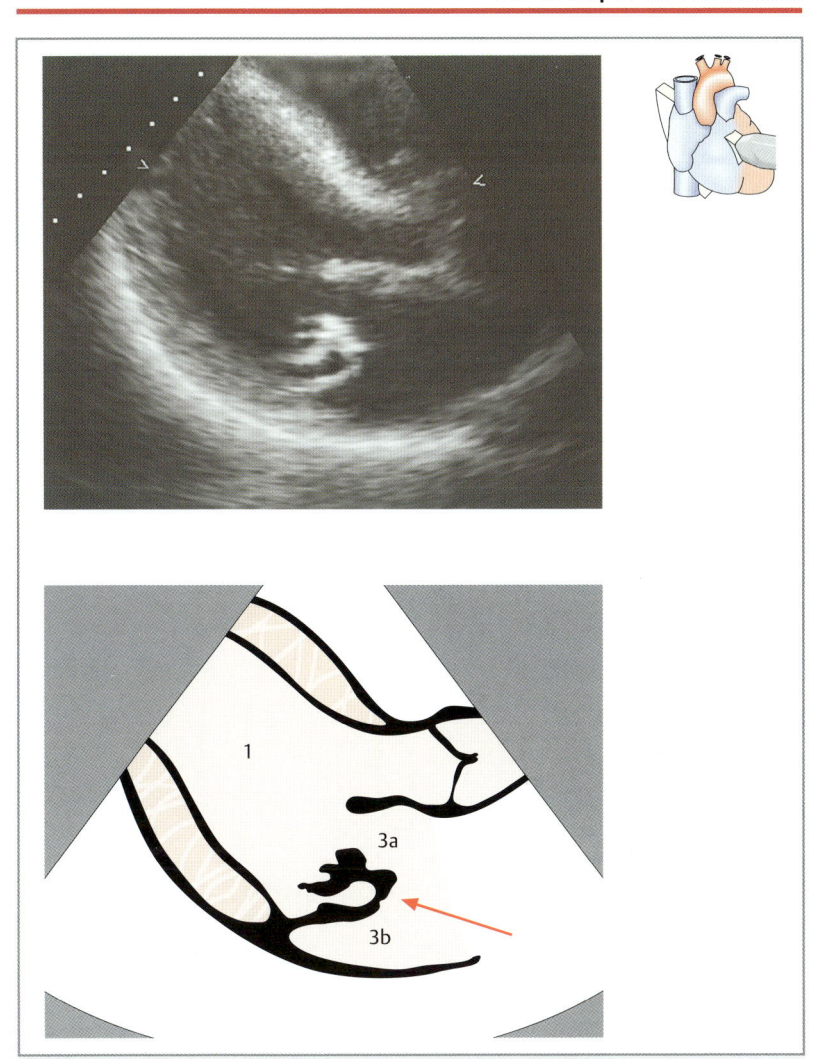

Fig. 9.38 Topo: Os folhetos espessados podem calcificar, tornando-os mais difícil de distinguir de vegetações relacionadas com a endocardite. Abaixo: O diagnóstico de prolapso de valva mitral é feito no eixo paraesternal; as janelas apicais frequentemente revelam prolapso (falso-positivo).

Doença Valvar Cardíaca

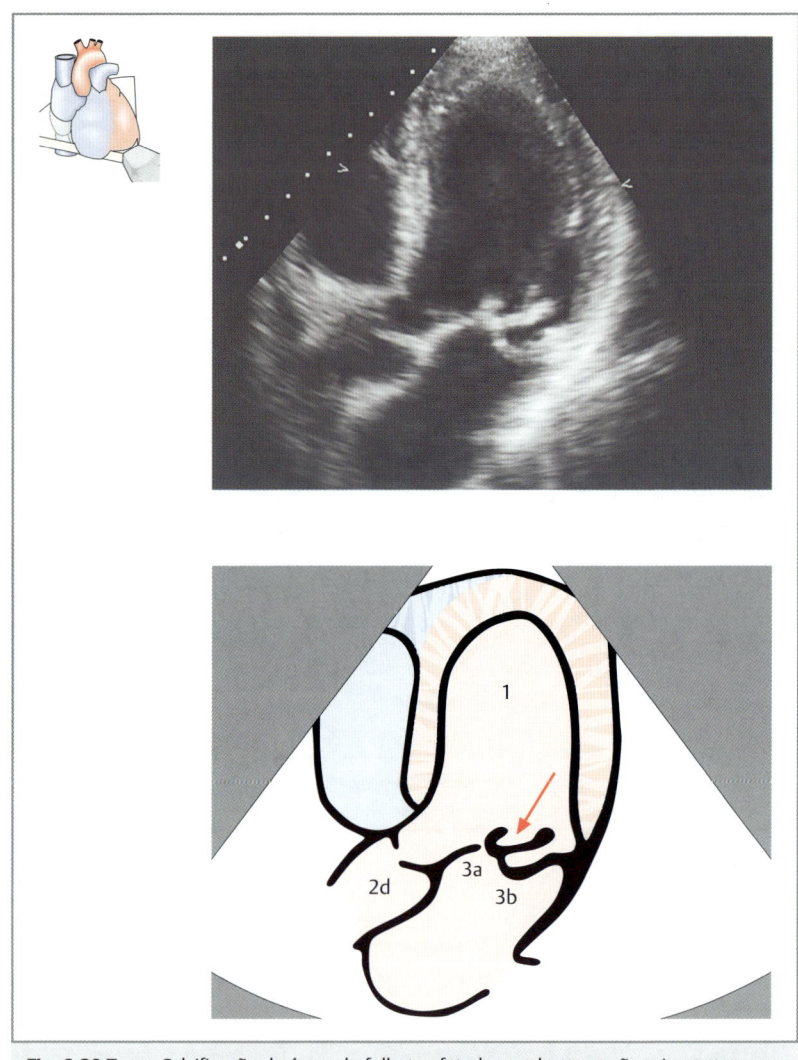

Fig. 9.39 Topo: Calcificação de áreas do folheto afetado por degeneração mixomatosa pode ter imagem obtida pelas janelas apicais. Abaixo: O alongamento pode causar o dobramento dos folhetos.

9.5 Prolapso da Valva Mitral

9.5.1 Imagem por Doppler Colorido

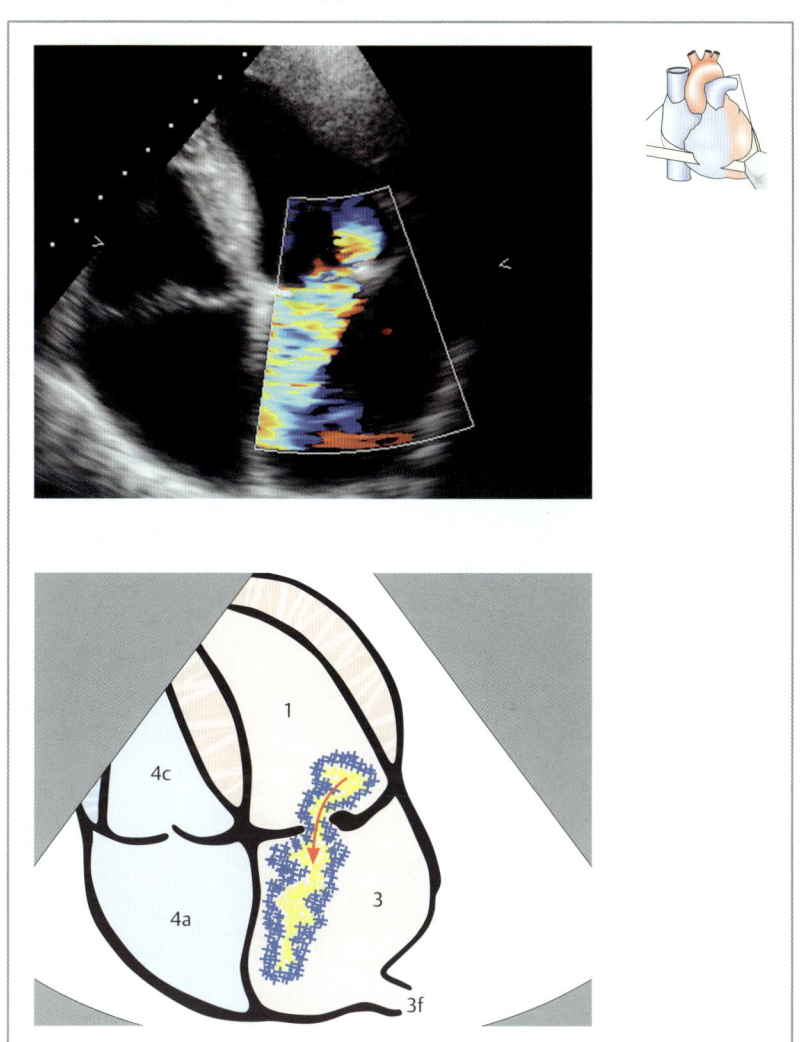

Fig. 9.40 Topo: Prolapso do folheto mitral posterior tipicamente leva a um jato regurgitante ecêntrico. Abaixo: Fluxo acelerado através do vazamento da valva criado no ventrículo implica em um maior grau de insuficiência mitral (zona de conversão de fluxo).

Doença Valvar Cardíaca

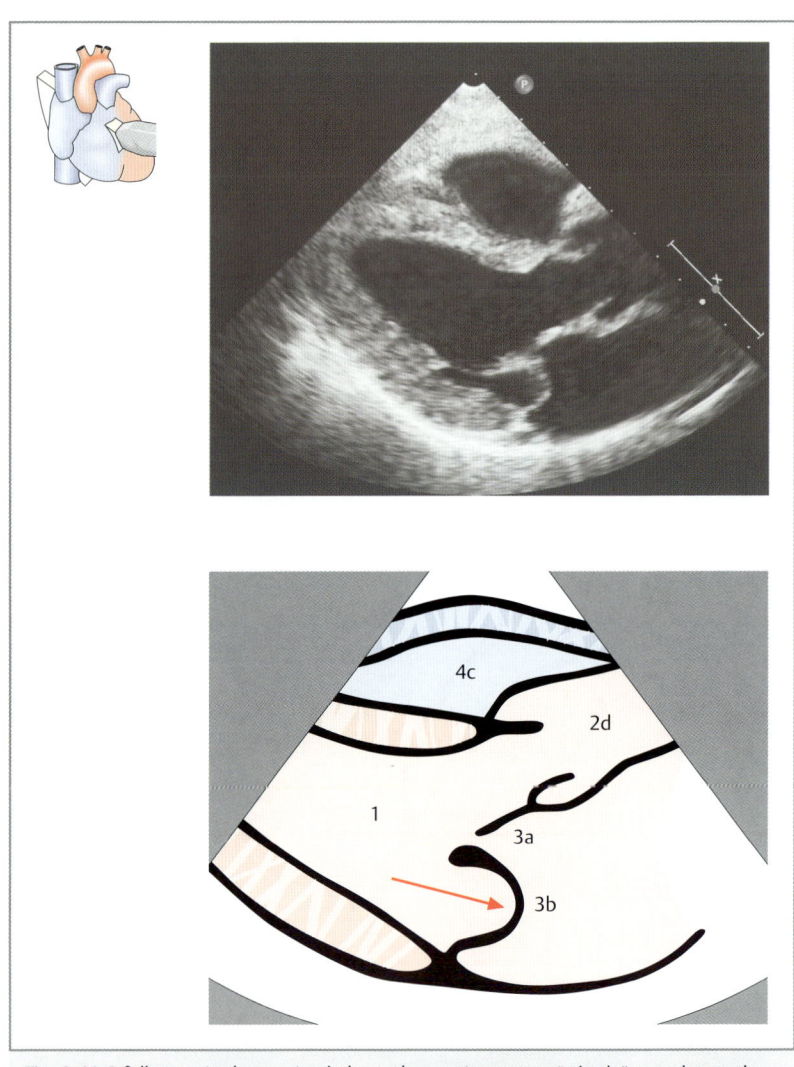

Fig. 9.41 O folheto mitral posterior é alongado e projeta-se em "cúpula" para dentro do átrio esquerdo. Neste caso, nenhuma calcificação pode ser detectada.

9.5 Prolapso da Valva Mitral

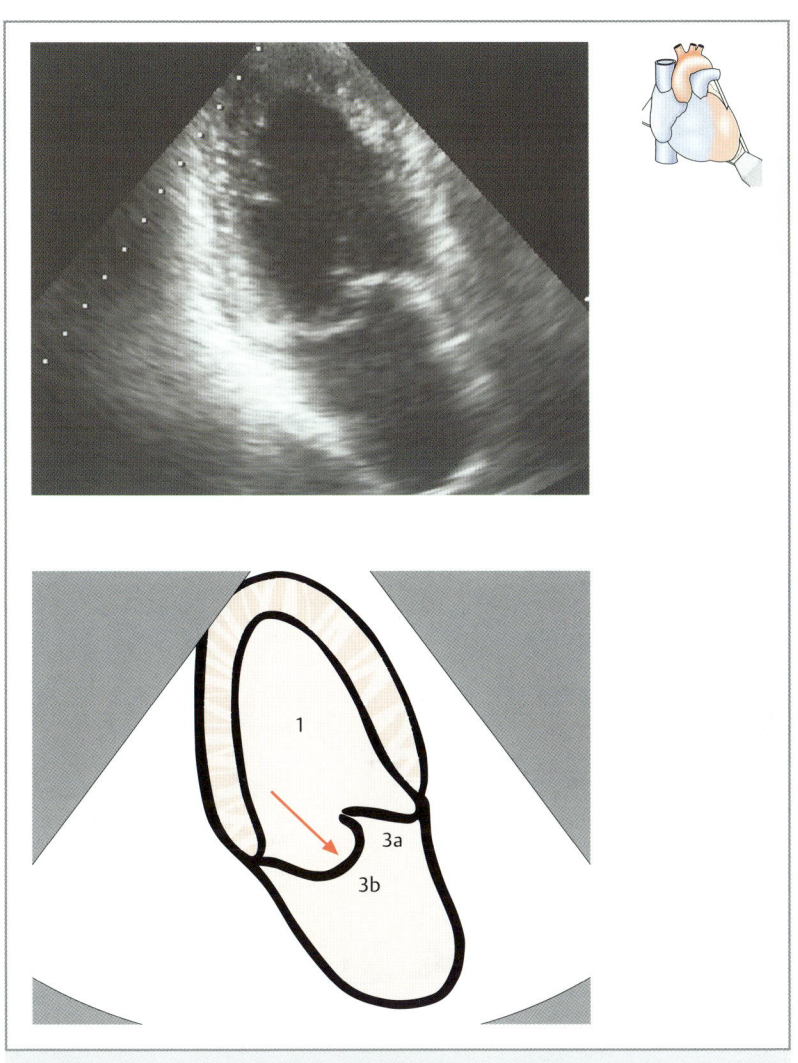

Fig. 9.42 Prolapso do folheto mitral posterior também é visível na projeção apical duas-câmaras. Não existe espessamento típico da valva.

Doença Valvar Cardíaca

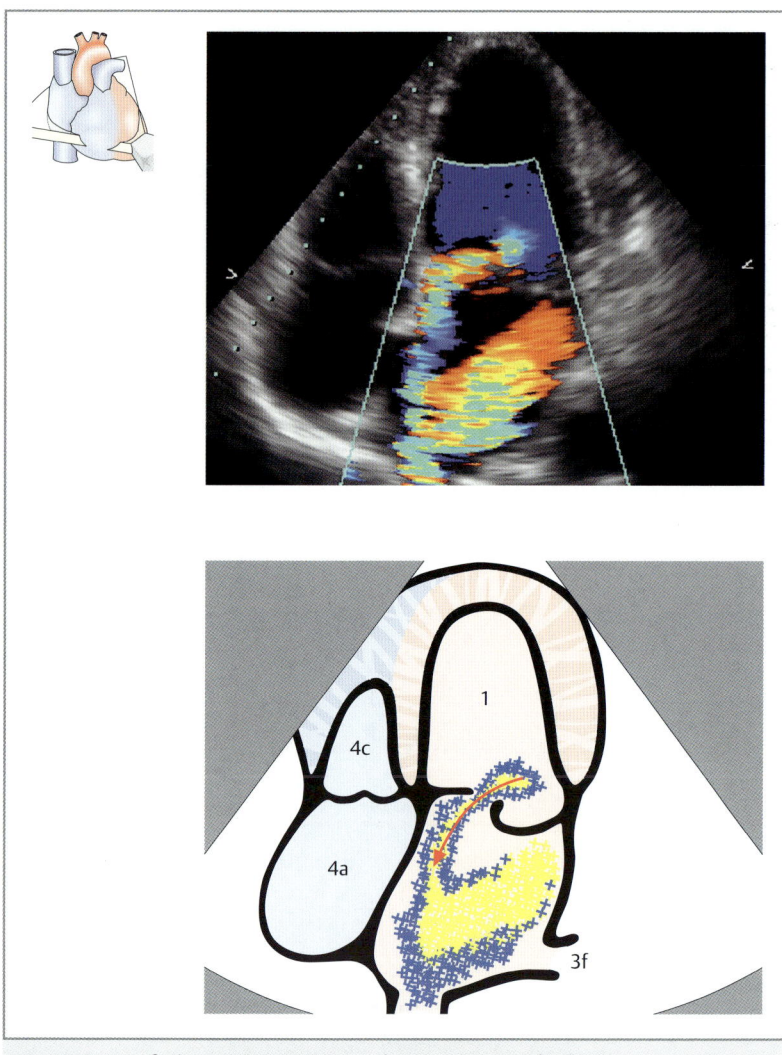

Fig. 9.43 A insuficiência ecêntrica típica pode ser vista, na qual a degeneração mixomatosa do folheto posterior geralmente aponta para o septo atrial.

9.5 Prolapso da Valva Mitral

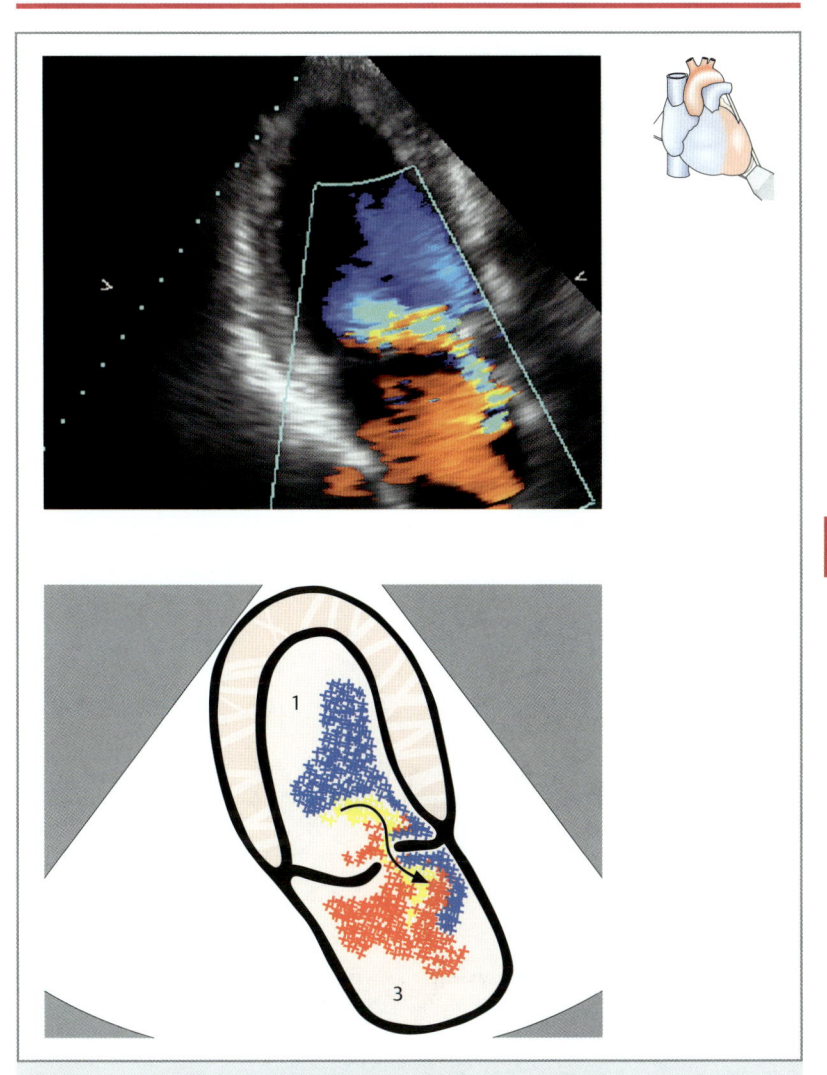

Fig. 9.44 Insuficiência mitral deve ser demonstrada em vários planos de imagem para evitar subestimativa ou superestimativa.

9.6 Insuficiência Tricúspide
9.6.1 Insuficiência Tricúspide, Geral

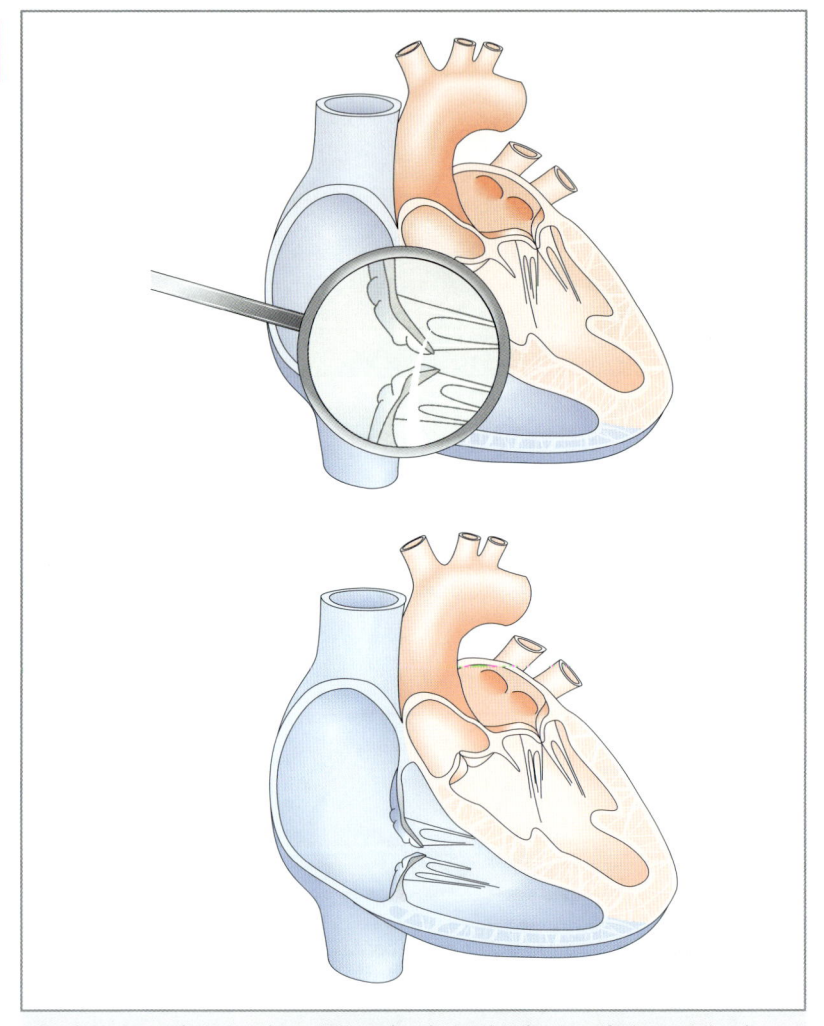

Fig. 9.45 Topo: Alterações degenerativas da valva tricúspide na insuficiência tricúspide. Abaixo: Fluxo retrógrado através da valva tricúspide causa dilatação do coração direito.

9.6 Insuficiência Tricúspide

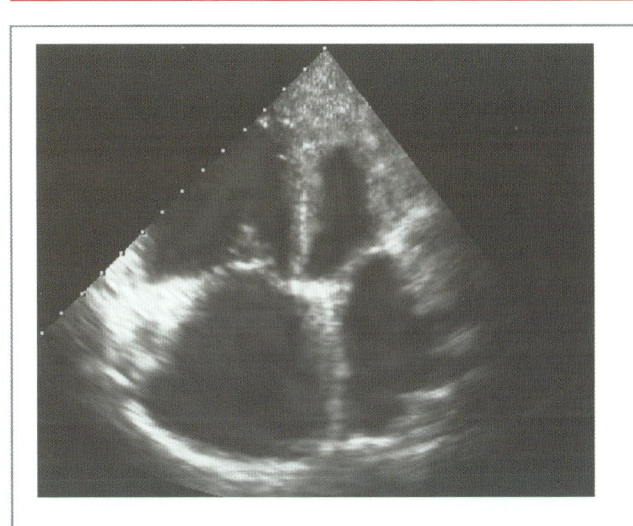

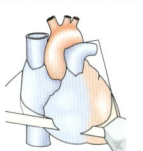

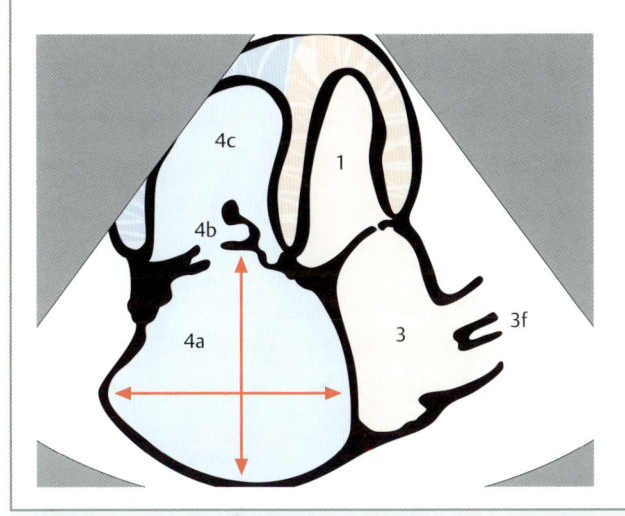

Fig. 9.46 Topo: Alargamento cardíaco direito pode ser bem avaliado na projeção apical quatro-câmaras. Abaixo: Neste plano, o átrio direito pode ser medido em seus eixos longitudinal e transversal.

Doença Valvar Cardíaca

Imagem por Doppler Colorido

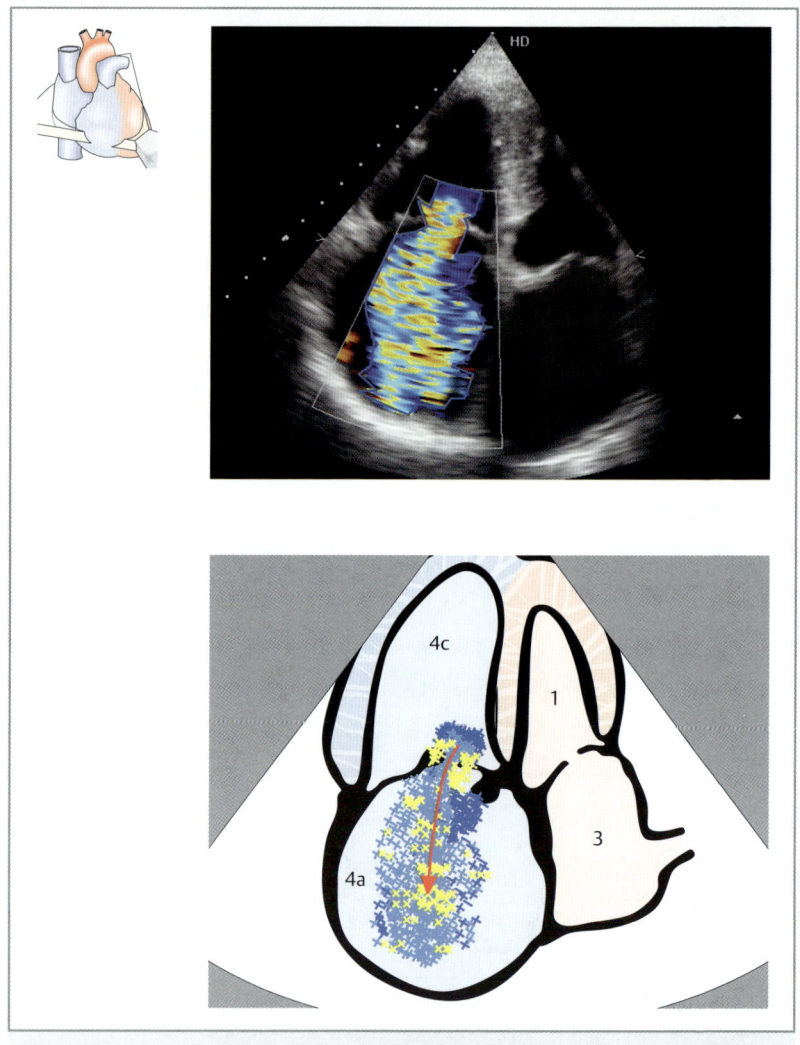

Fig. 9.47 Topo: Tipicamente existe um jato regurgitante em forma de chama no átrio direito. Abaixo: A extensão do jato pode ser utilizada para quantificação.

9.6 Insuficiência Tricúspide

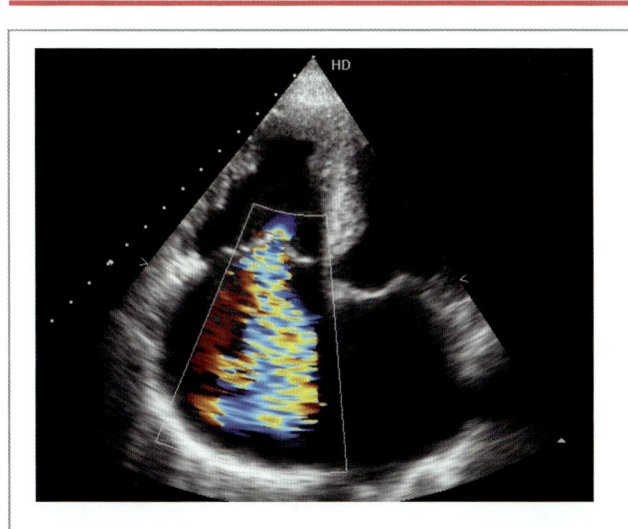

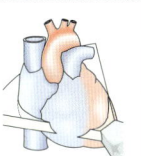

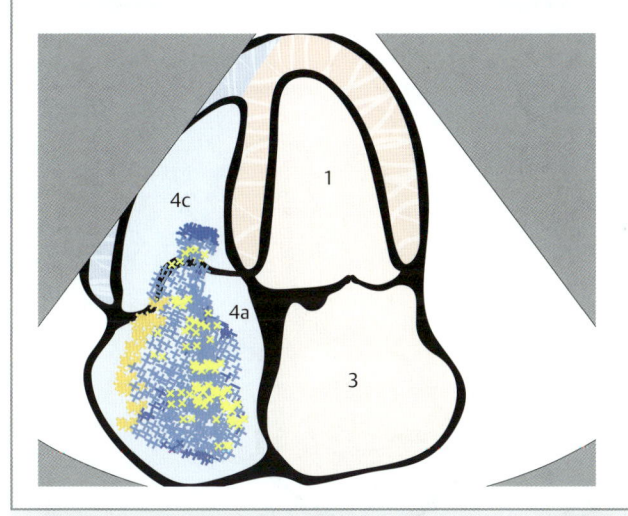

Fig. 9.48 Topo: O jato regurgitante na insuficiência tricúspide é frequentemente direcionado ecentricamente em direção ao septo atrial. Abaixo: O jato regurgitante deve ter suas imagens obtidas em vários planos se possível (projeções apical quatro ou cinco-câmaras, projeção paraesternal de eixo curto).

Doença Valvar Cardíaca

9.6.2 Insuficiência Tricúspide de Baixo Grau

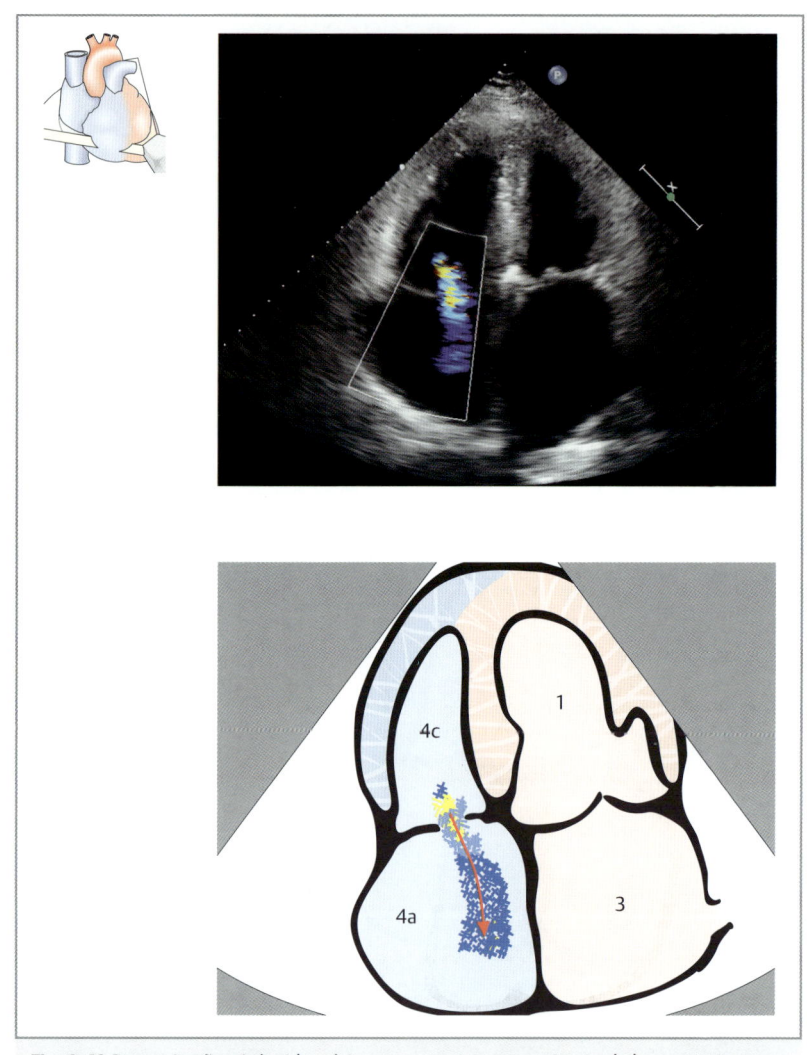

Fig. 9.49 Regurgitação tricúspide mínima com um jato regurgitante de base estreita quase alcançando o meio do átrio direito.

9.6.3 Insuficiência Tricúspide de Alto Grau

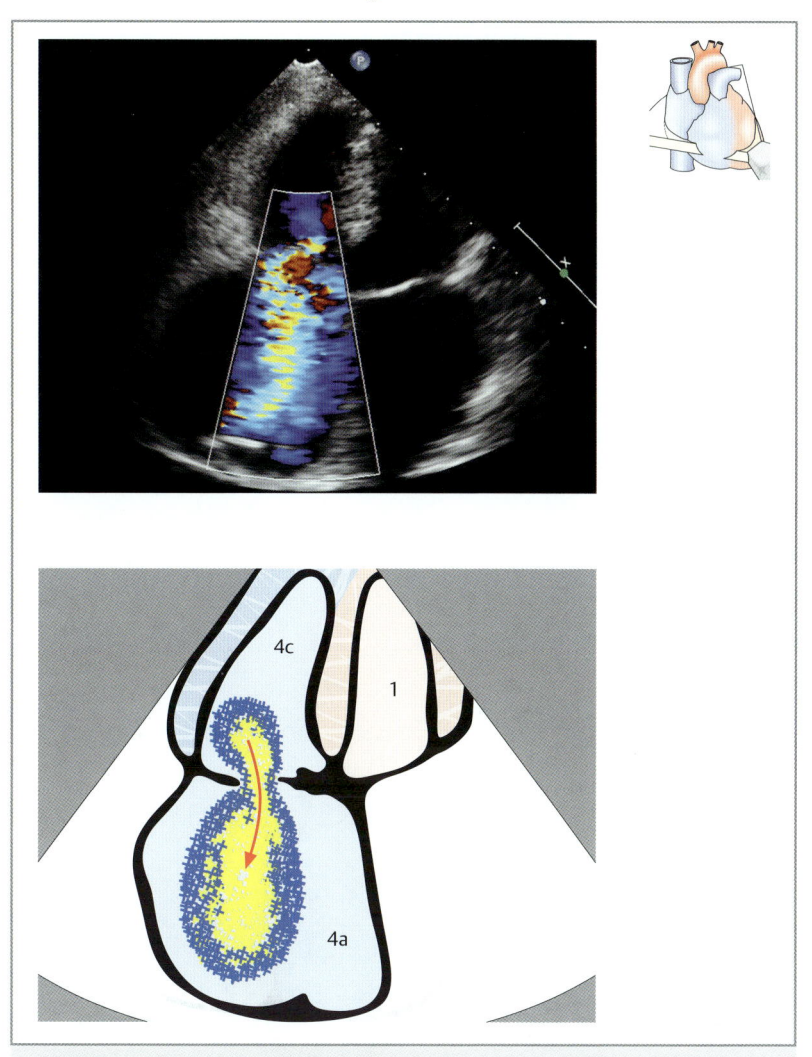

Fig. 9.50 Insuficiência valvar tricúspide severa resulta em um jato de enchimento com base ampla ocupando mais da metade do átrio direito.

9.7 Insuficiência Pulmonar
9.7.1 Insuficiência Pulmonar, Geral

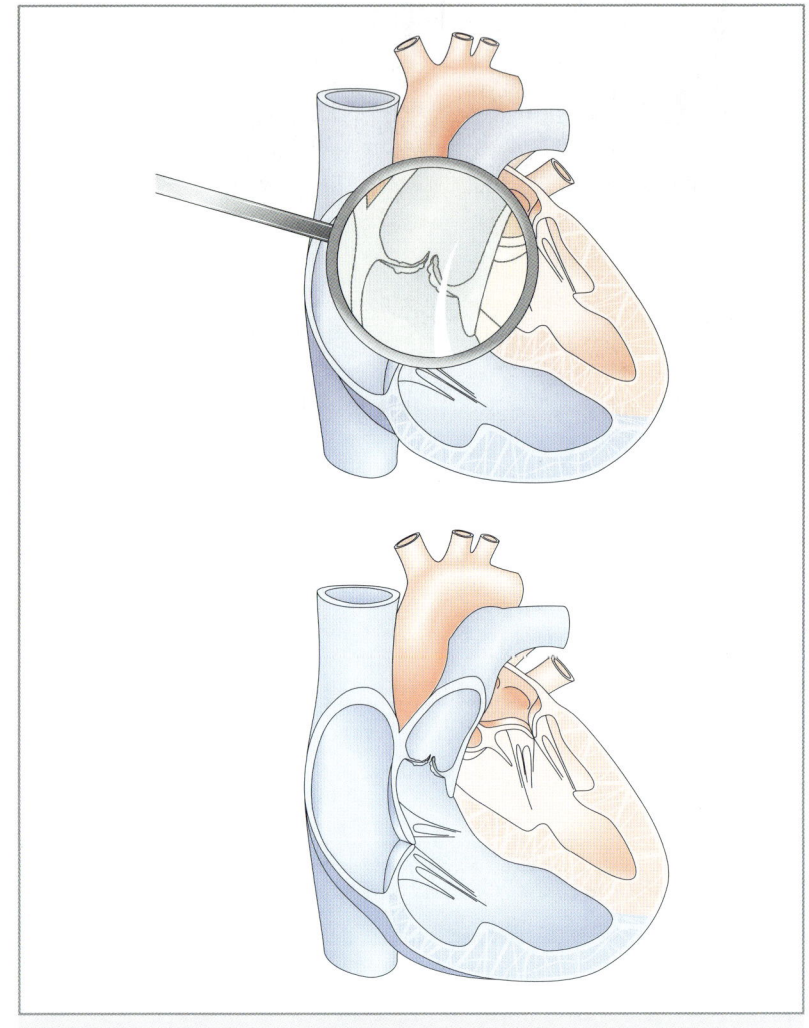

Fig. 9.51 Topo: Alterações degenerativas valvares na insuficiência pulmonar. Abaixo: Sobrecarga de volume causa dilatação ventricular direita.

Imagem por Doppler Colorido

9.7 Insuficiência Pulmonar

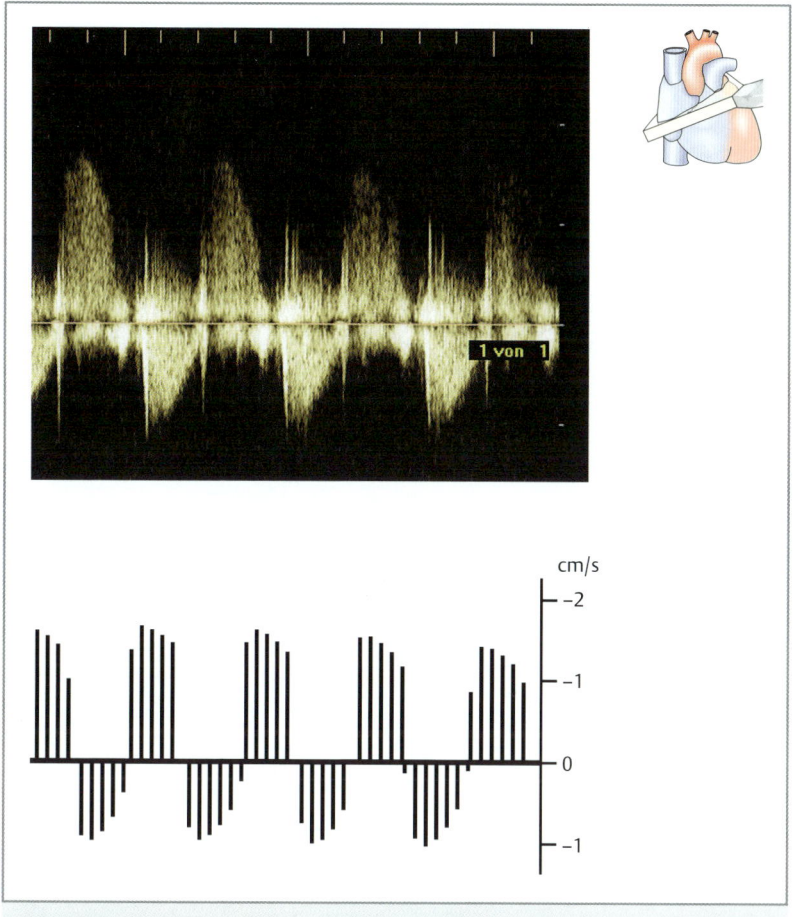

Fig. 9.52 Topo: Doppler CW mostra um jato regurgitante na projeção paraesternal de eixo curto. Abaixo: O registro mostra o típico sinal diastólico tipo degrau, similar a insuficiência aórtica.

Doença Valvar Cardíaca

9.7.2 Insuficiência Pulmonar de Baixo Grau

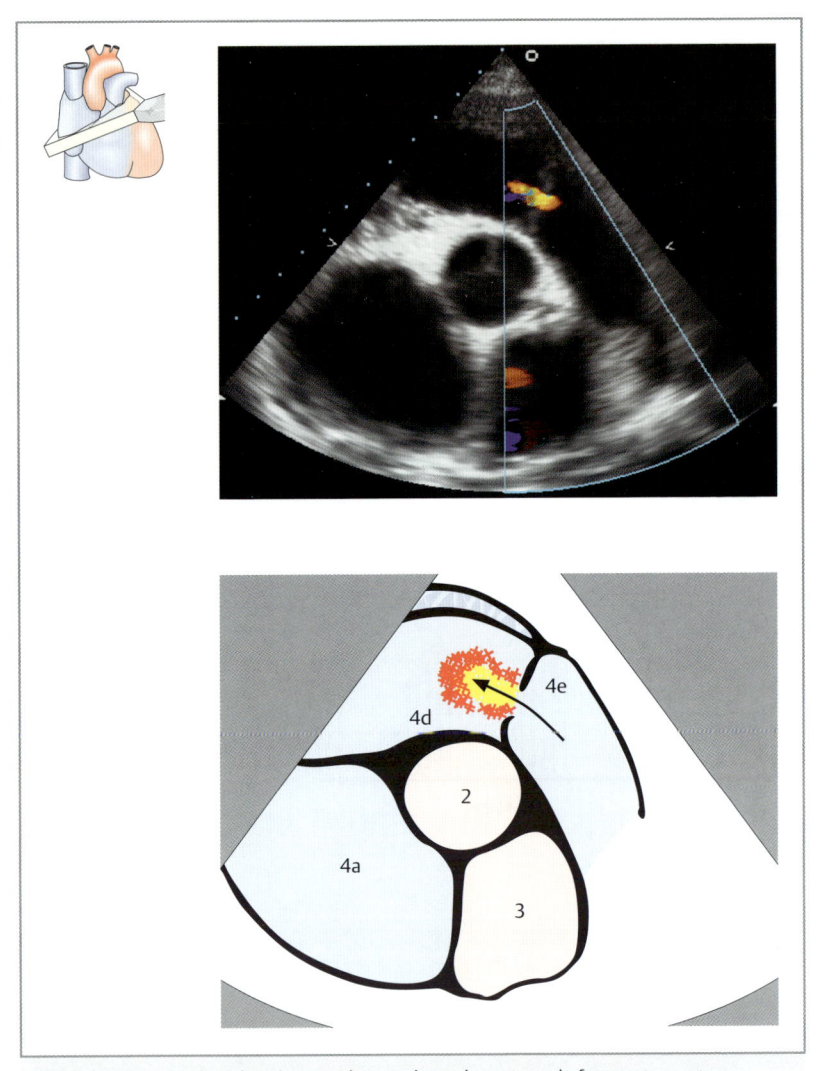

Fig. 9.53 Fluxo retrógrado mínimo sobre a valva pulmonar pode frequentemente ser detectado, mas este não é hemodinamicamente relevante e não envolve risco de endocardite.

9.7 Insuficiência Pulmonar

9.7.3 Insuficiência Pulmonar de Grau Moderado

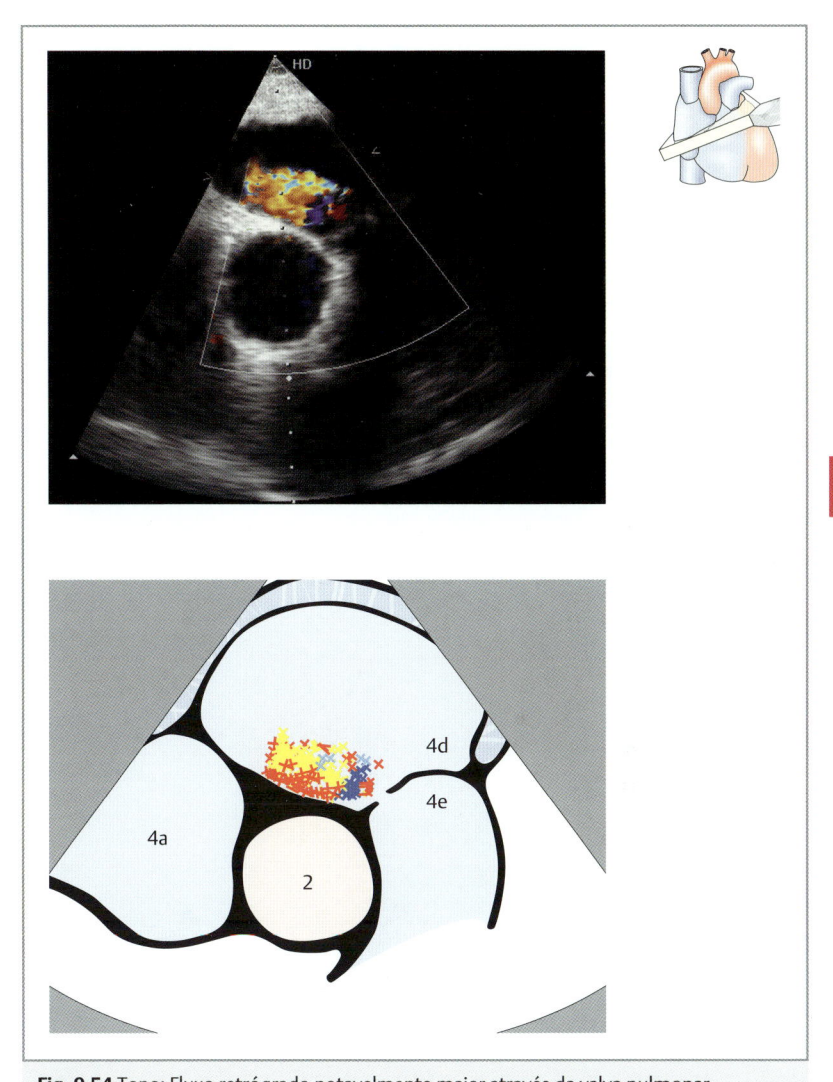

Fig. 9.54 Topo: Fluxo retrógrado notavelmente maior através da valva pulmonar, alcançando o meio do ventrículo direito. Abaixo: Devido ao formato de "V" do ventrículo direito, a insuficiência pulmonar raramente pode ser totalmente capturada em somente um plano.

10 Doença Coronariana Cardíaca

10.1 Infarto Miocárdico Anterior

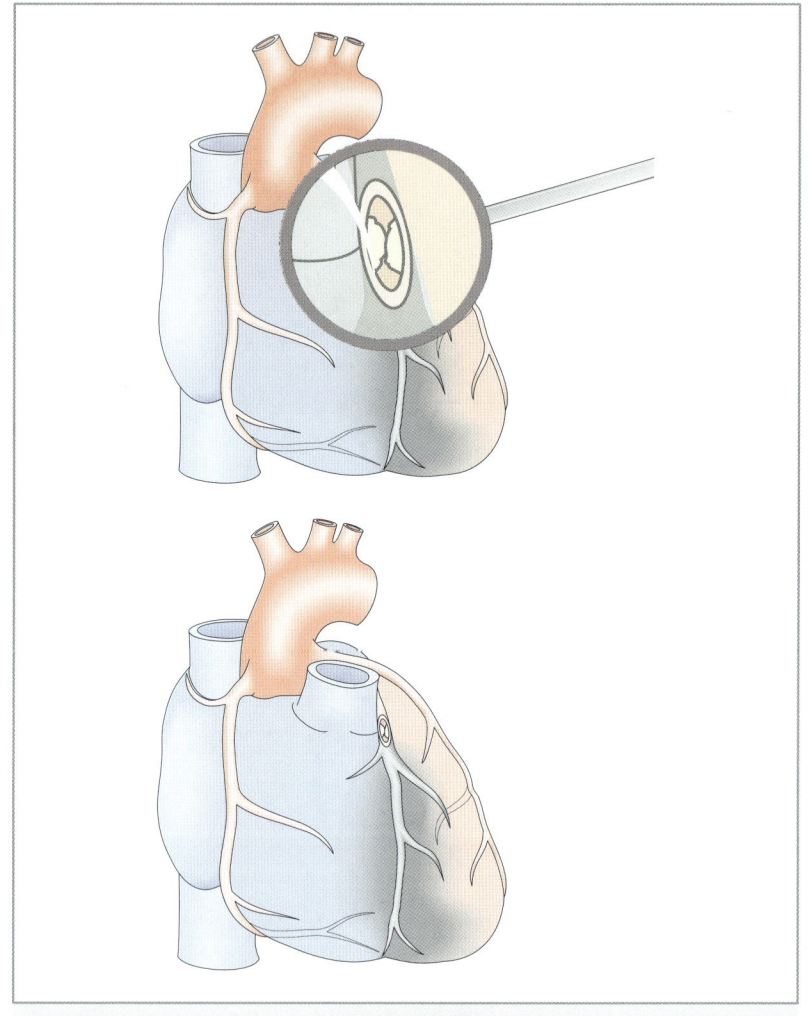

Fig. 10.1 Infarto da parede anterior devido à oclusão da artéria interventricular anterior. Perda da contratilidade segmentar e adelgaçamento de áreas miocárdicas afetadas relacionadas com a cicatriz.

10.1 Infarto Miocárdico Anterior

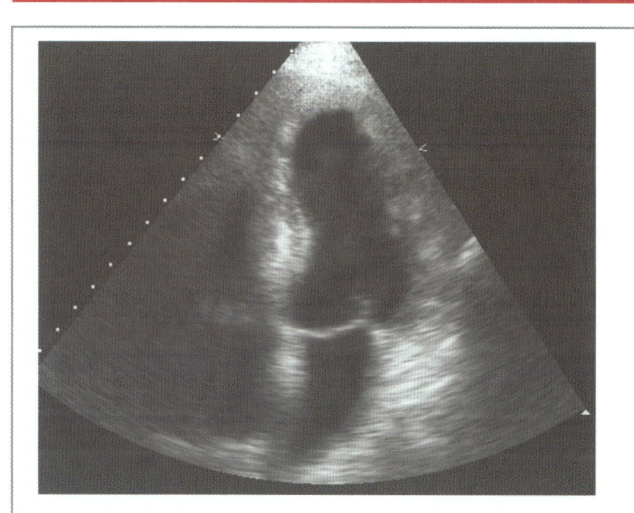

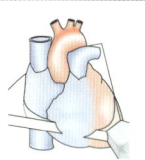

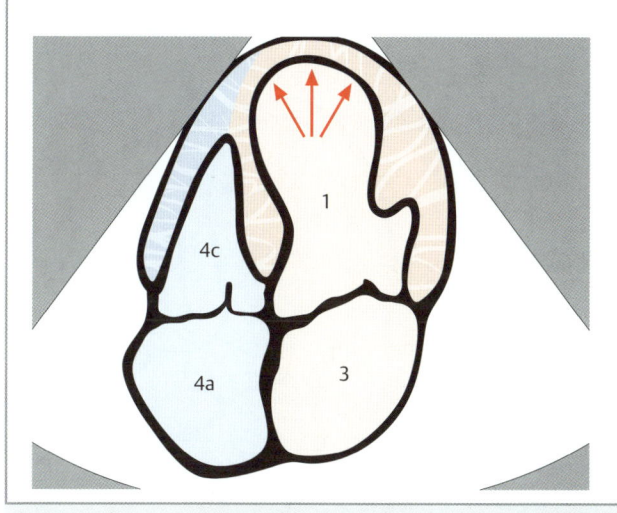

Fig. 10.2 A contratilidade comprometida pode ser bem analisada pelas janelas apicais embora a avaliação do ápice do ventrículo seja normalmente limitada.

Doença Coronariana Cardíaca

10.1.1 Complicações

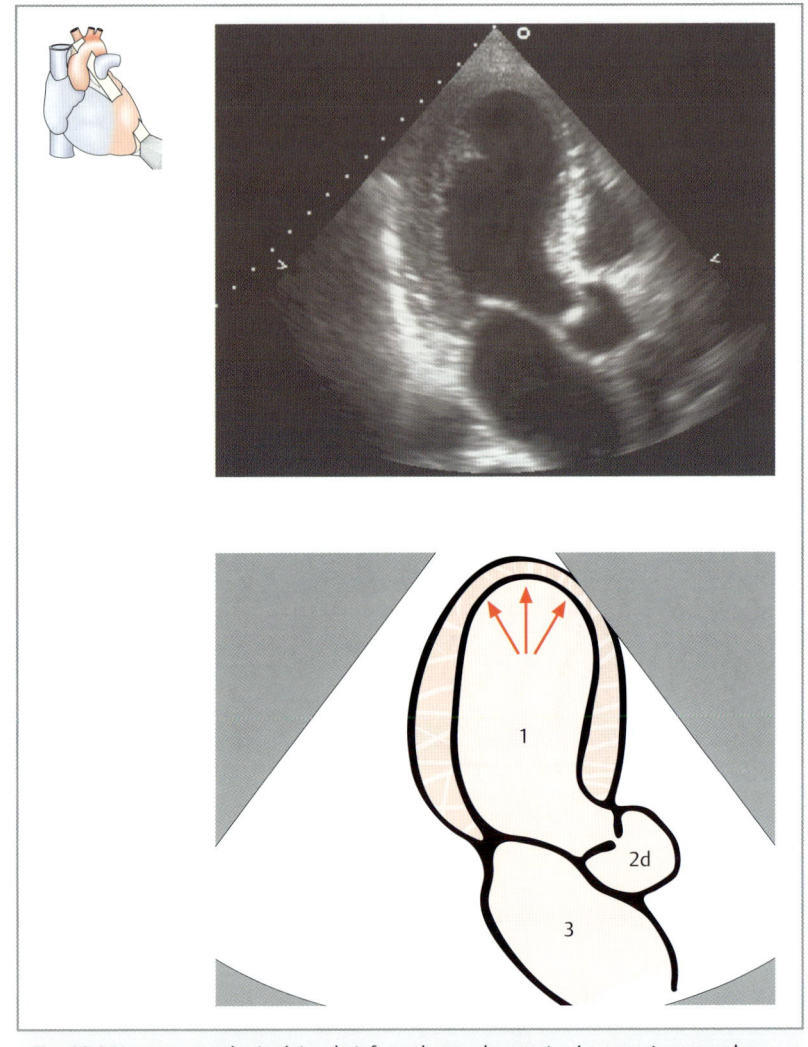

Fig. 10.3 Uma consequência típica do infarto da parede anterior é o aneurisma sacular que é preferencialmente avaliado pela projeção apical.

10.1 Infarto Miocárdico Anterior

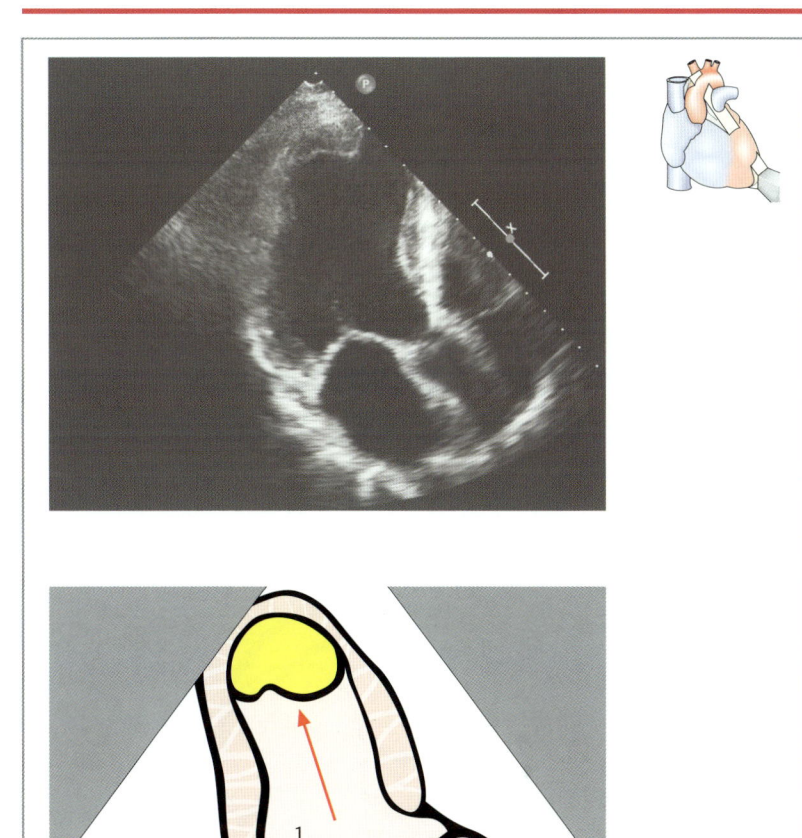

Fig. 10.4 Especialmente em infartos mais recentes, trombo ventricular se forma sobre os segmentos ventriculares infartados parecendo um pólipo de base ampla nas áreas aneurismáticas.

Doença Coronariana Cardíaca

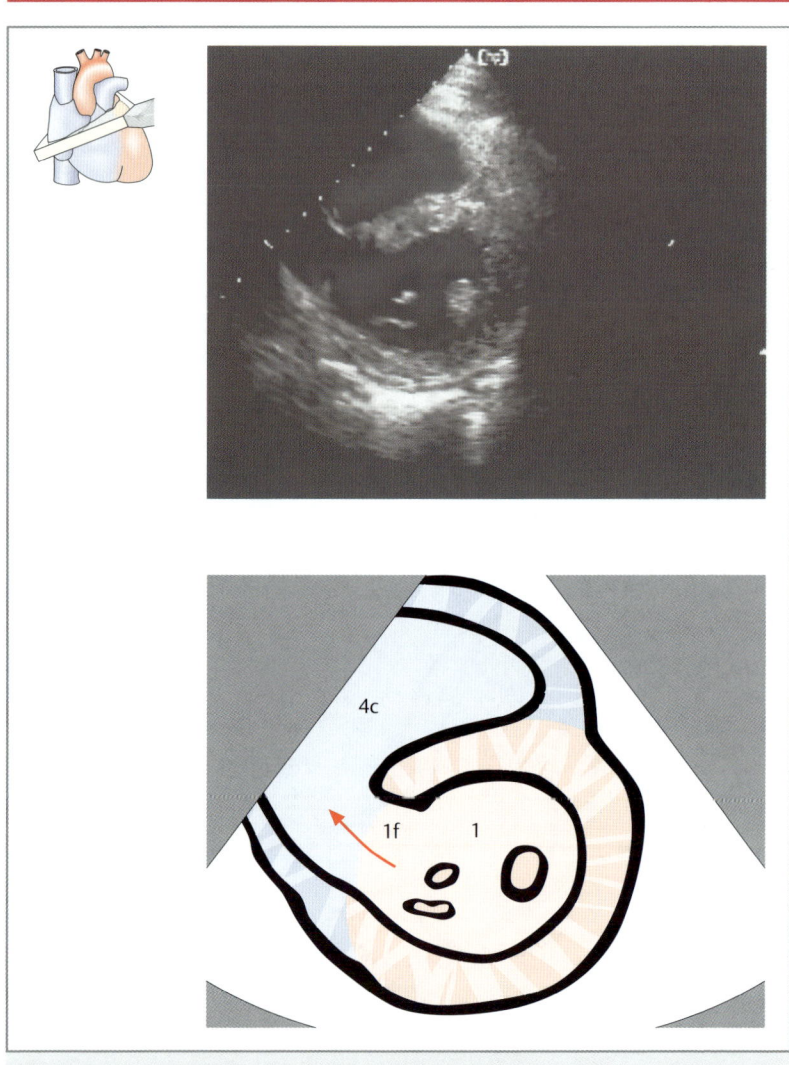

Fig. 10.5 Infarto do septo interventricular pode levar a necrose com um consequente defeito septal. Uma imagem bidimensional mostra o contorno partido do septo interventricular.

10.1 Infarto Miocárdico Anterior

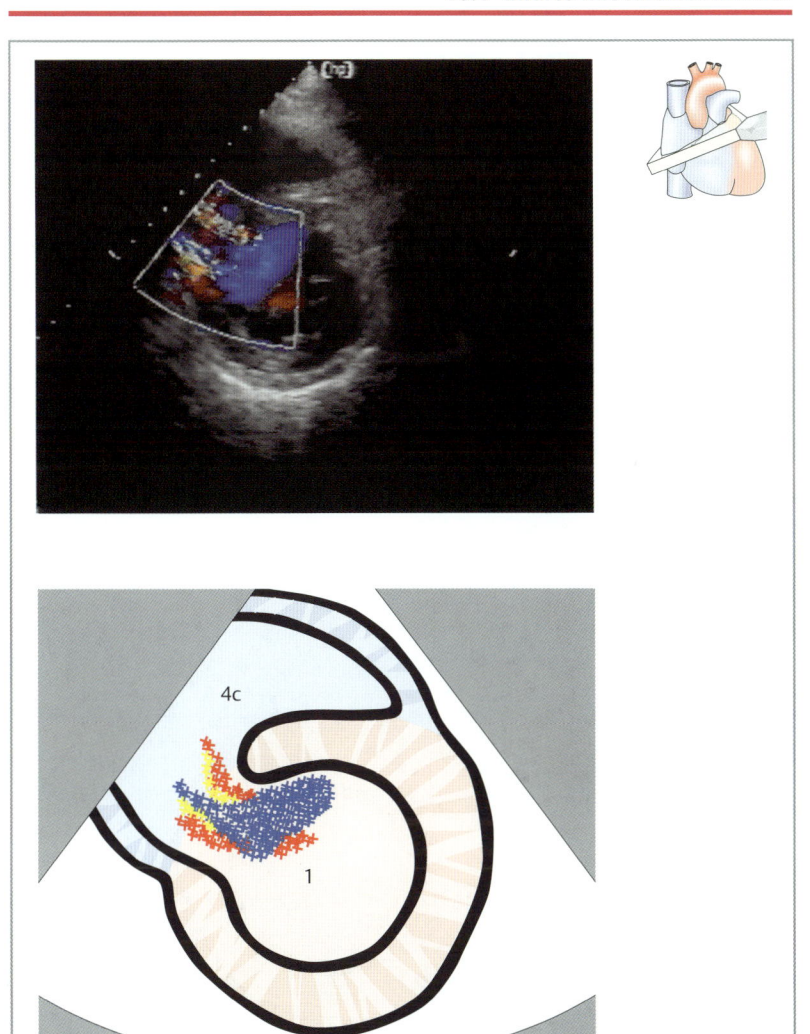

Fig. 10.6 Imagem de Doppler colorido mostra hiperfluxo no ventrículo direito e velocidades aumentadas como resultado de várias pressões ventriculares.

10.2 Infarto Miocárdico Lateral

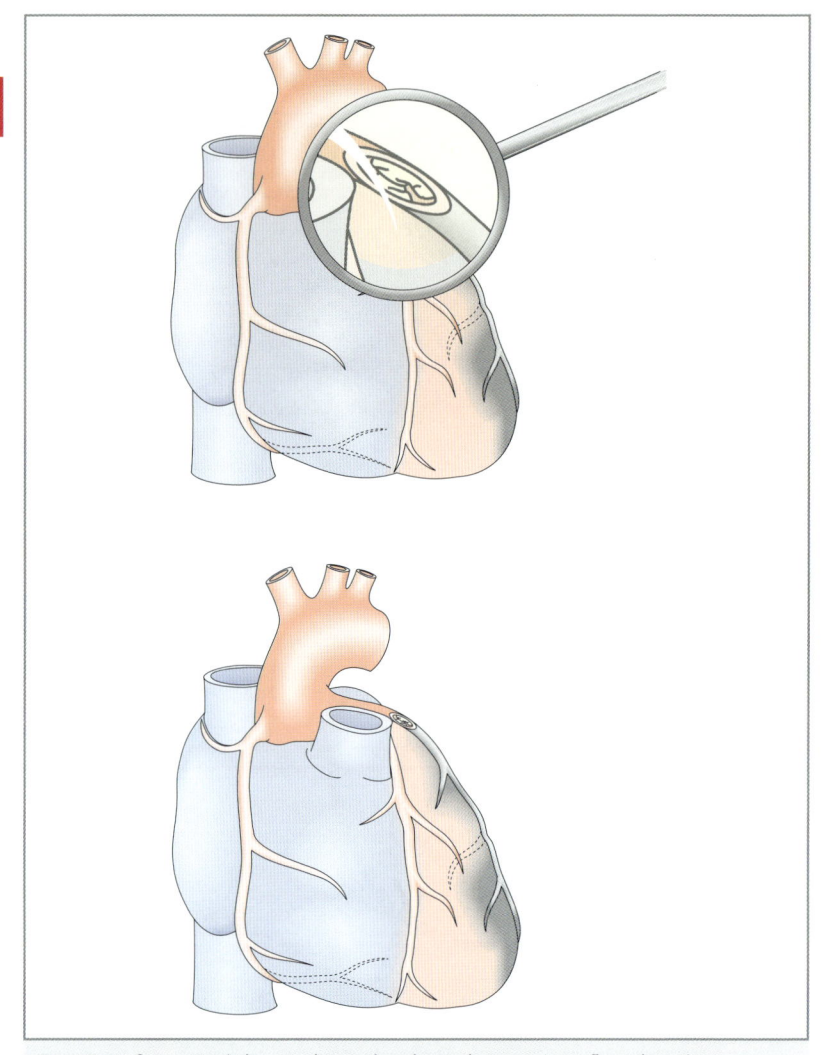

Fig. 10.7 Infarto miocárdico resultante de oclusão do ramo circunflexo da artéria coronária esquerda com perda da contratilidade da parede lateral.

10.2 Infarto Miocárdico Lateral

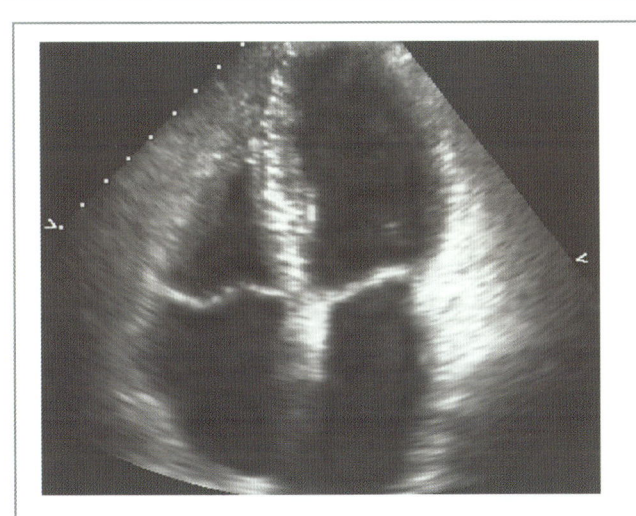

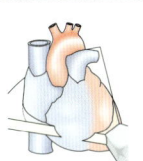

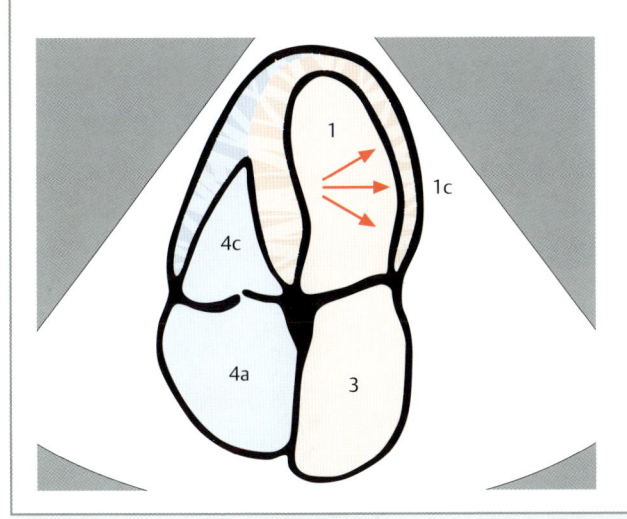

Fg. 10.8 Topo: Os segmentos ventriculares acinéticos podem ser vistos na projeção apical quatro-câmaras. Abaixo: Em infartos menos recentes, existe um adelgaçamento da musculatura ventricular.

Doença Coronariana Cardíaca

10.3 Infarto Miocárdico Posterior

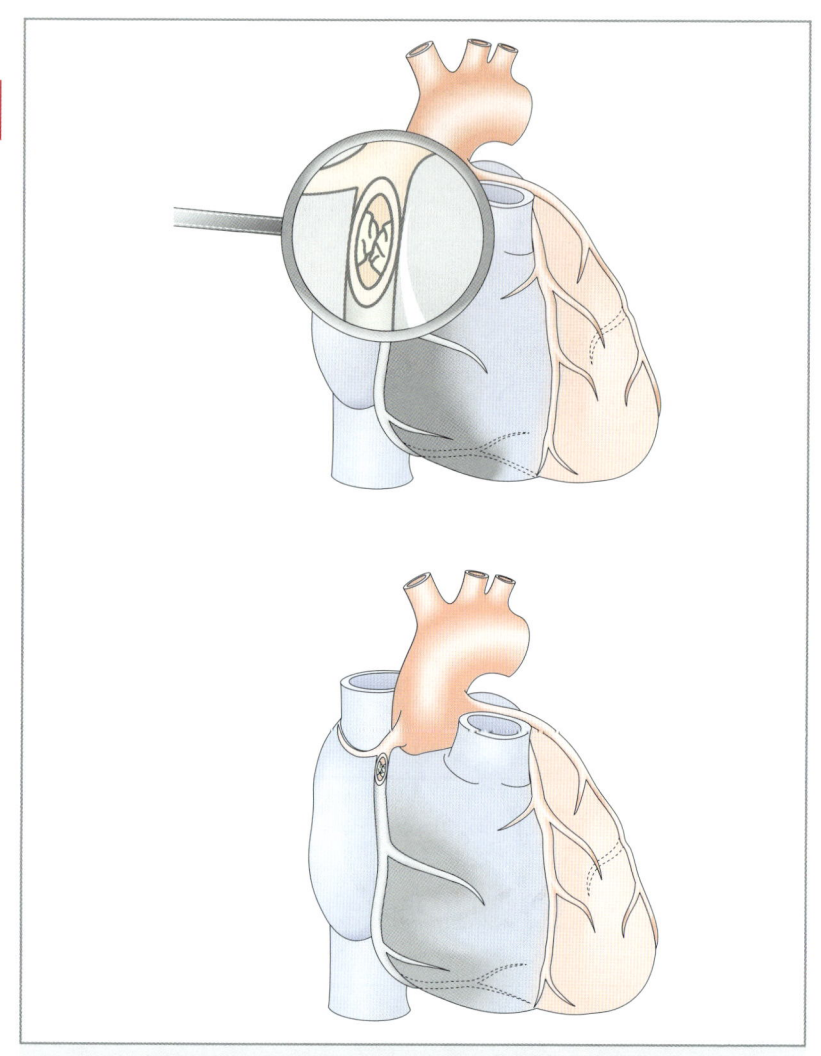

Fig. 10.9 Topo: Infarto da parede posterior causada por oclusão da artéria coronária direita. Abaixo: Na dominância coronariana direita, o ápice ventricular pode ser afetado.

10.3 Infarto Miocárdico Posterior

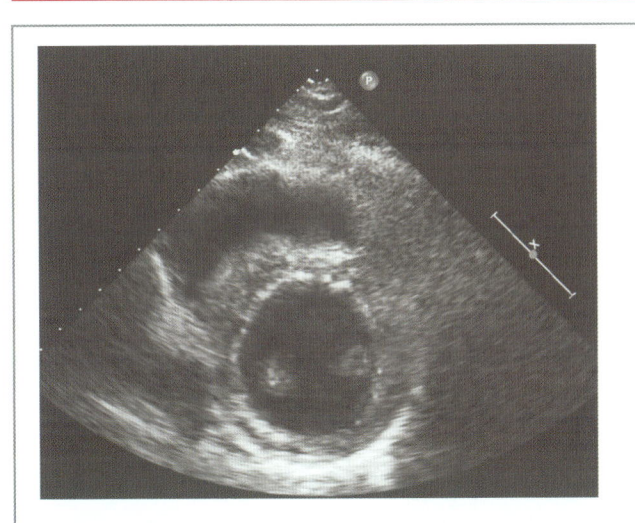

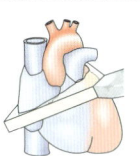

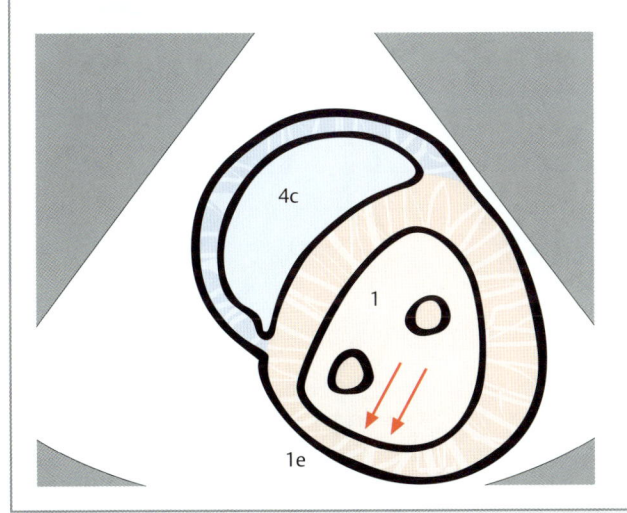

Fig. 10.10 Topo: Os segmentos acinéticos da parede posterior podem ser analisados por imagem pela projeção paraesternal de eixo curto. Abaixo: Neste plano, a parede miocárdica afilada pode ser medida.

Doença Coronariana Cardíaca

10.3.1 Complicações

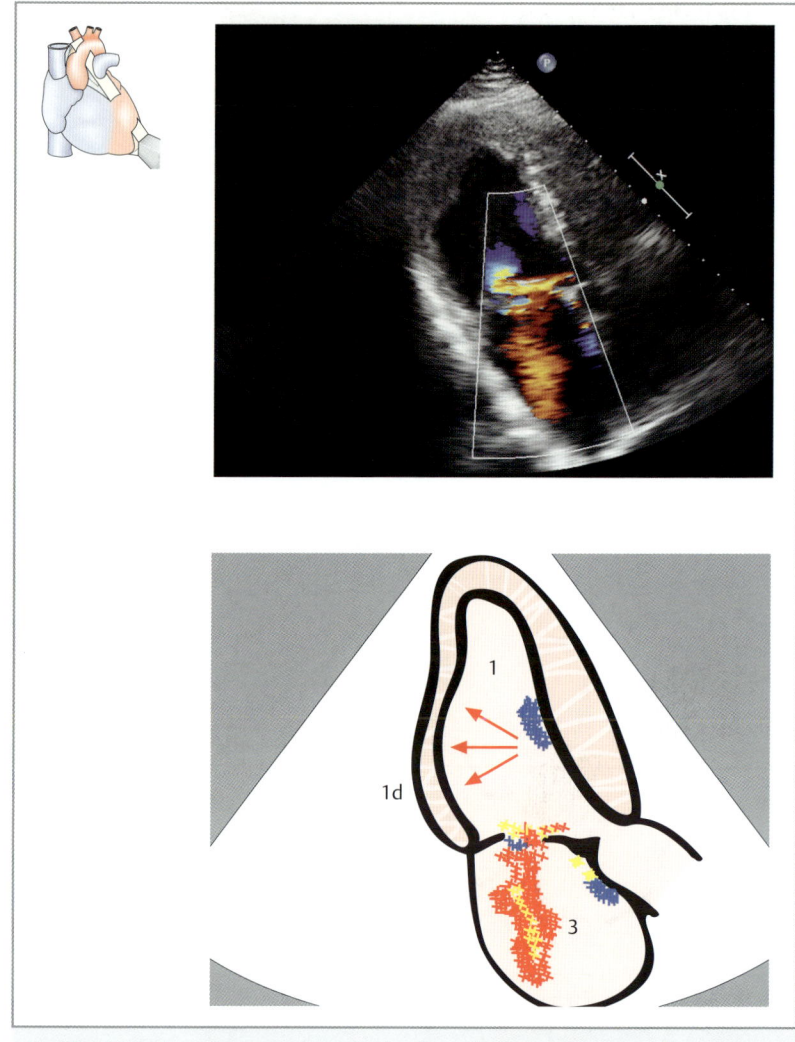

Fig. 10.11 Grandes infartos envolvem o músculo papilar posteromedial, resultando em insuficiência mitral com um jato regurgitante ecêntrico.

10.3 Infarto Miocárdico Posterior

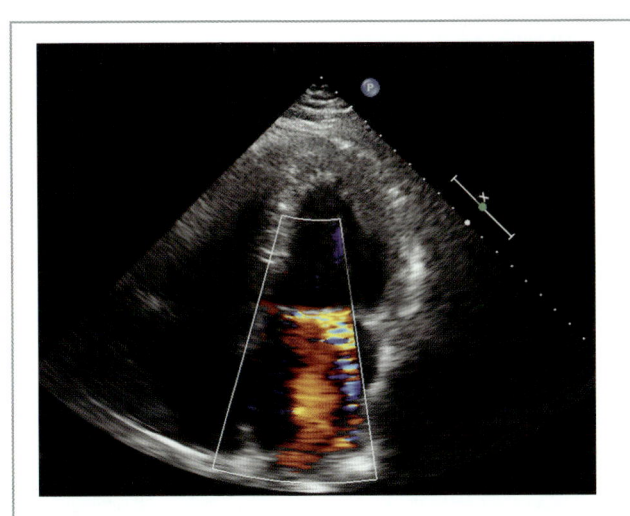

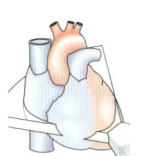

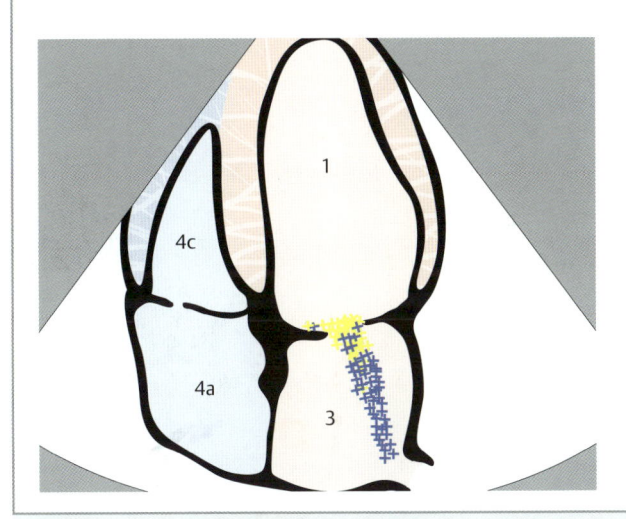

Fig. 10.12 Para insuficiências mitrais mais severas após infarto de parede posterior, um ecocardiograma transesofágico deve também ser realizado para excluir ruptura de corda tendínea.

10.4 Cardiomiopatia Isquêmica

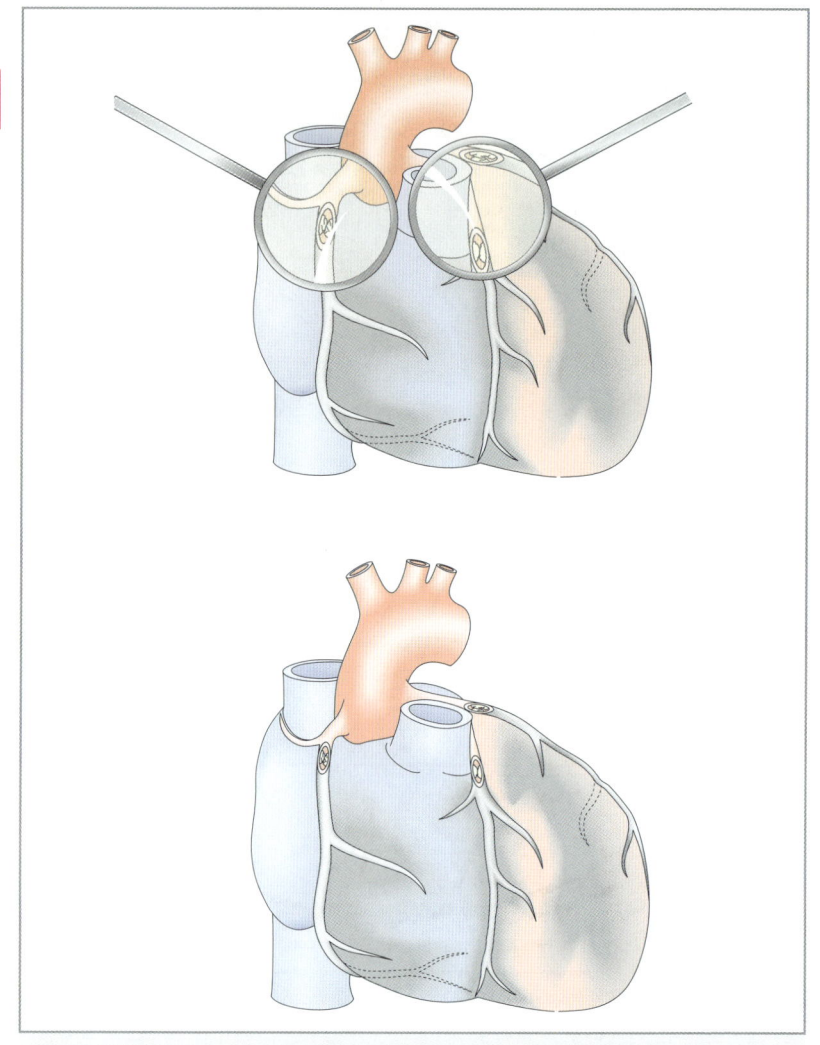

Fig. 10.13 Infarto sobre uma ampla área de superfície envolvendo várias áreas miocárdicas é causado por processos difusos de oclusão e leva a dilatação do ventrículo.

10.4 Cardiomiopatia Isquêmica

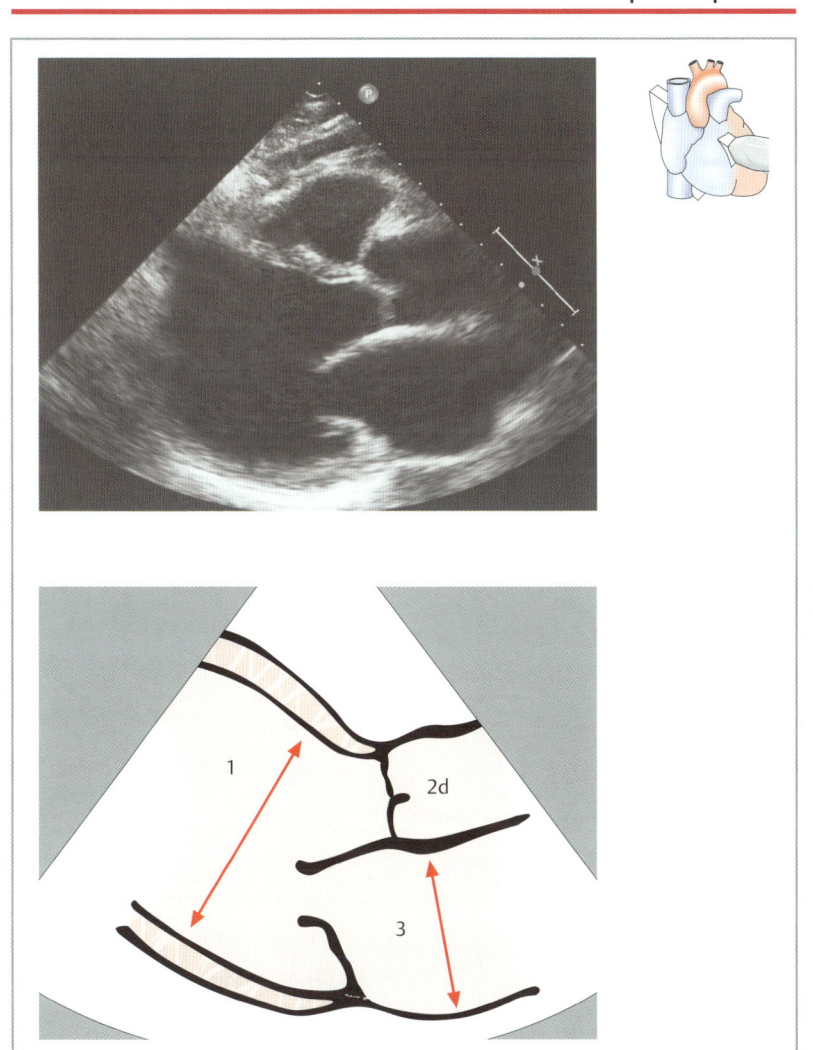

Fig. 10.14 O ventrículo esquerdo dilatado pode ser visto pela projeção paraesternal de eixo longo pelo qual o átrio esquerdo está também normalmente aumentado.

10.4.1 Ecocardiografia Modo-M

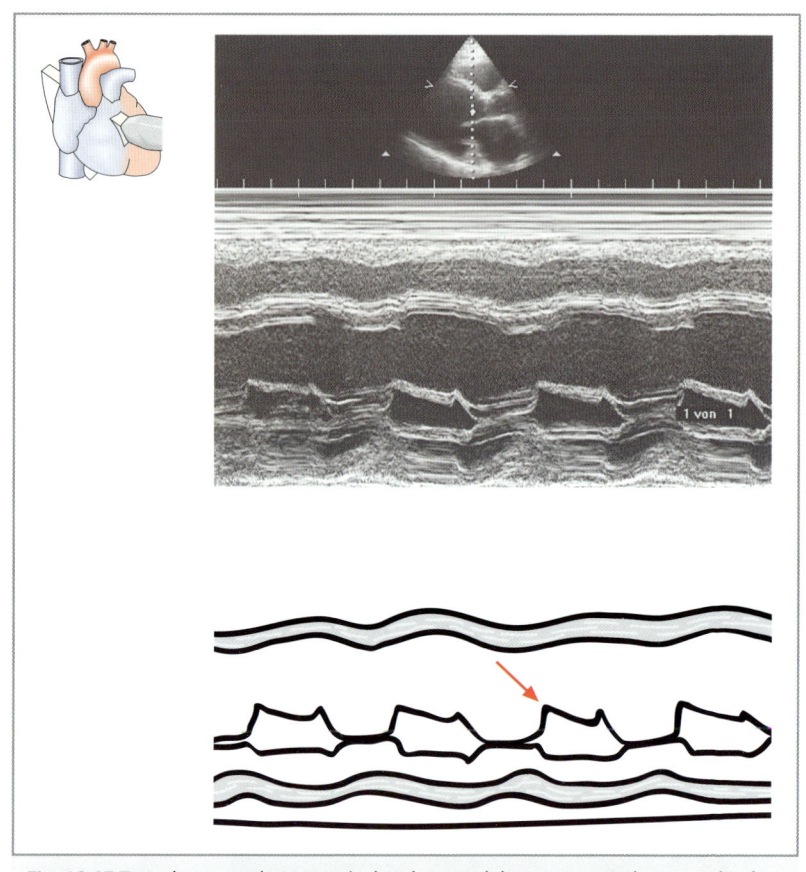

Fig. 10.15 Traçado por modo-M através da valva mitral demonstra uma baixa amplitude da abertura da valva mitral indicando assim influxo transmitral reduzido.

10.4 Cardiomiopatia Isquêmica

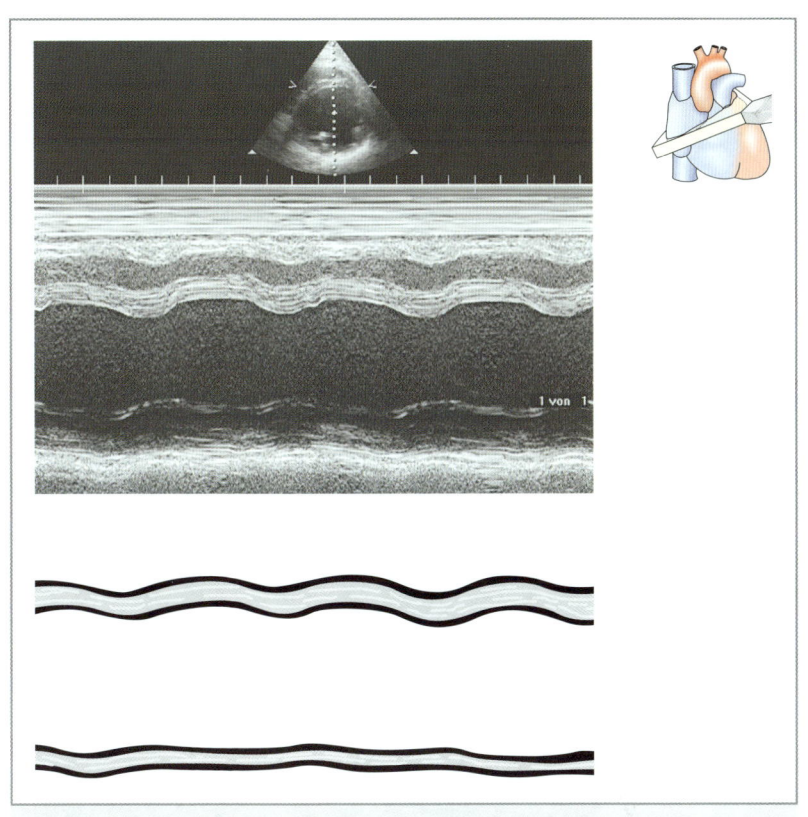

Fig. 10.16 Traçado de modo-M ventricular esquerdo mostrando contratilidade reduzida na sístole assim como diâmetro aumentado do ventrículo esquerdo.

Doença Coronariana Cardíaca

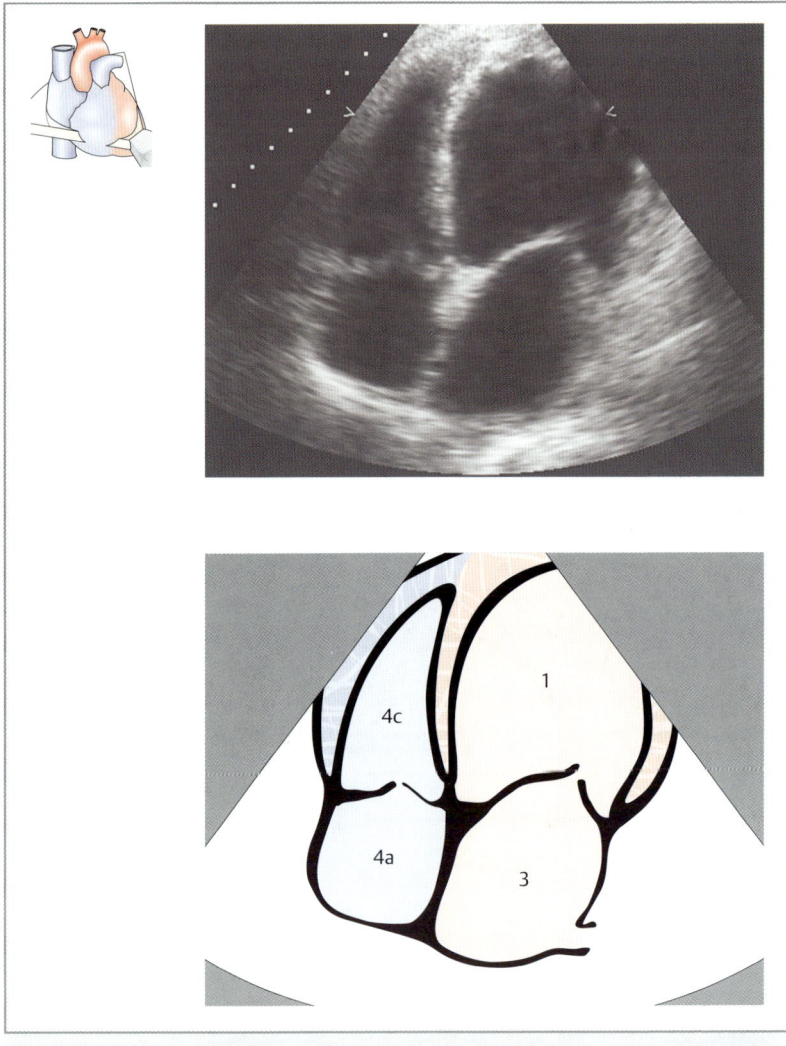

Fig. 10.17 Contrações ventriculares devem ser analisadas nos planos apicais de imagem embora a uma dada contração mínima ubíqua seja difícil de diferenciar entre miocárdio infartado e não infartado.

10.4 Cardiomiopatia Isquêmica

10.4.2 Imagem por Doppler Colorido

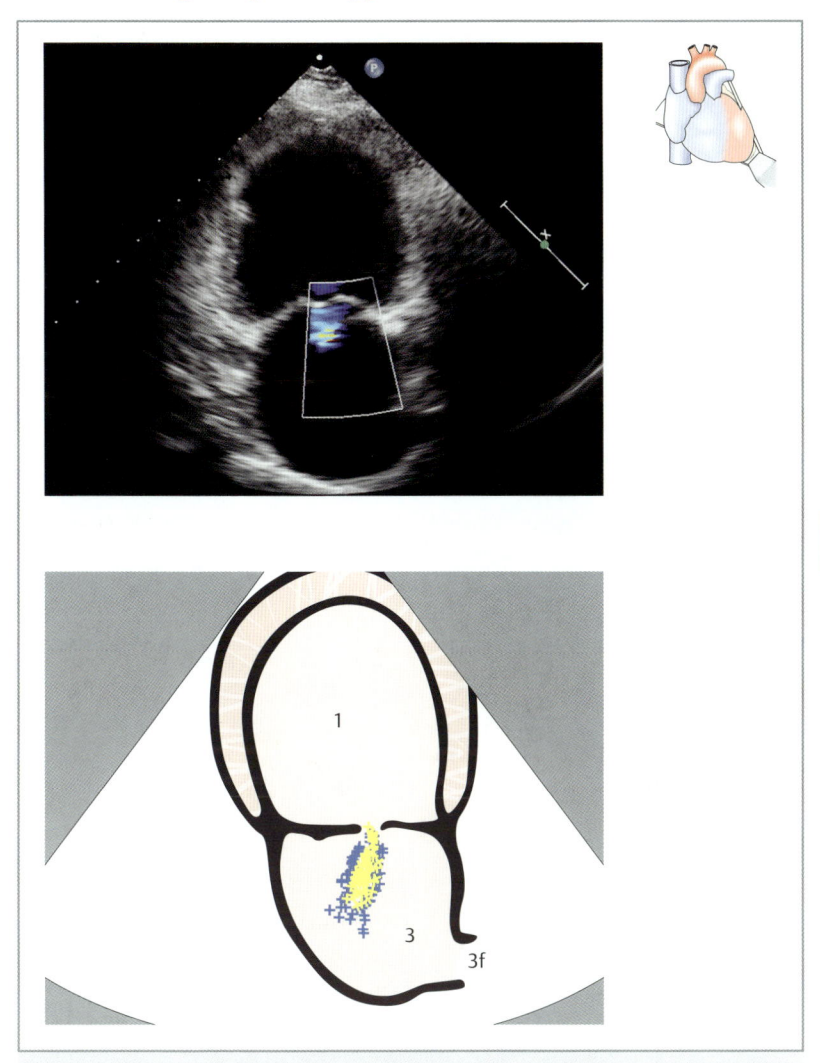

Fig. 10.18 Por conta de dilatação do coração esquerdo, insuficiência mitral é observada, embora esta seja usualmente leve e não hemodinamicamente relevante.

11 Cardiomiopatias

11.1 Cardiomiopatia Dilatada

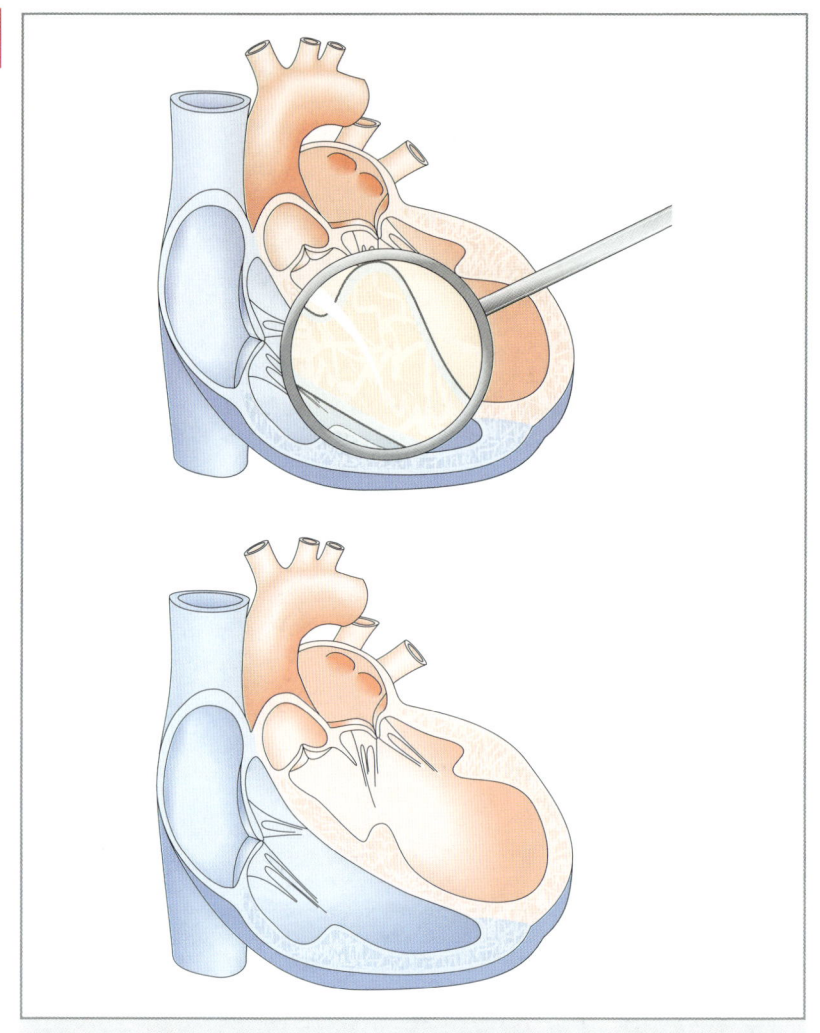

Fig. 11.1 Cardiomiopatia difusa na cardiomiopatia dilatada com dilatação característica de todas as cavidades cardíacas.

11.1 Cardiomiopatia Dilatada

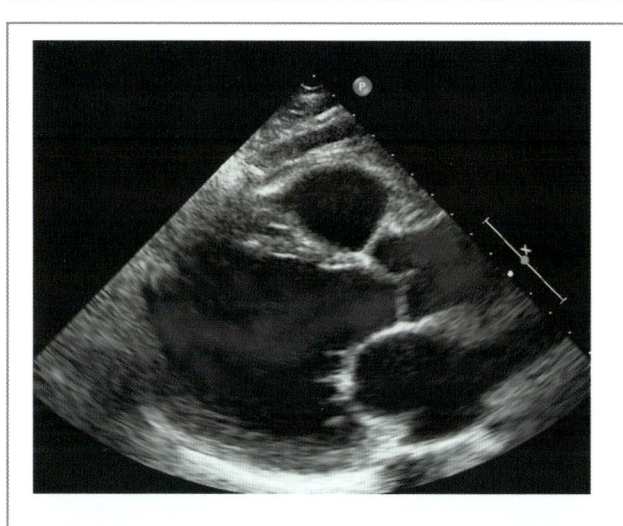

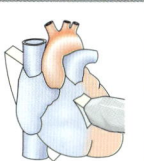

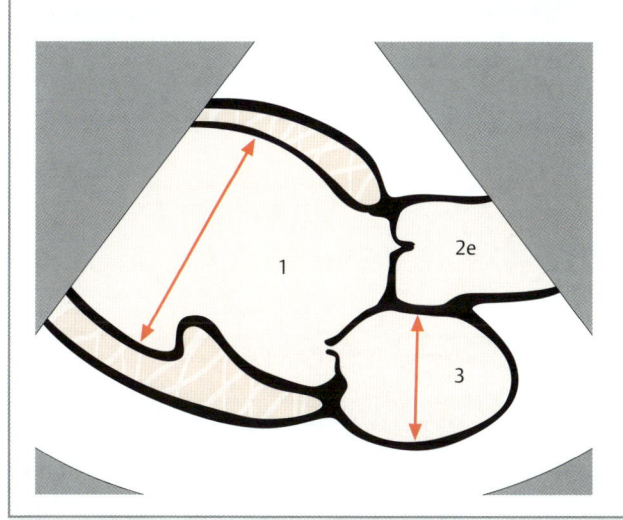

Fig. 11.2 Topo: Os diâmetros do ventrículo esquerdo e do átrio esquerdo dilatados são preferencialmente avaliados na projeção paraesternal de eixo longo. Abaixo: Contratilidade comprometida e, frequentemente, taquicardia são notáveis.

Cardiomiopatias

11.1.1 Ecocardiografia Modo-M

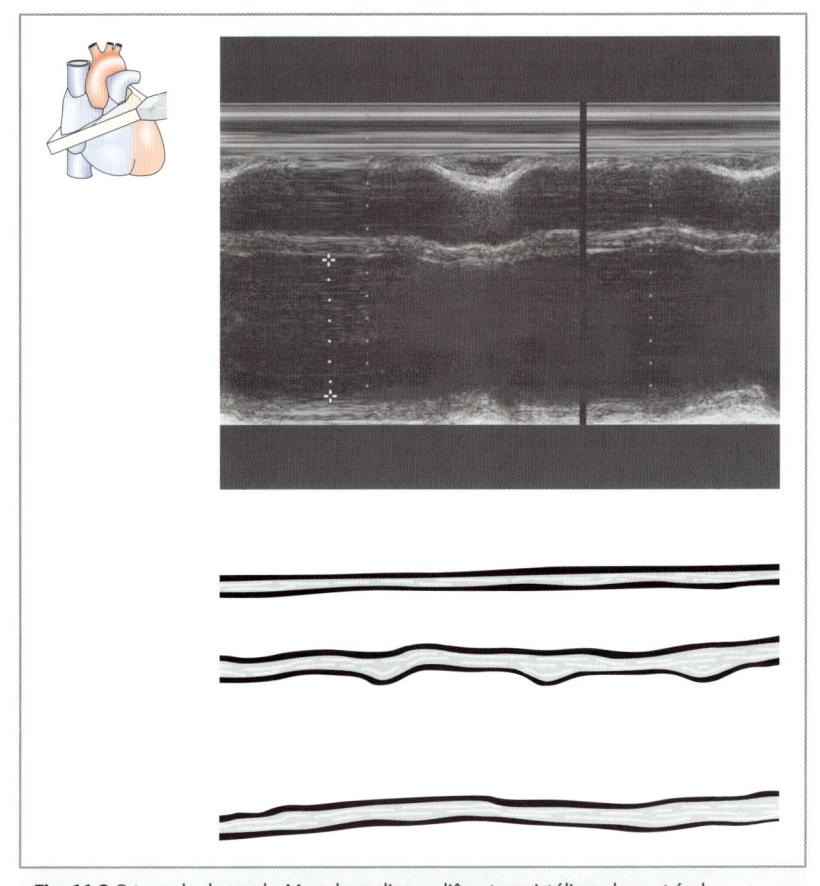

Fig. 11.3 O traçado do modo-M pode avaliar os diâmetros sistólicos do ventrículo esquerdo. Função ventricular comprometida pode ser demonstrada por conta das contrações sistólicas quase falhas.

11.1 Cardiomiopatia Dilatada

11.1.2 Ecocardiografia com Doppler

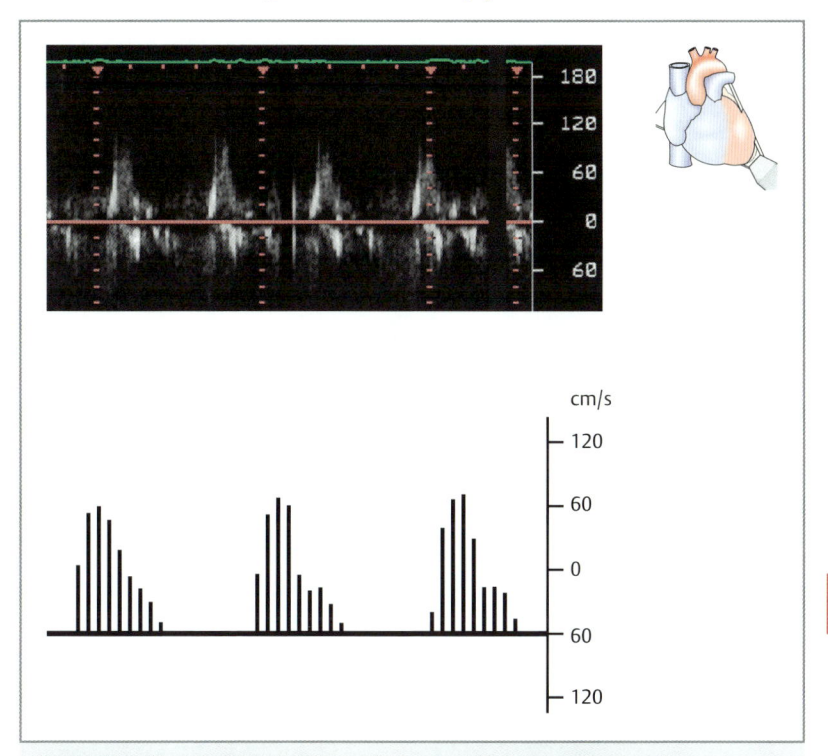

Fig. 11.4 Registros de Doppler PW através da valva mitral mostra taquicardia e velocidades de fluxo reduzidas como sinal de um volume sistólico reduzido.

Cardiomiopatias

11.1.3 Imagem por Doppler Colorido

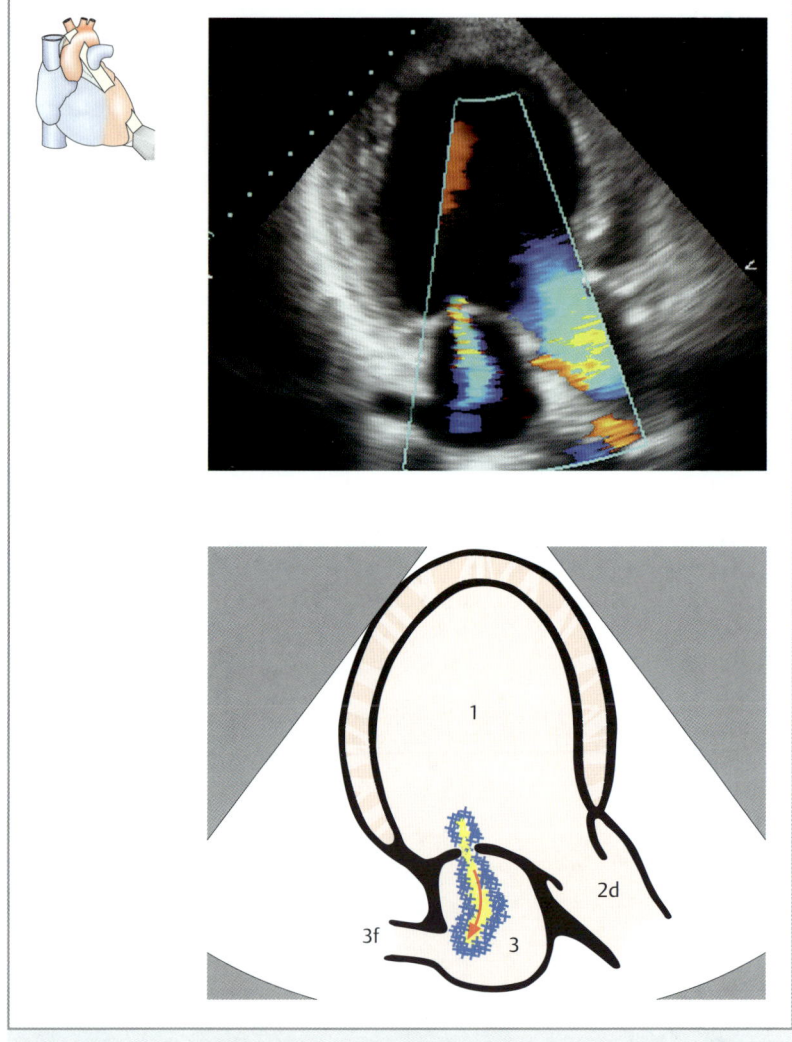

Fig. 11.5 Dilatação, com frequência, permite detecção de insuficiência mitral (relativa) a qual normalmente é mínima. Se a insuficiência mitral for mais severa, um exame transesofágico está recomendado.

11.1 Cardiomiopatia Dilatada

11.1.4 Complicações

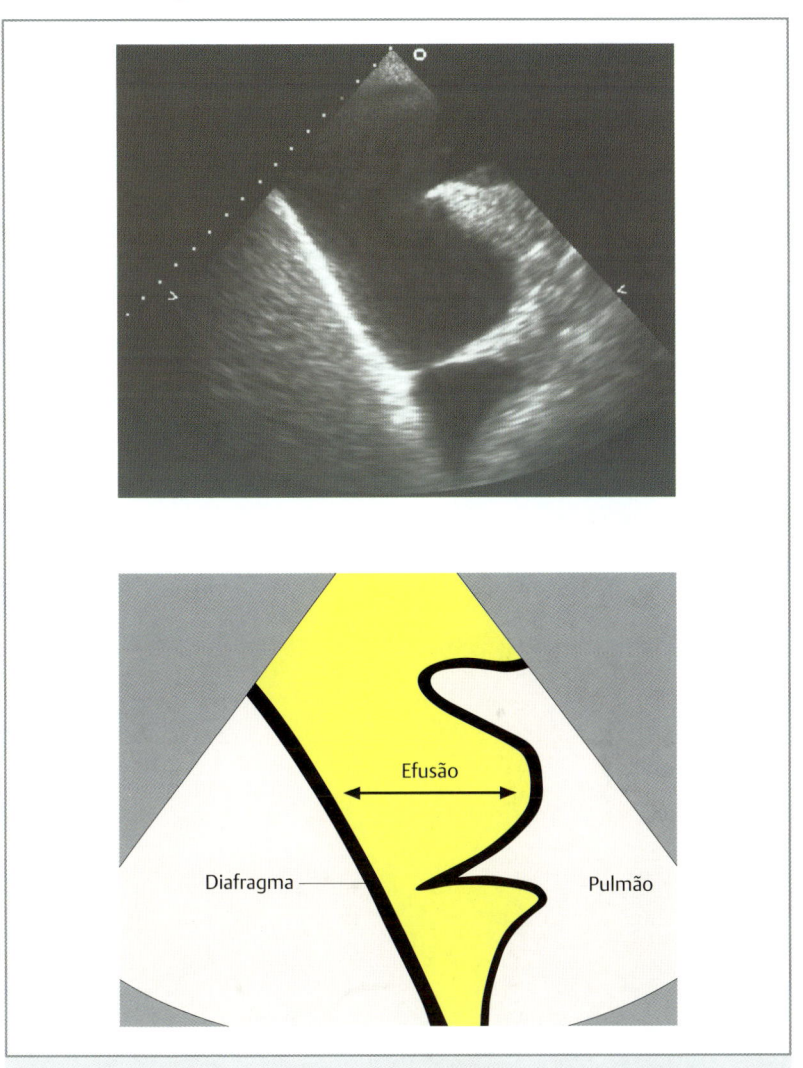

Fig. 11.6 Derrame pleural pode-se desenvolver devido à função de bomba anormal. Os derrames podem ser vistos orientando o feixe a passar o diafragma na linha axilar posterior (paciente na posição supina).

Cardiomiopatias

11.2 Cardiomiopatia Hipertrófica Obstrutiva (HOCM)

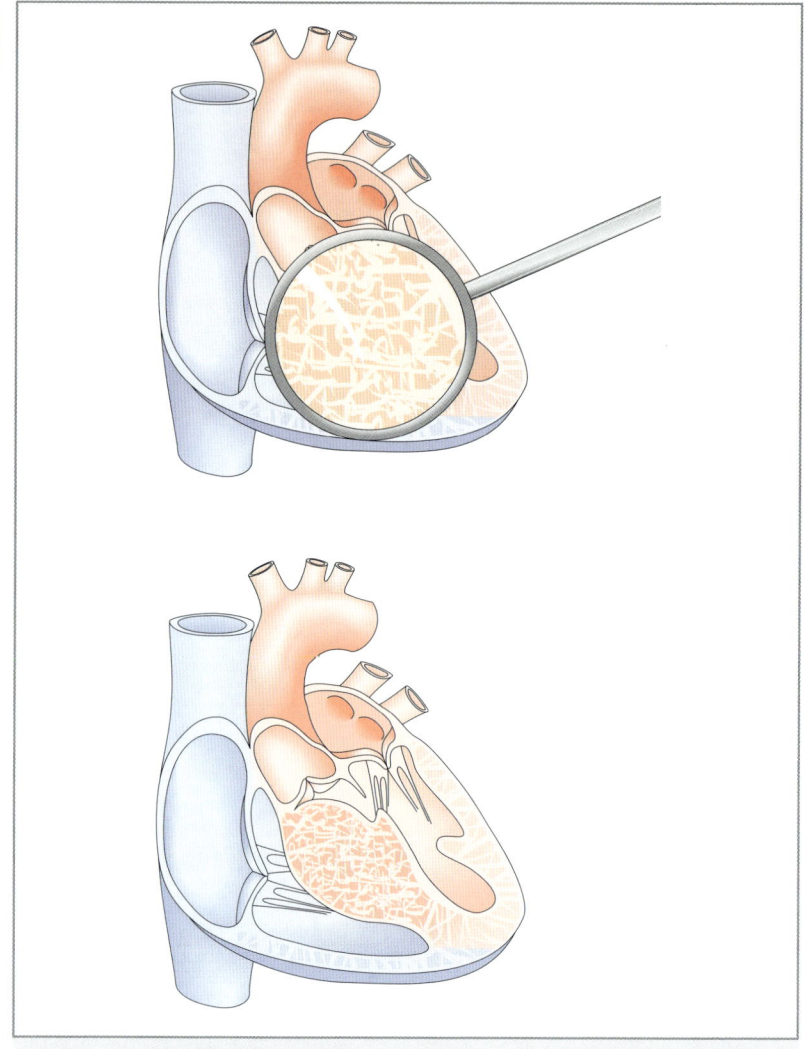

Fig. 11.7 Hipertrofia isolada próximo ao septo ventricular com fluxo sistólico de saída da câmara cardíaca esquerda prejudicado.

11.2 Cardiomiopatia Hipertrófica Obstrutiva (HOCM)

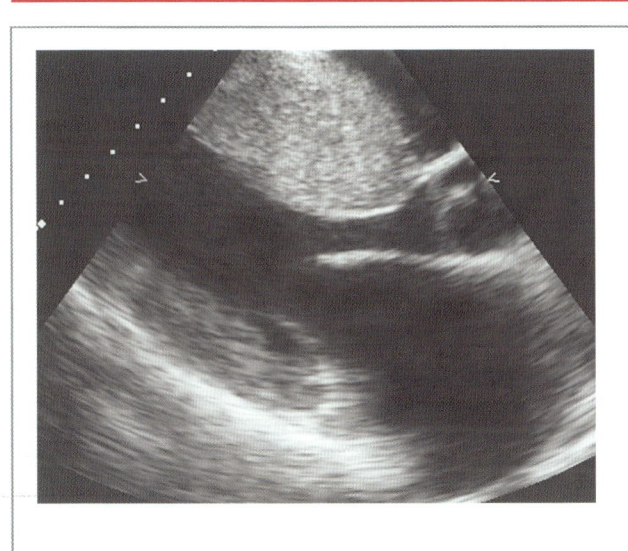

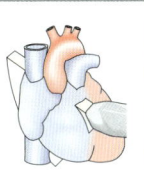

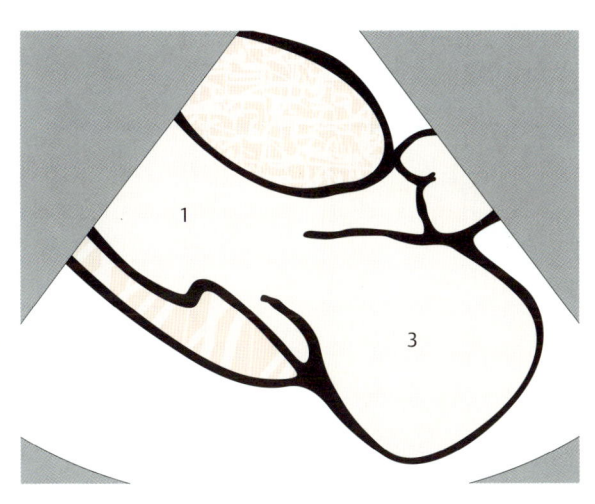

Fig. 11.8 Na projeção paraesternal, a hipertrofia septal aparece como uma dilatação tipo balão.

Cardiomiopatias

11.2.1 Ecocardiografia com Doppler

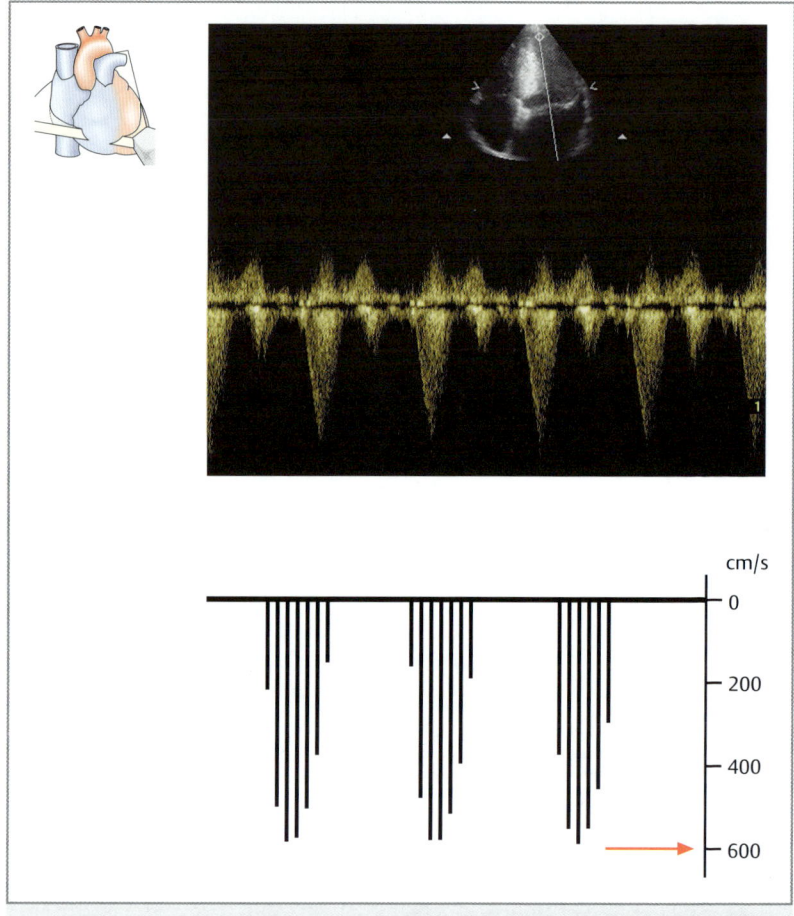

Fig. 11.9 Topo: Traçado CW é obtido através das projeções pical três ou cinco-câmaras no trato de saída do ventrículo esquerdo. Abaixo: Um gradiente em formato de V demonstra a obstrução do trato de saída.

11.2 Cardiomiopatia Hipertrófica Obstrutiva (HOCM)

11.2.2 Imagem por Doppler Colorido

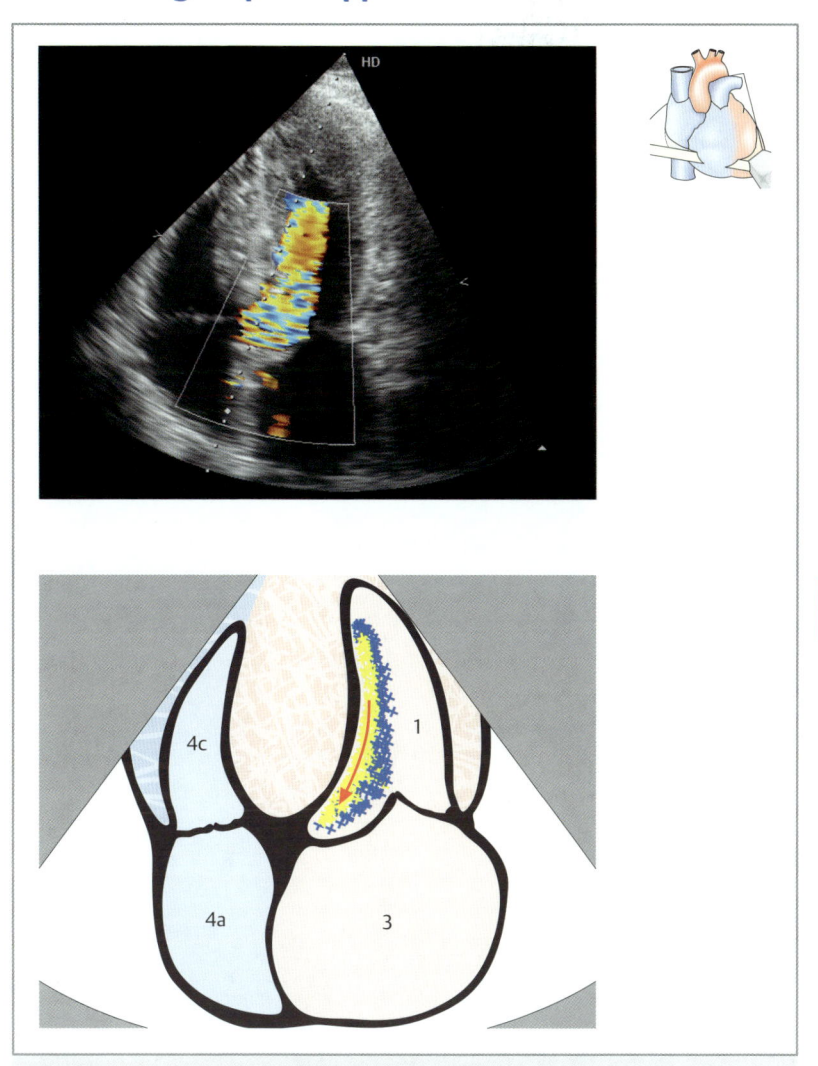

Fig. 11.10 A mudança na cor vista na imagem por Doppler colorido indica hipertrofia do septo e velocidade do fluxo infundibular elevada. O traçado CW é a modalidade de escolha para quantificação (gradiente de pressão em repouso ou após provocação).

Cardiomiopatias

11.3 Cardiomiopatia Hipertrófica Não Obstrutiva (NHCM)

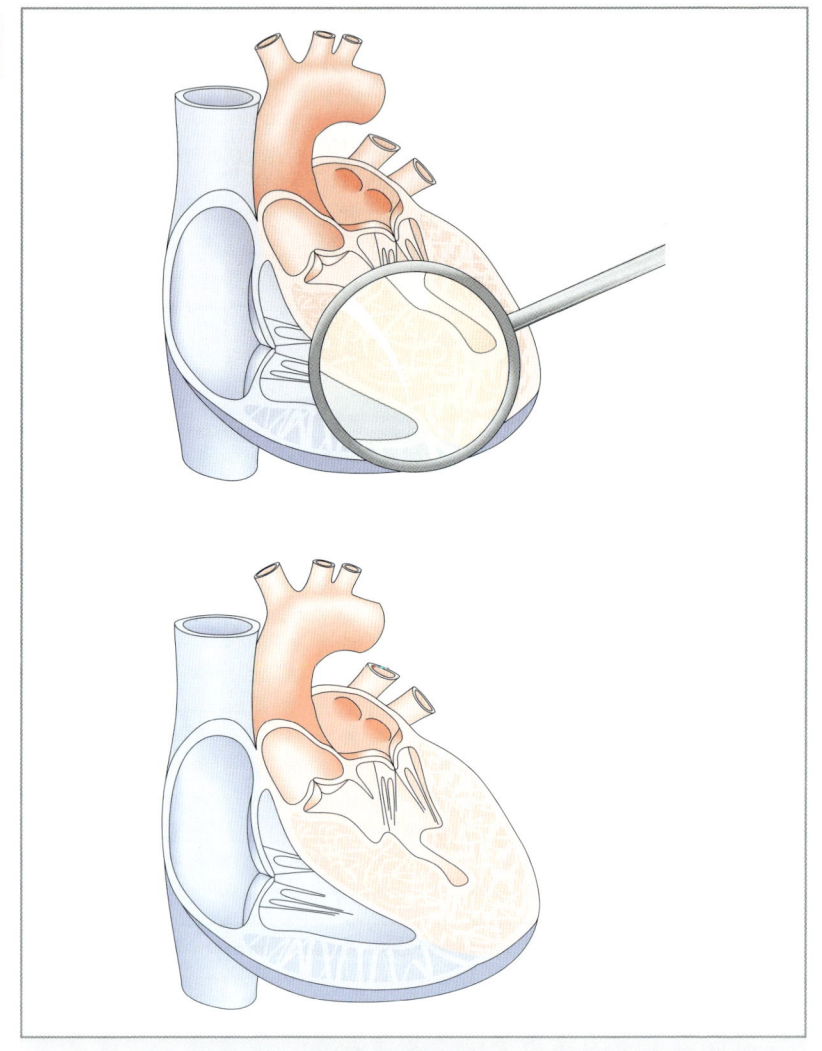

Fig. 11.11 Espessamento anormal da musculatura envolve todas as áreas ventriculares e leva a redução do tamanho da cavidade ventricular.

11.3 Cardiomiopatia Hipertrófica Não Obstrutiva (NHCM)

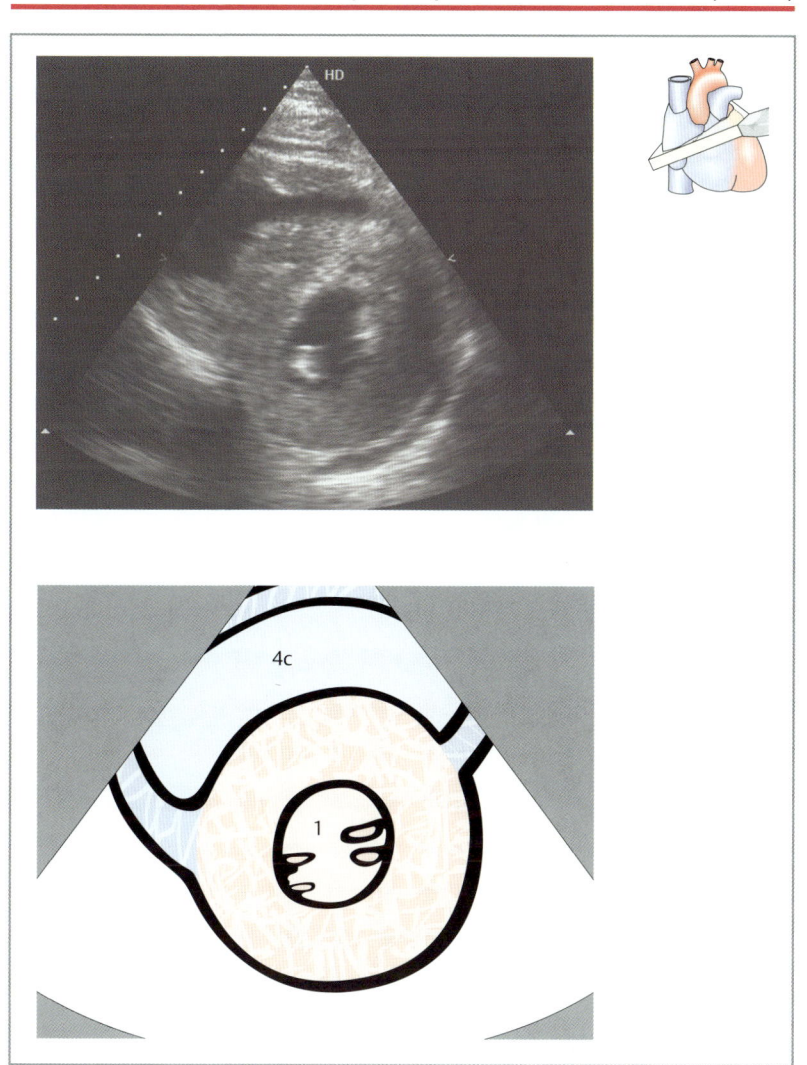

Fig. 11.12 Uma projeção transversal mostra hipertrofia assimétrica com um volume mínimo remanescente no ventrículo esquerdo.

Cardiomiopatias

11.3.1 Ecocardiografia Modo-M

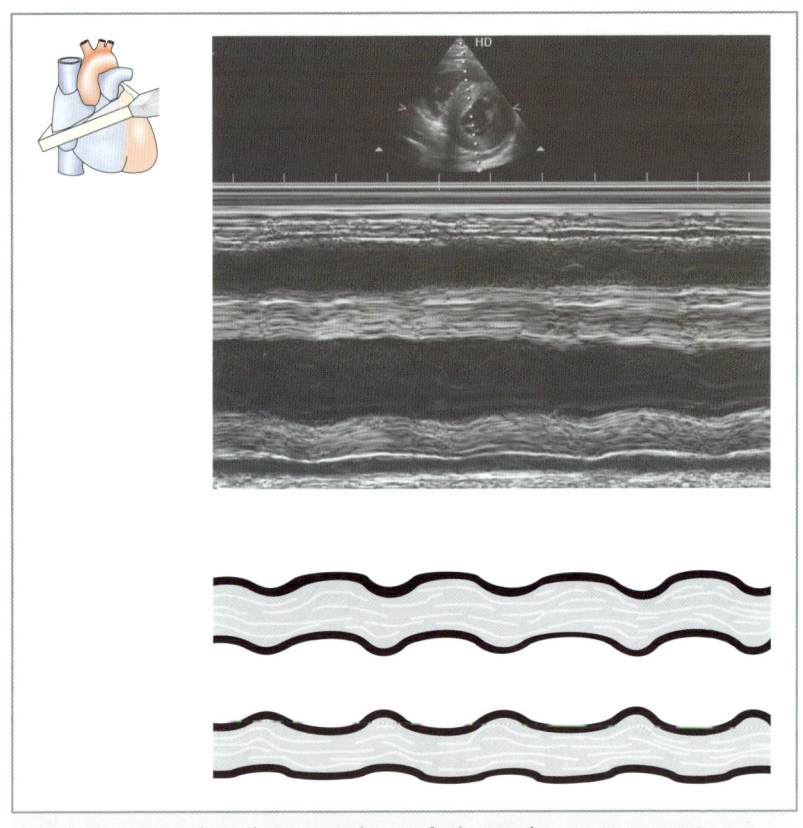

Fig. 11.13 Registro de modo-M mostra hipertrofia das paredes anterior e posterior com amplitude reduzida da contração sistólica.

11.3 Cardiomiopatia Hipertrófica Não Obstrutiva (NHCM)

11.3.2 Imagem por Doppler Colorido

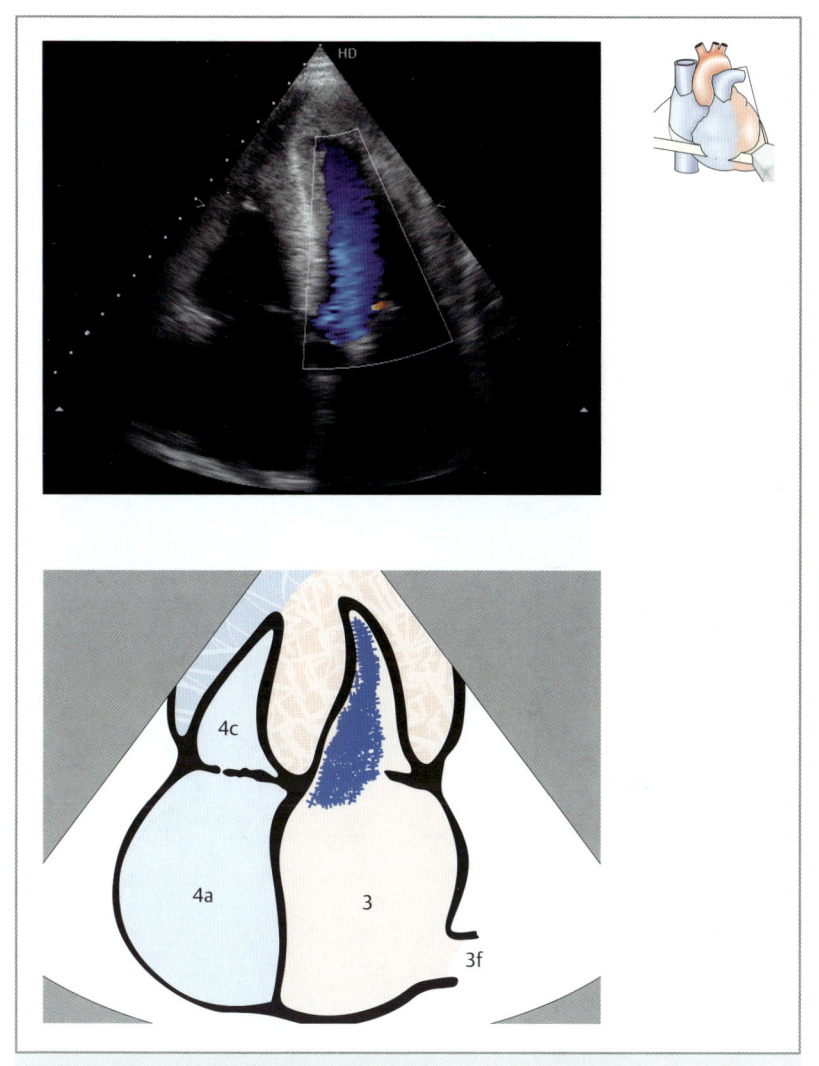

Fig. 11.14 Imagem por Doppler colorido não revela velocidade de fluxo aumentada na sístole e isso implica em ausência de obstrução.

12 Próteses Valvares

12.1 Biopróteses Valvares em Posição Aórtica

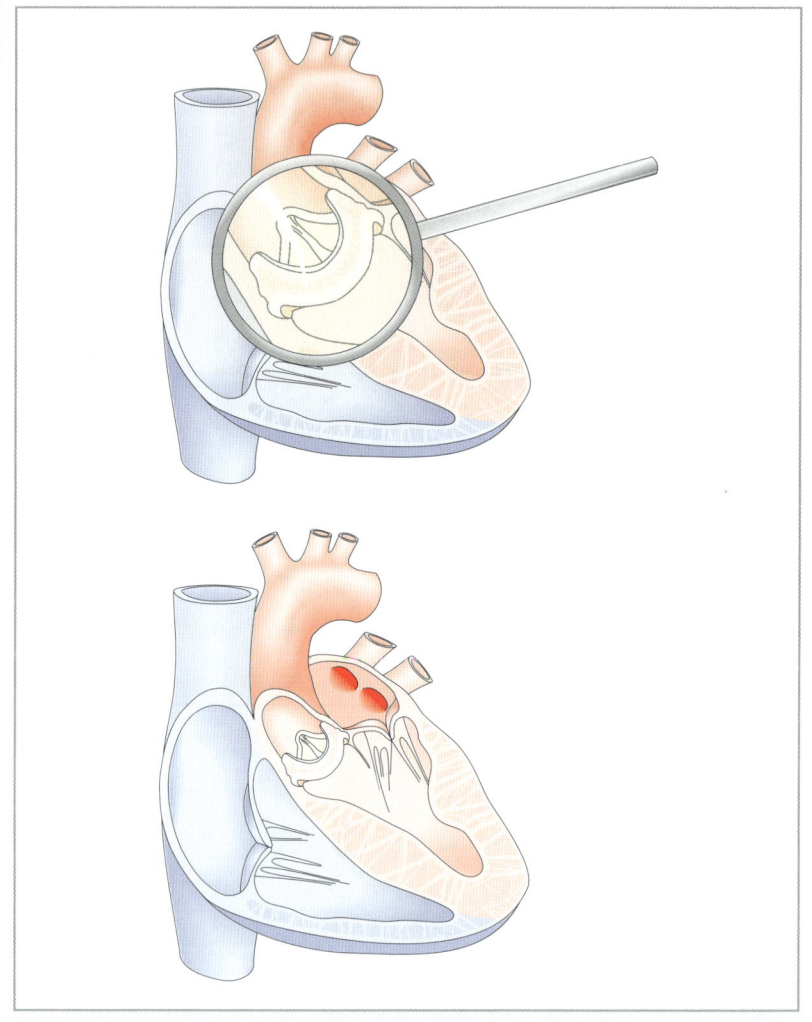

Fig. 12.1 Bioproteses valvares compreendem um anel de sutura com suportes, sobre os quais as valvas aórticas de pericárdio ou porcina são montadas. Um efeito residual da doença aórtica que leva à intervenção cirúrgica é a hipertrofia ventricular esquerda a qual regride com o tempo.

12.1 Bioproteses Valvares em Posição Aórtica

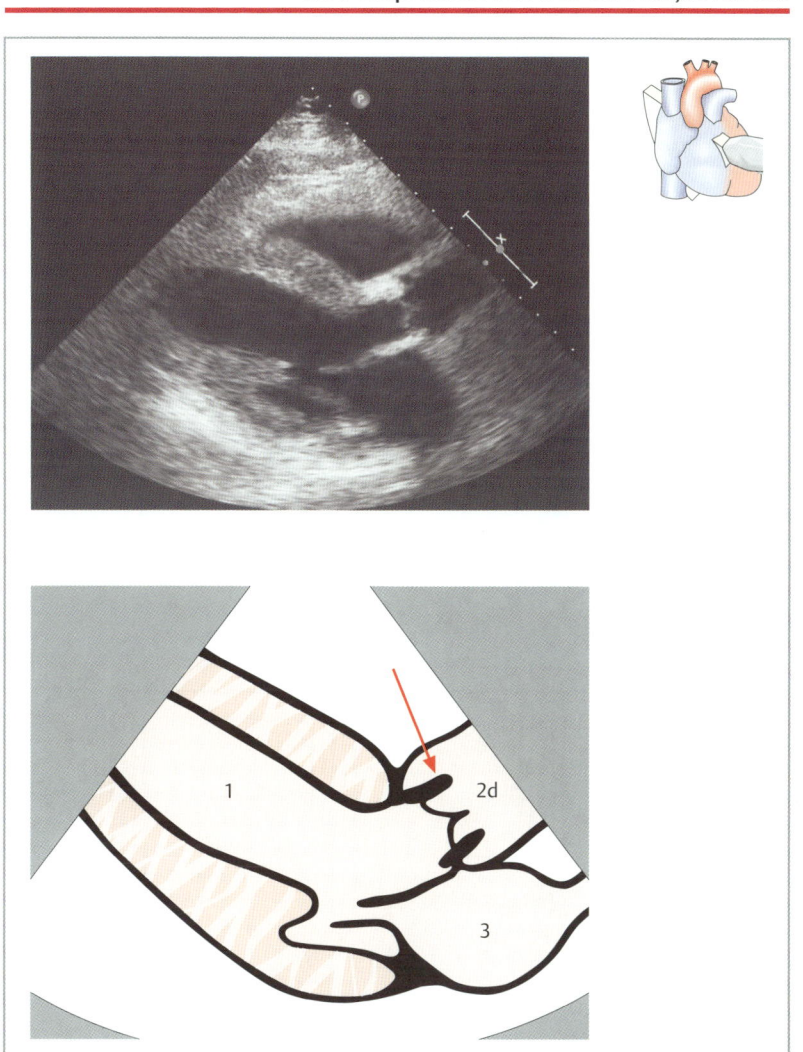

Fig. 12.2 Topo: O anel da bioprótese valvar é apenas levemente ecogênico. Abaixo: Na projeção paraesternal, os folhetos aórticos podem ser visualizados somente em uma extensão limitada.

Próteses Valvares

12.1.1 Ecocardiografia com Doppler

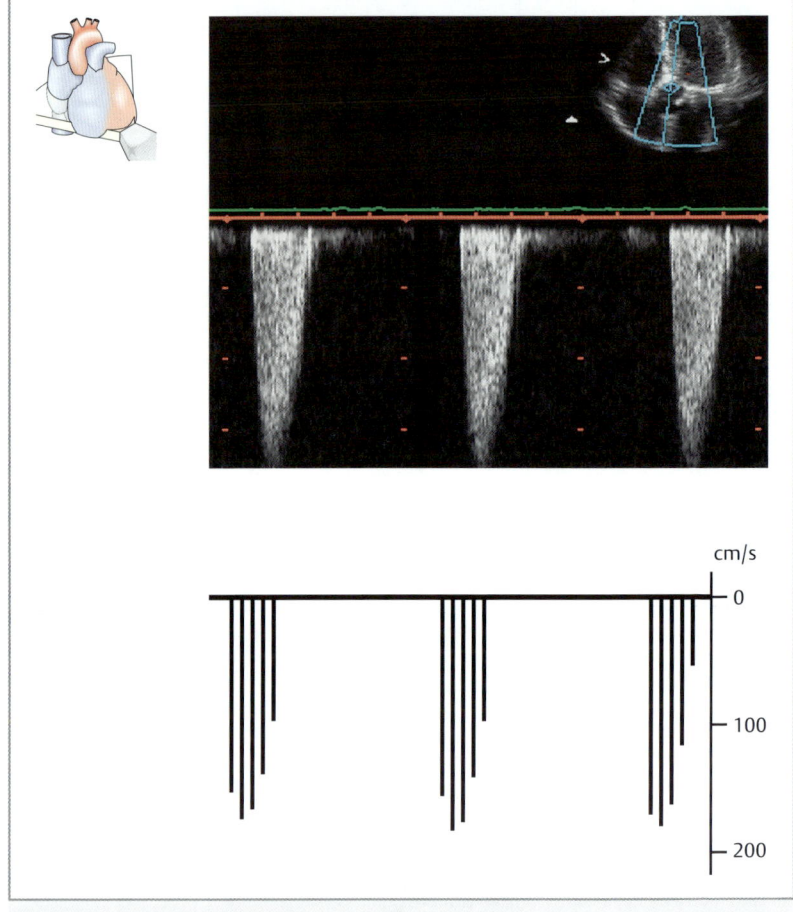

Fig. 12.3 Imagem por Doppler CW demonstrando um perfil de fluxo em forma de U que é idêntico ao da valva aórtica nativa.

12.1 Bioproteses Valvares em Posição Aórtica

12.1.2 Imagem por Doppler Colorido

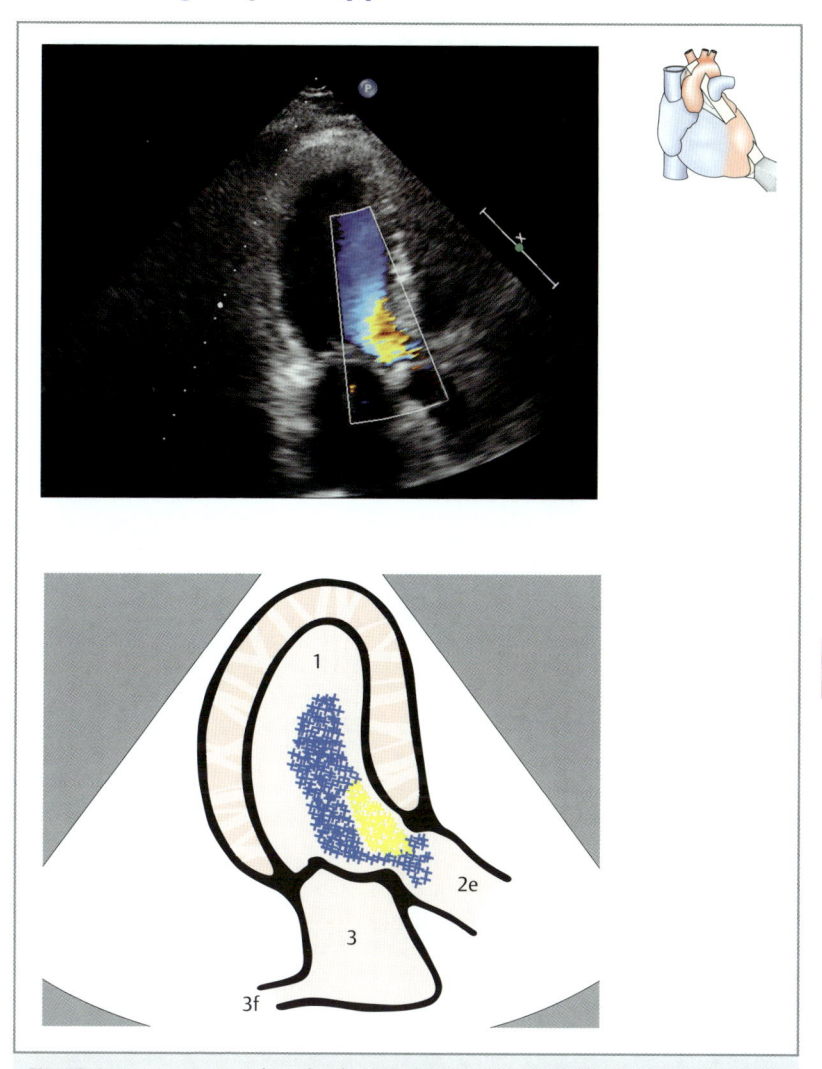

Fig. 12.4 Imagem por Doppler colorido pode demonstrar velocidade de fluxo aumentada através da valva; entretanto, isto é visto com frequência e normalmente não é um sinal de degeneração.

Próteses Valvares

12.2 Próteses Artificiais em Posição Aórtica

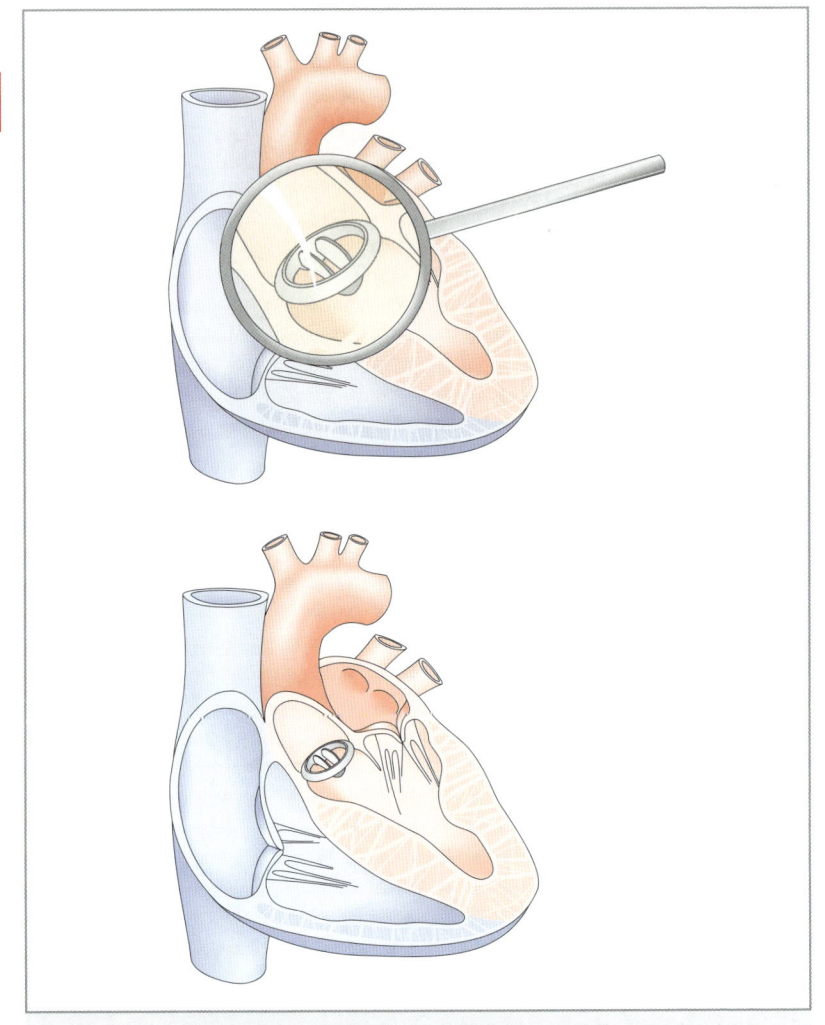

Fig. 12.5 Topo: As próteses artificiais comumente utilizadas consistem em um anel de sutura e uma prótese valvar bicúspide. Abaixo: Hipertrofia ventricular esquerda permanece presente por um período após a cirurgia, mas geralmente regride com o tempo.

12.2 Próteses Artificiais em Posição Aórtica

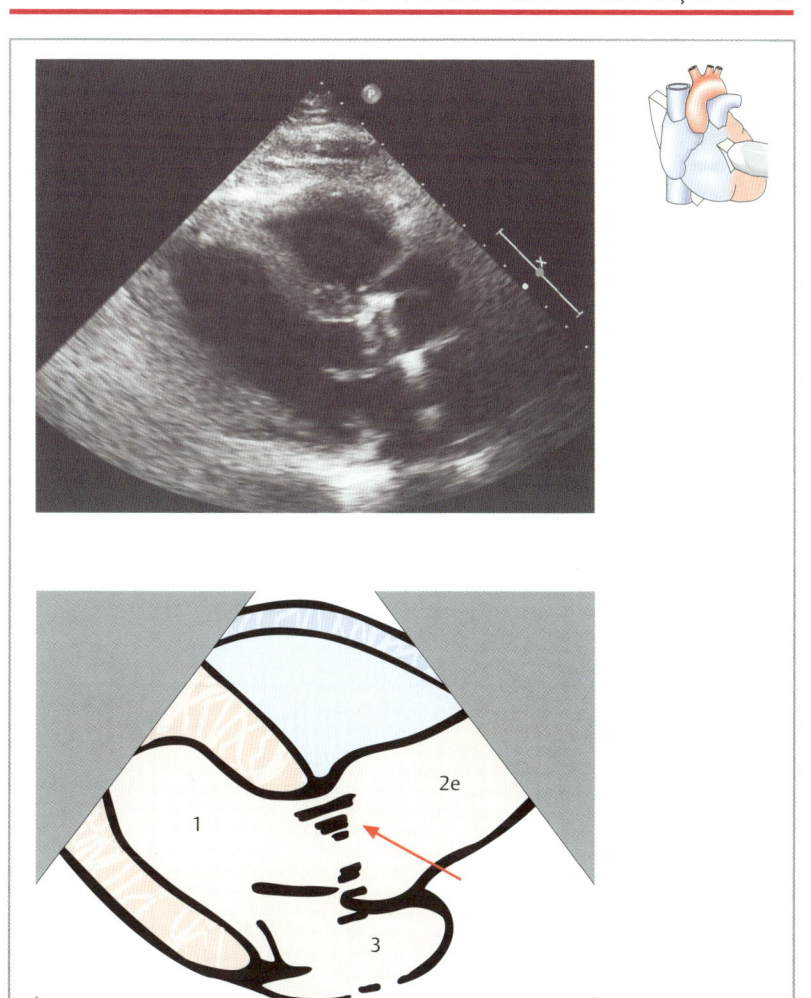

Fig. 12.6 A projeção paraesternal de eixo longo mostra artefatos de reverberação pelos folhetos da valva. Estruturas valvares individuais mal podem ser distinguidas devido aos artefatos de reverberação.

Próteses Valvares

12.2.1 Ecocardiografia com Doppler

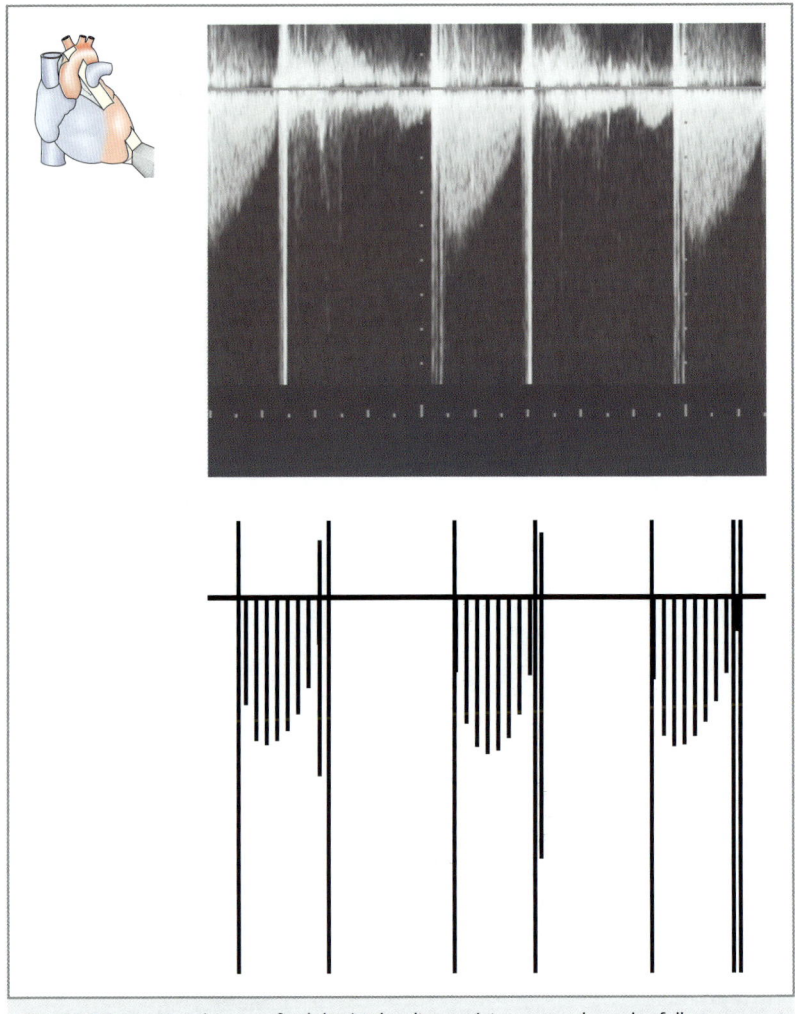

Fig. 12.7 Topo: No início e no final da sístole, cliques típicos causados pelos folhetos artificiais aparecem no Doppler CW transaórtico. Abaixo: Velocidade de fluxo sobre a valva normalmente aumenta cerca de 2 m/s, dependendo do tipo e tamanho da valva.

12.2 Próteses Artificiais em Posição Aórtica

12.2.2 Imagem por Doppler Colorido

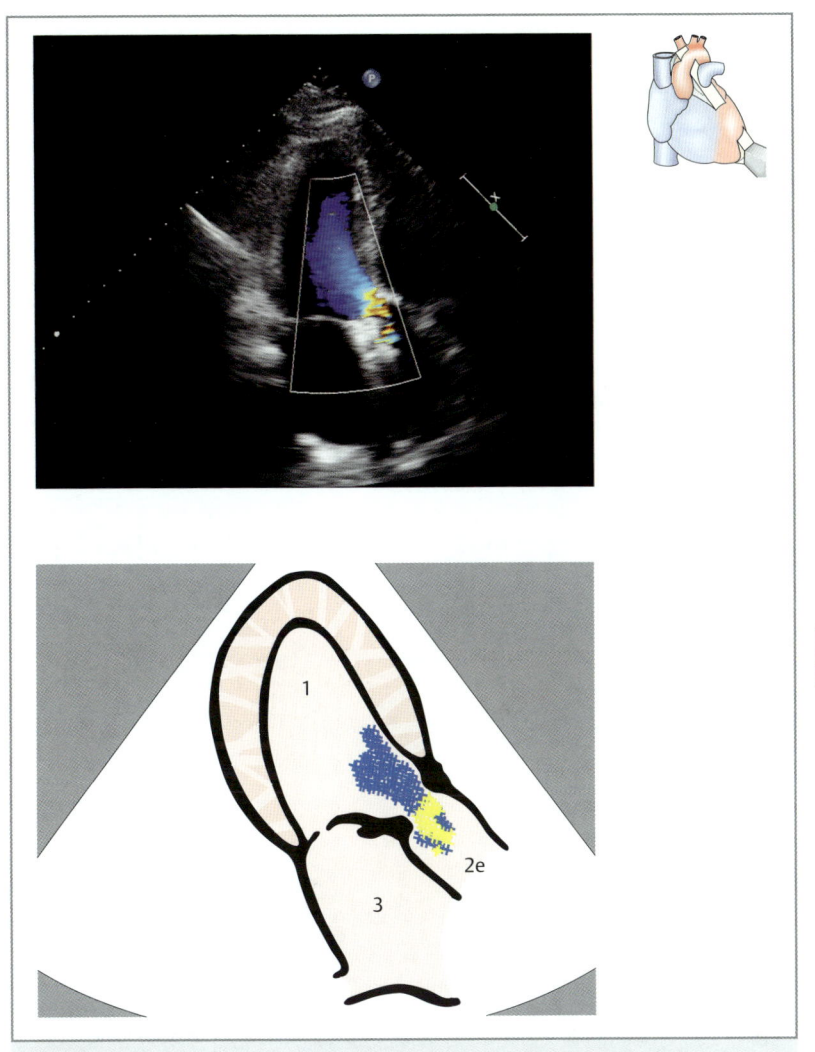

Fig. 12.8 Imagem de Doppler colorido tipicamente demonstra velocidade de fluxo elevada. Isto não é considerado patológico.

12.3 Próteses Artificiais em Posição Mitral

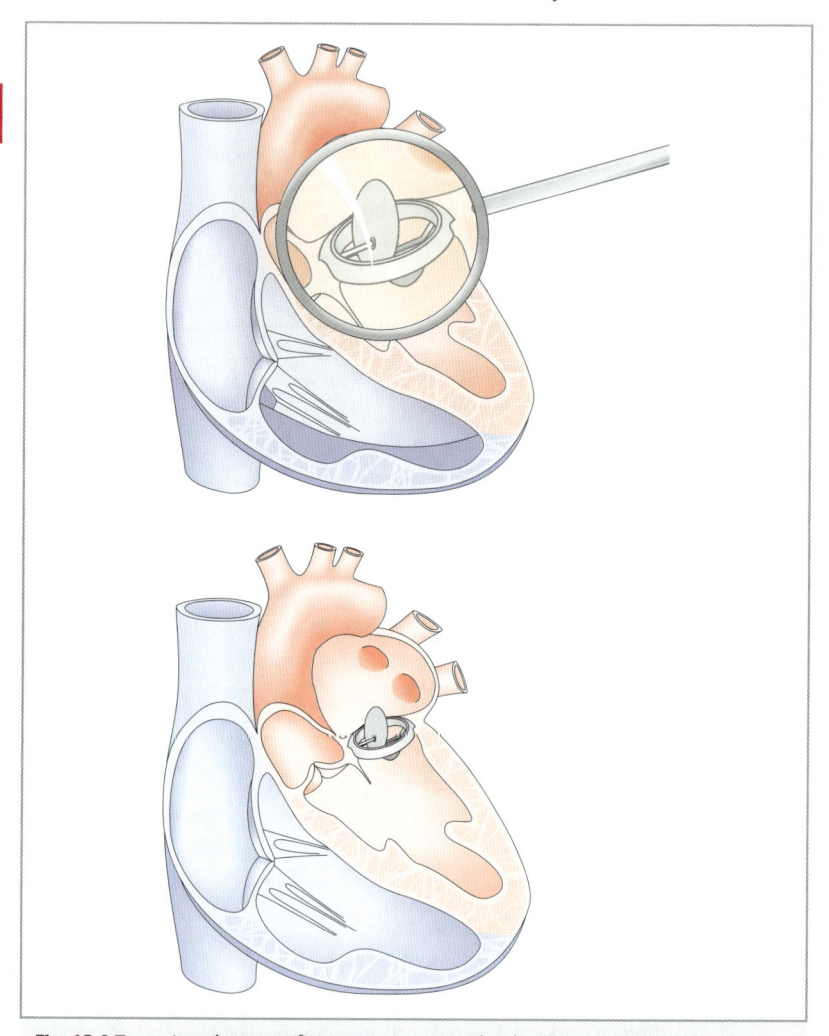

Fig. 12.9 Topo: As próteses artificiais comumente utilizadas na posição mitral consistem em um anel de sutura e uma valva de disco inclinado. Abaixo: Dilatação atrial esquerda é frequente e considerada um sinal inicial de sobrecarga atrial esquerda pelo defeito da valva mitral.

12.3 Próteses Artificiais em Posição Mitral

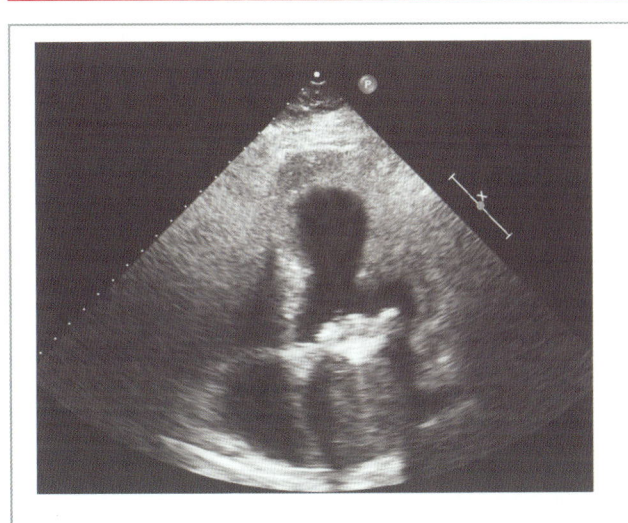

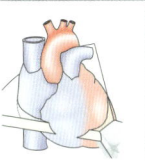

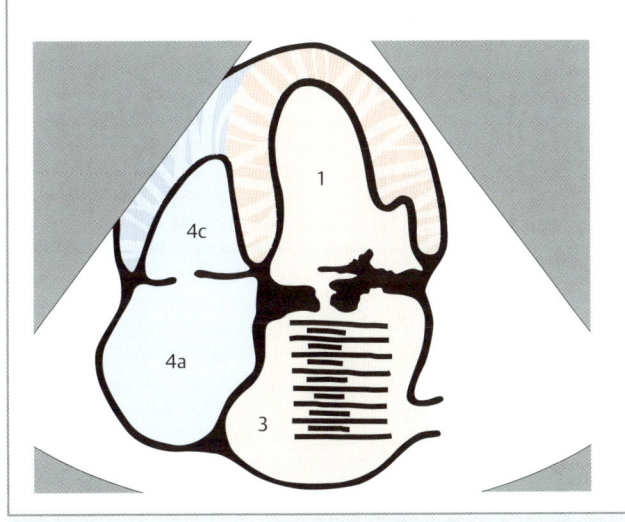

Fig. 12.10 Consideráveis artefatos de eco de valvas artificiais complicam a avaliação individual das estruturas cardíacas. Especialmente nas projeções apicais, o átrio esquerdo mal pode ser visualizado.

Próteses Valvares

12.3.1 Ecocardiografia com Doppler

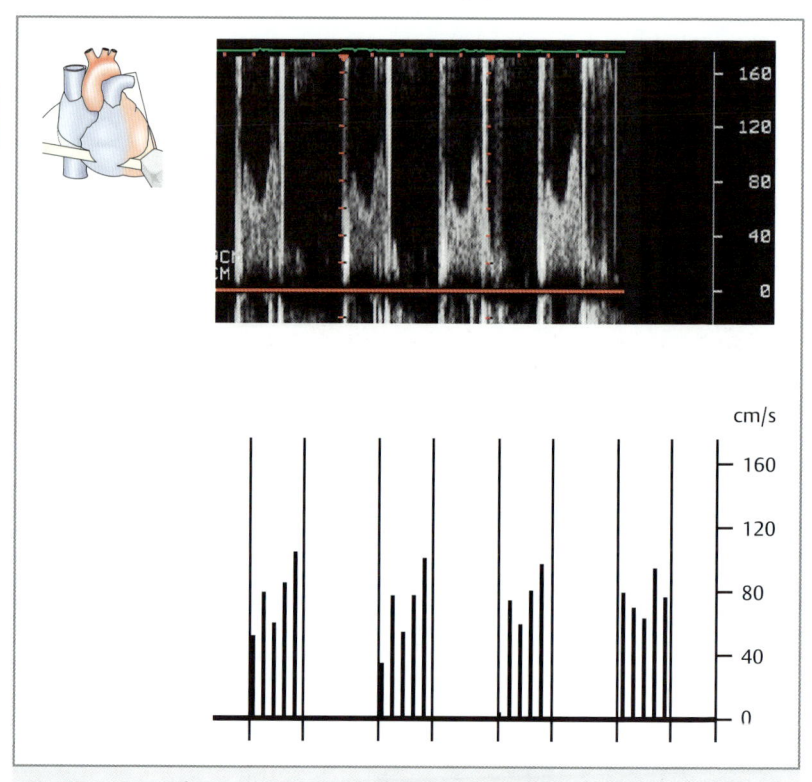

Fig. 12.11 Topo: Cliques no início e no final da diástole marcam a mobilidade da prótese valvar de disco. Abaixo: A imagem por Doppler CW mostra o típico perfil de influxo mitral e, portanto, função regular da valva.

12.3 Próteses Artificiais em Posição Mitral

12.3.2 Imagem por Doppler Colorido

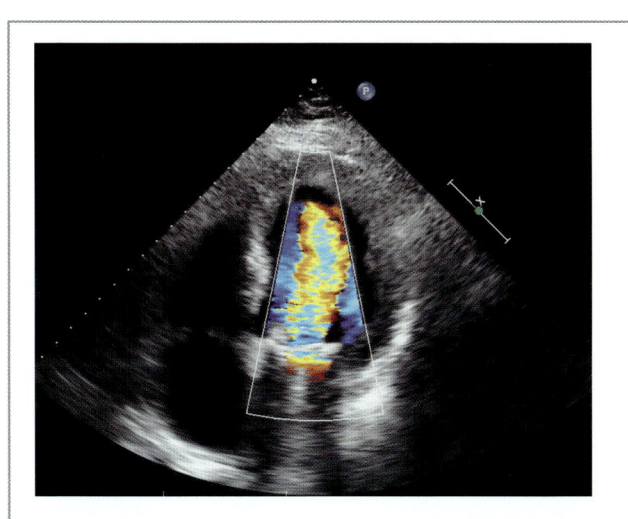

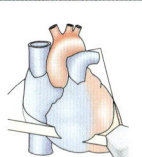

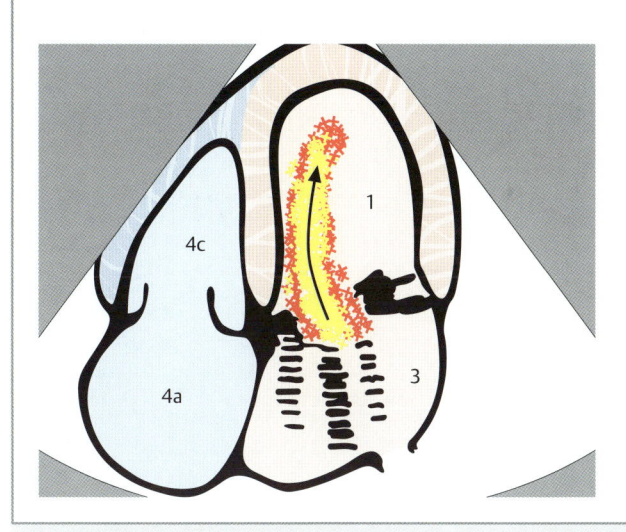

Fig. 12.12 Influxo sobre a prótese artificial, em geral, pode ser adequadamente avaliado por imagem por Doppler colorido. Entretanto, o átrio esquerdo não pode ser visualizado. No caso de suspeita de insuficiência clinicamente relevante, um ecocardiograma transesofágico deve ser realizado.

12.4 Próteses em Anel em Posição Mitral

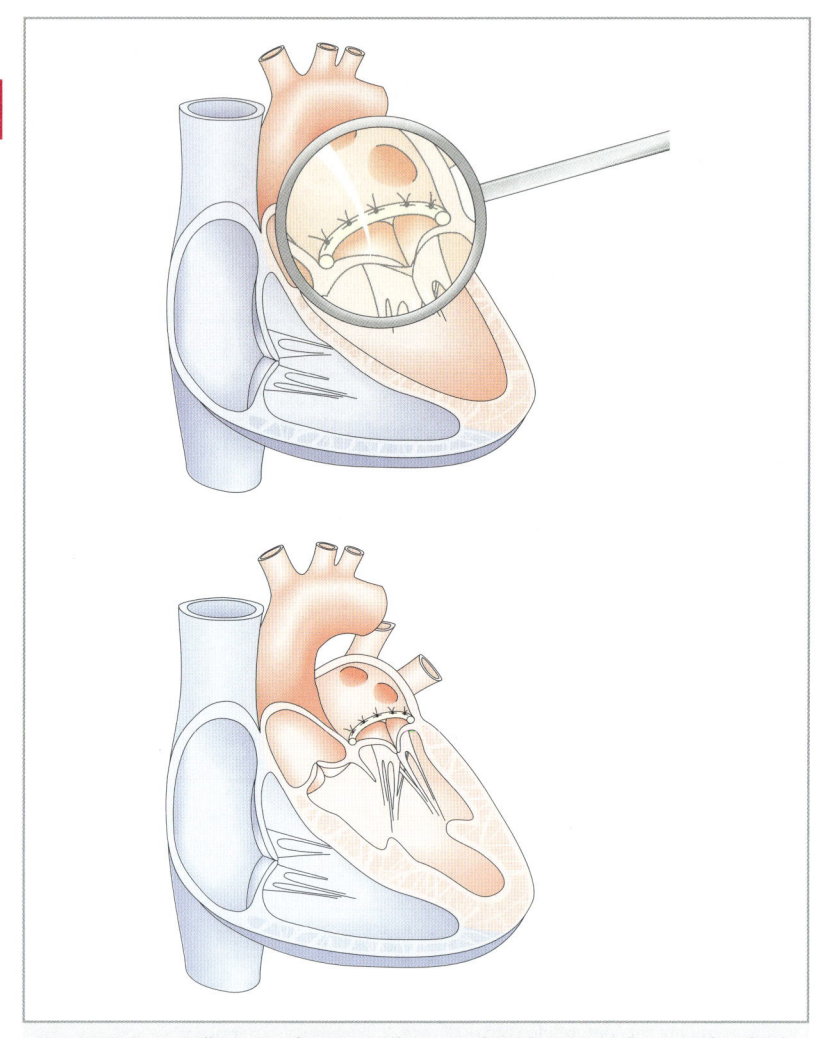

Fig. 12.13 Topo: Folhetos insuficientes podem ser reforçados suturando um anel artificial no anel valvar. Abaixo: Muitas vezes existe também dilatação atrial esquerda e possivelmente também sinais de sobrecarga do coração direito.

12.4 Próteses em Anel em Posição Mitral

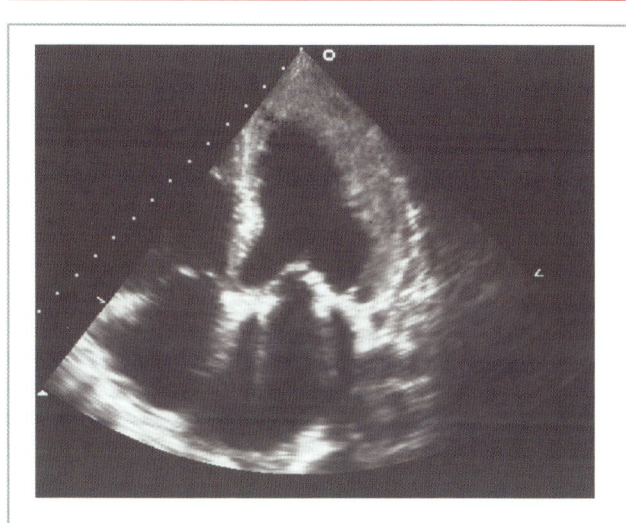

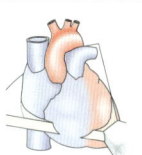

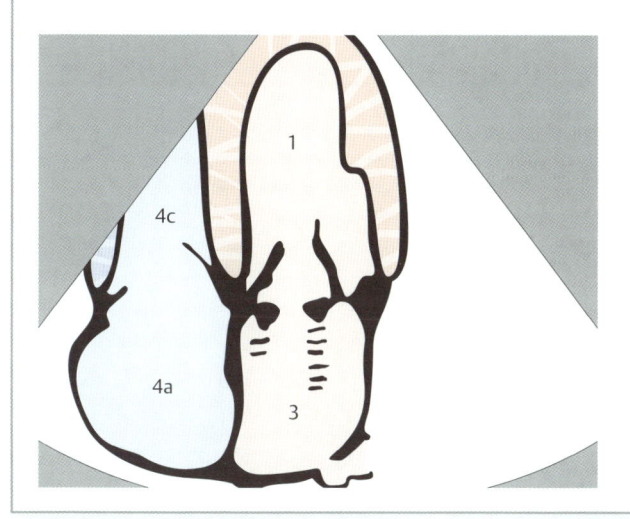

Fig. 12.14 O anel é imageado como uma área ecodensa próxima a base da valva mitral e pode facilmente ser confundido com esclerose do anel da valva mitral nativa.

Próteses Valvares

12.4.1 Ecocardiografia com Doppler

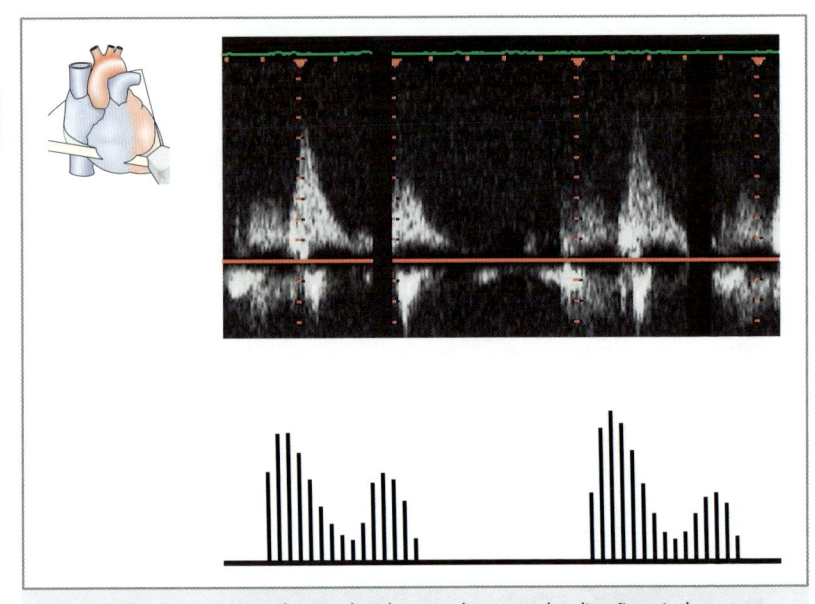

Fig. 12.15 Registro por Doppler CW da valva mitral por uma localização apical mostra influxo regular no ventrículo esquerdo sem nenhum sinal de estenose. Insuficiência também pode ser registrada, mas deve ser diagnosticada utilizando imagem por Doppler colorido.

12.4 Próteses em Anel em Posição Mitral

12.4.2 Imagem por Doppler Colorido

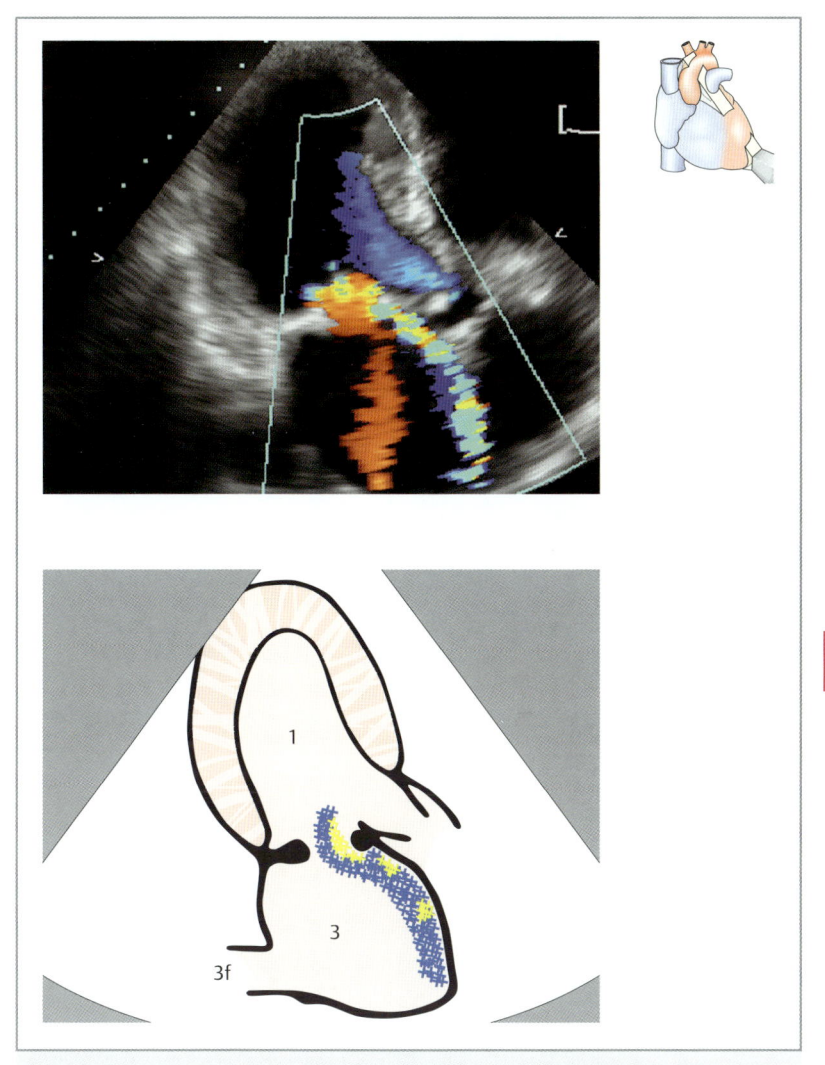

Fig. 12.16 Imagem por Doppler colorido pode revelar insuficiência residual com um jato ecêntrico de insuficiência.

13 Cardite

13.1 Endocardite de Valva Mitral

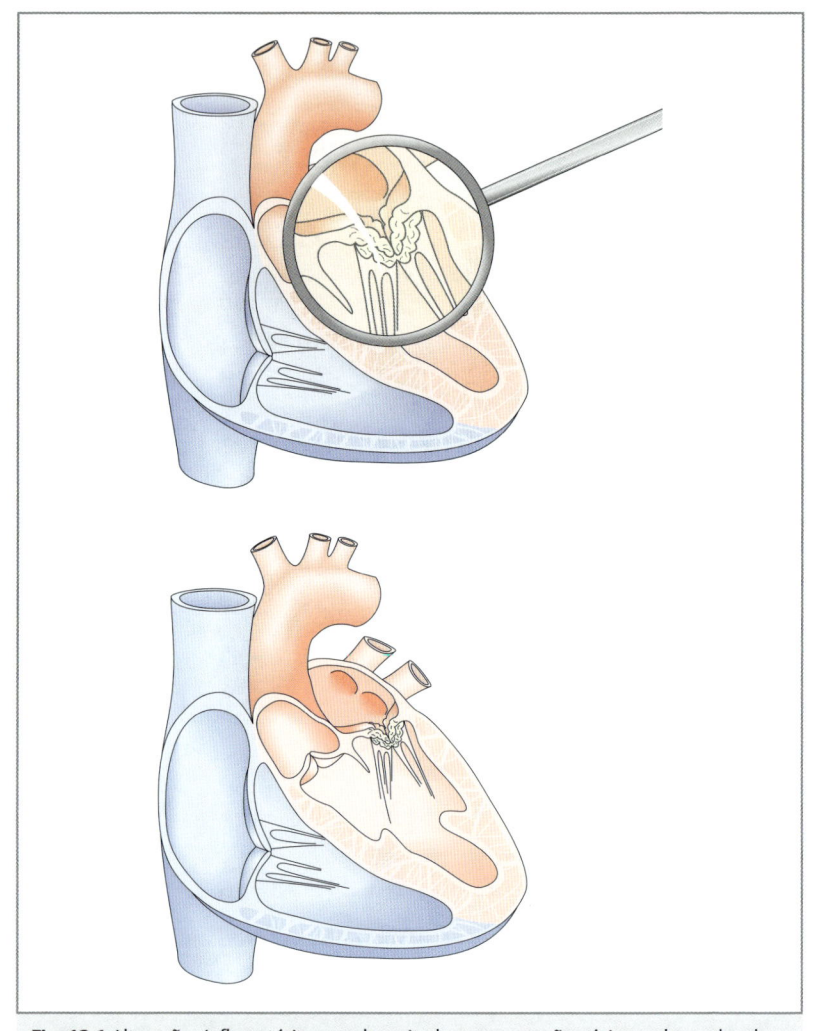

Fig. 13.1 Alterações inflamatórias na valva mitral com vegetações típicas sobre as bordas da valva. A insuficiência mitral resultante pode levar à dilatação atrial esquerda e alargamento do coração direito.

13.1 Endocardite de Valva Mitral

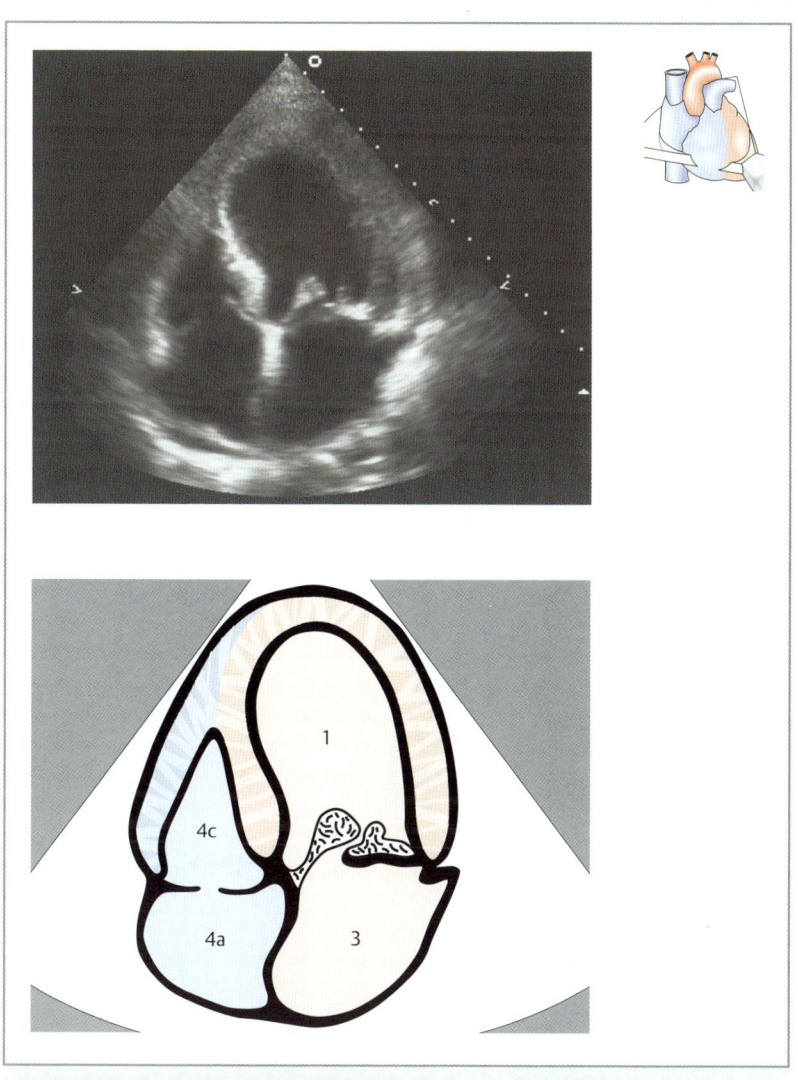

Fig. 13.2 Vegetações de endocardite com revestimento polipoide principalmente nas bordas livres dos folhetos da valva.

Cardite

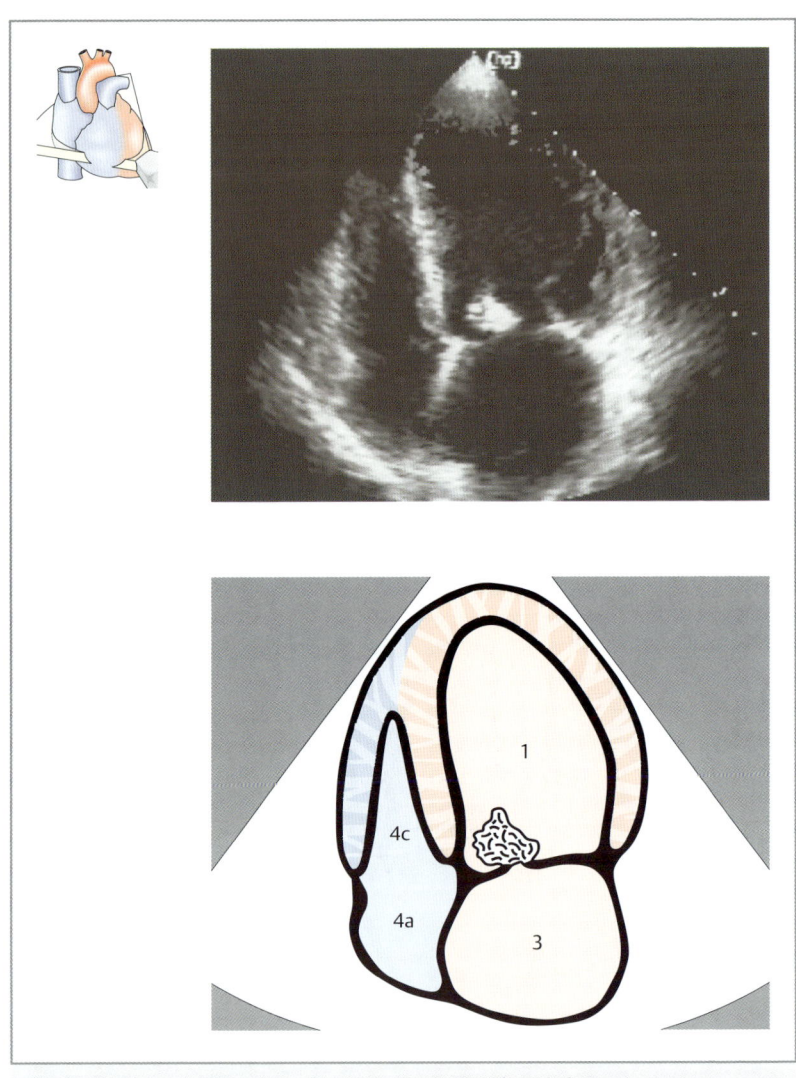

Fig. 13.3 Vegetações de endocardite podem causar ecodensidades, assim como calcificação, mas ainda permanecer altamente móvel.

13.1 Endocardite de Valva Mitral

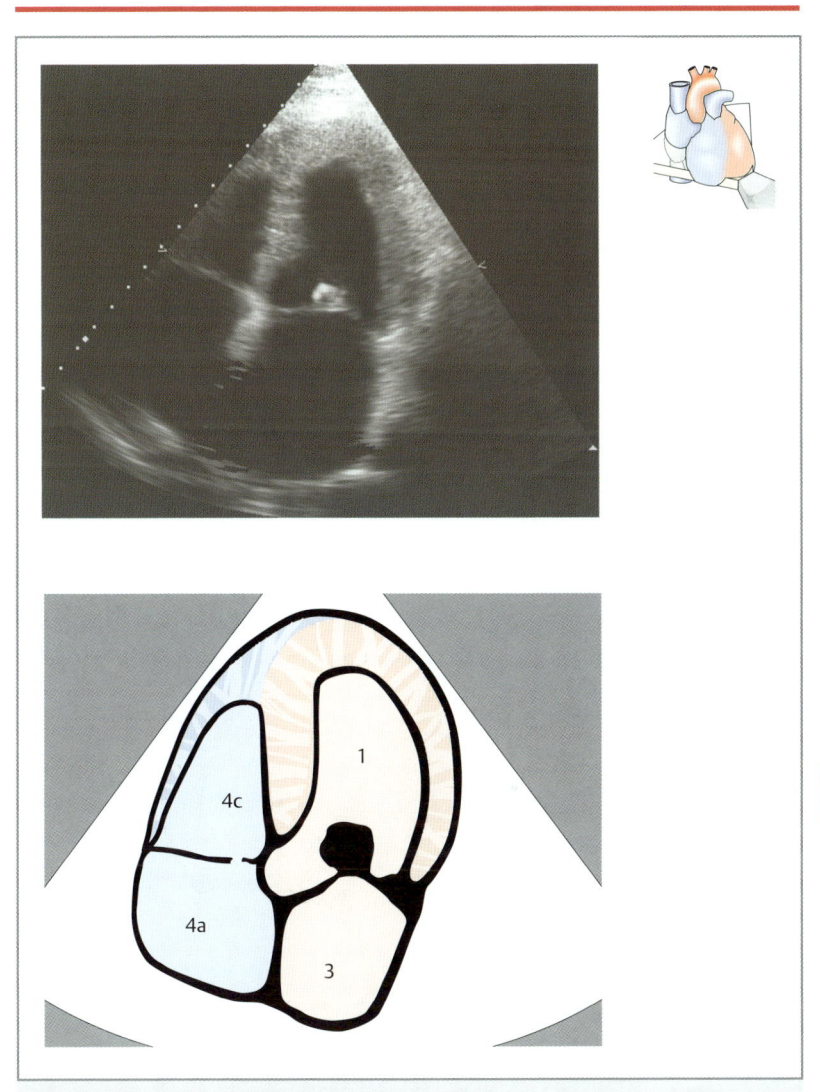

Fig. 13.4 Vegetações tipo pólipo podem levar a embolização sistêmica.

13.2 Endocardite de Valva Aórtica

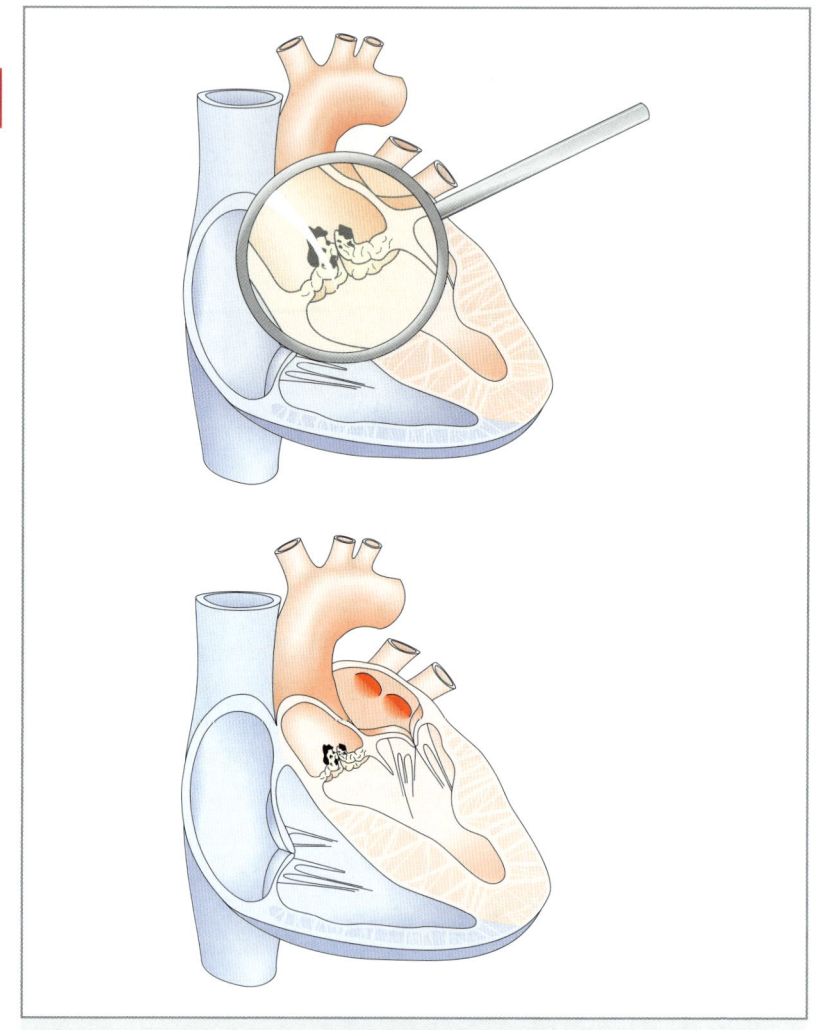

Fig. 13.5 Topo: Especialmente em folhetos previamente deformados, complicação por endocardite pode ocorrer. Abaixo: Assim como na valva mitral, as bordas livres dos folhetos das valvas são frequentemente afetadas.

13.2 Endocardite de Valva Aórtica

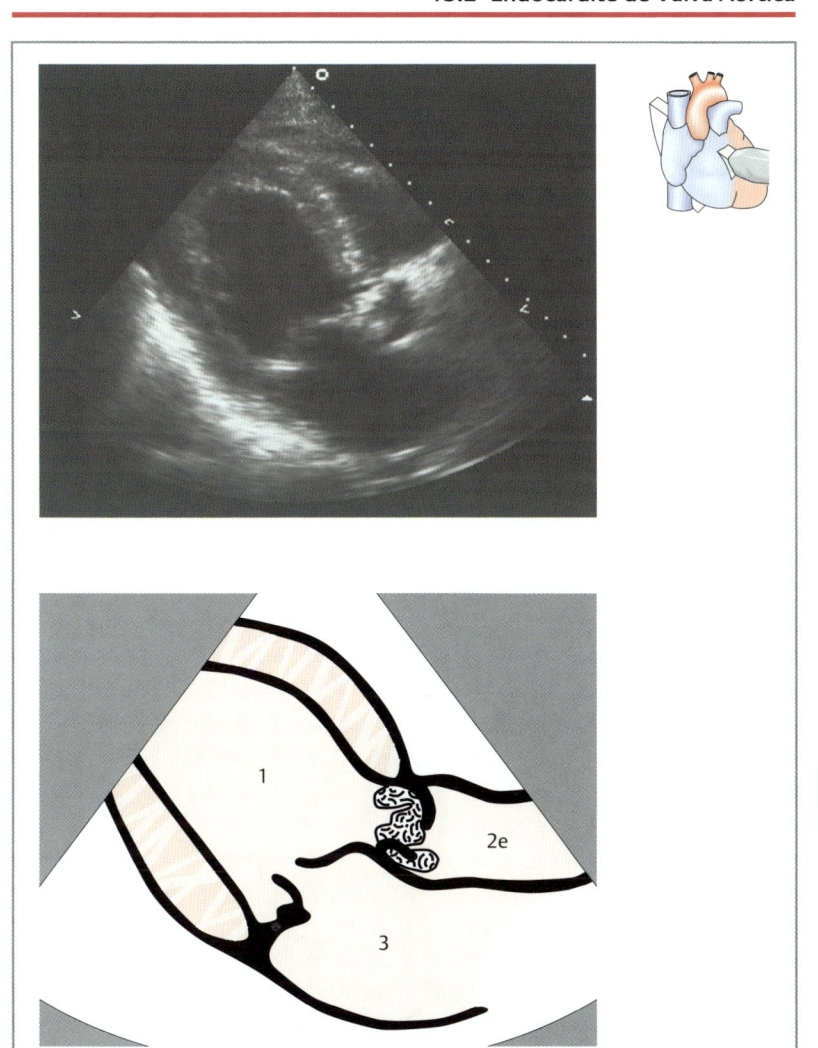

Fig. 13.6 Os folhetos aórticos devem ser examinados em todos os planos, embora bordas degeneradas demarcadas sejam frequentemente muito difíceis.

Cardite

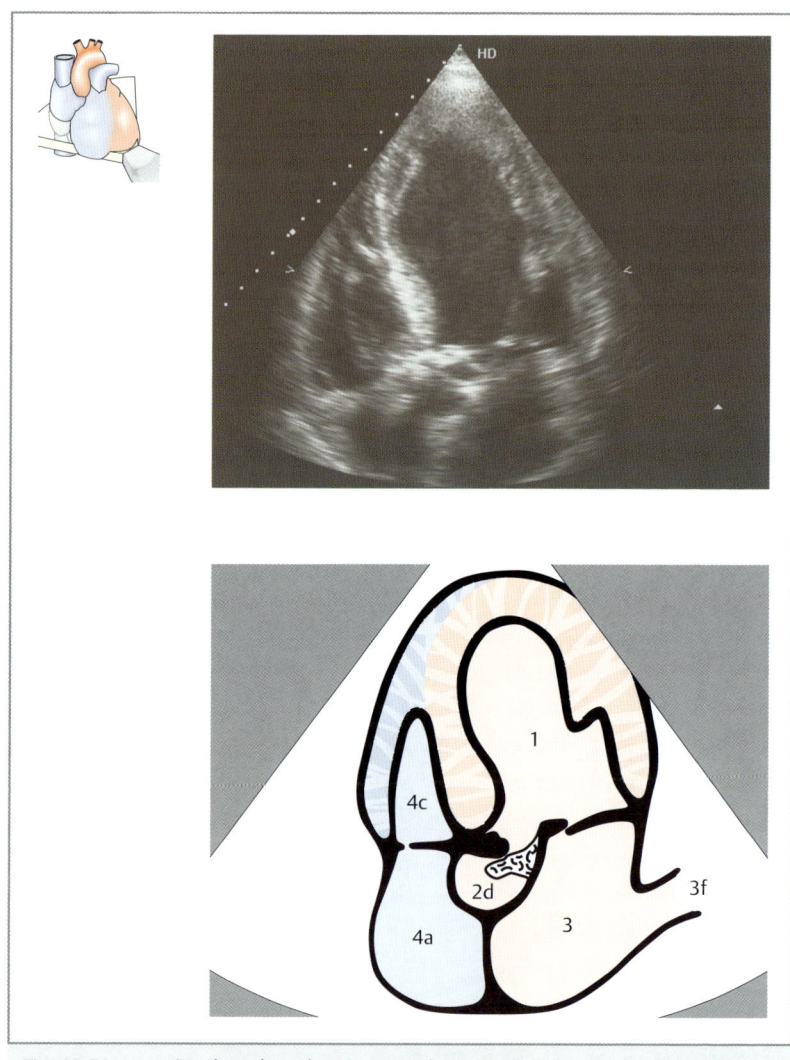

Fig. 13.7 Vegetações de endocardite são notavelmente móveis na sístole e diástole embora, se comparadas com endocardite de valva mitral, sejam menos visíveis devido aos folhetos valvares menores.

13.2 Endocardite de Valva Aórtica

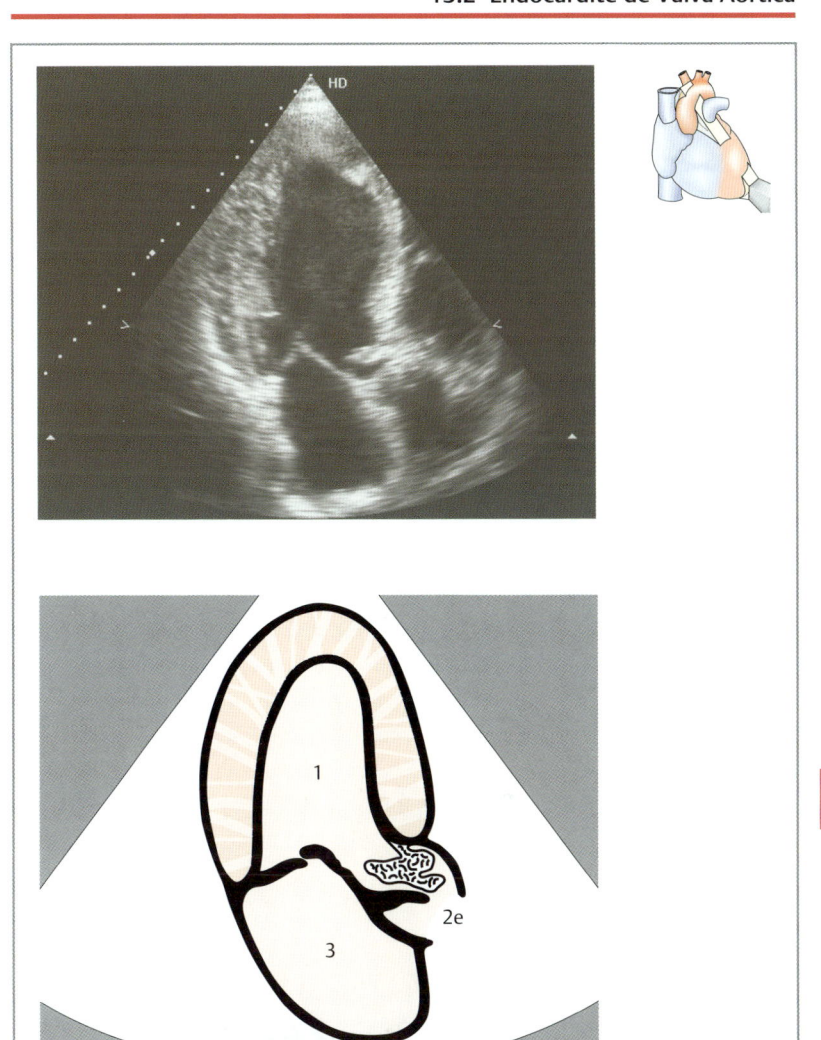

Fig. 13.8 No caso de diagnóstico presuntivo, tanto a ecocardiografia transtorácica quanto transesofágica devem ser realizadas repetitivamente para confirmar o diagnóstico com base no aumento do tamanho da vegetação.

Cardite

13.3 Derrame Pericárdico

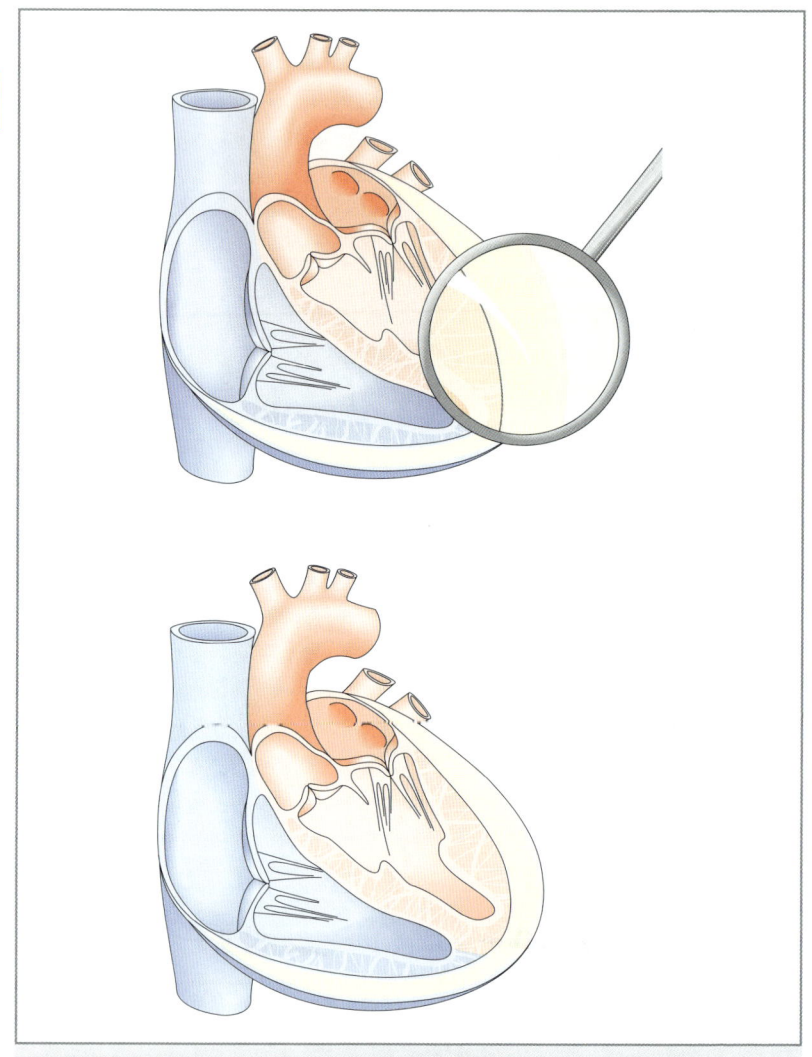

Fig. 13.9 Topo: Separação do pericárdio devido à efusão. Abaixo: Se a efusão for significativamente relevante, ocorre compressão ventricular.

13.3 Derrame Pericárdico

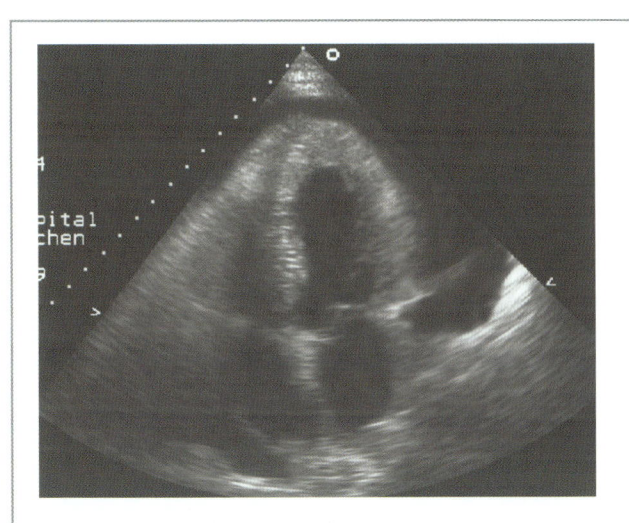

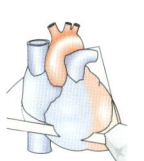

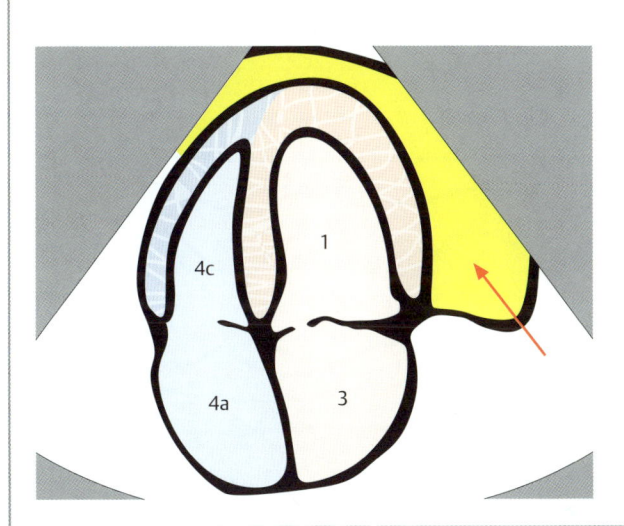

Fig. 13.10 Topo: Efusão extensa, em especial os derrames crônicos, não causa necessariamente comprometimento hemodinâmico. Abaixo: A imagem bidimensional mostra átrio e ventrículo de tamanho normal. Efetividade funcional, entretanto, não deve ser considerada.

Cardite

13.3.1 Ecocardiografia Modo-M

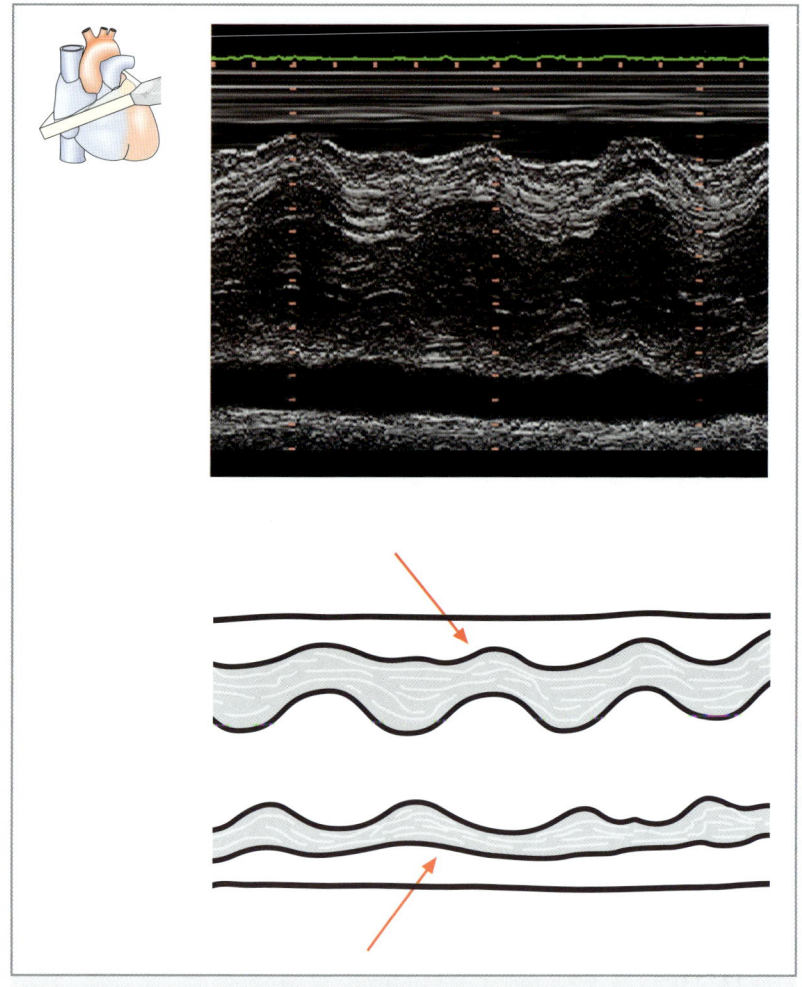

Fig. 13.11 Em derrame pericárdico hemodinamicamente irrelevante, o diâmetro ventricular é normal, assim como a contração sistólica.

13.4 Tamponamento Pericárdico
13.4.1 Ecocardiografia Modo-M

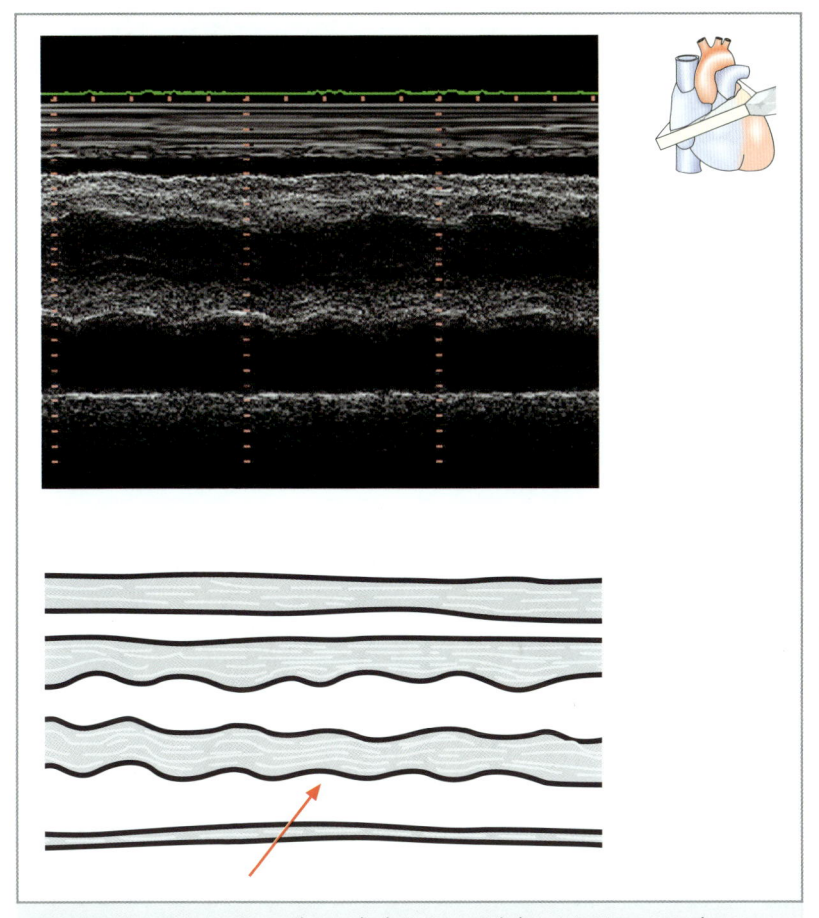

Fig. 13.12 Tamponamento resultante de derrame pericárdico tipicamente envolve taquicardia e diâmetro ventricular reduzido, assim como contração sistólica limitada, devido a influxo comprometido.

Cardite

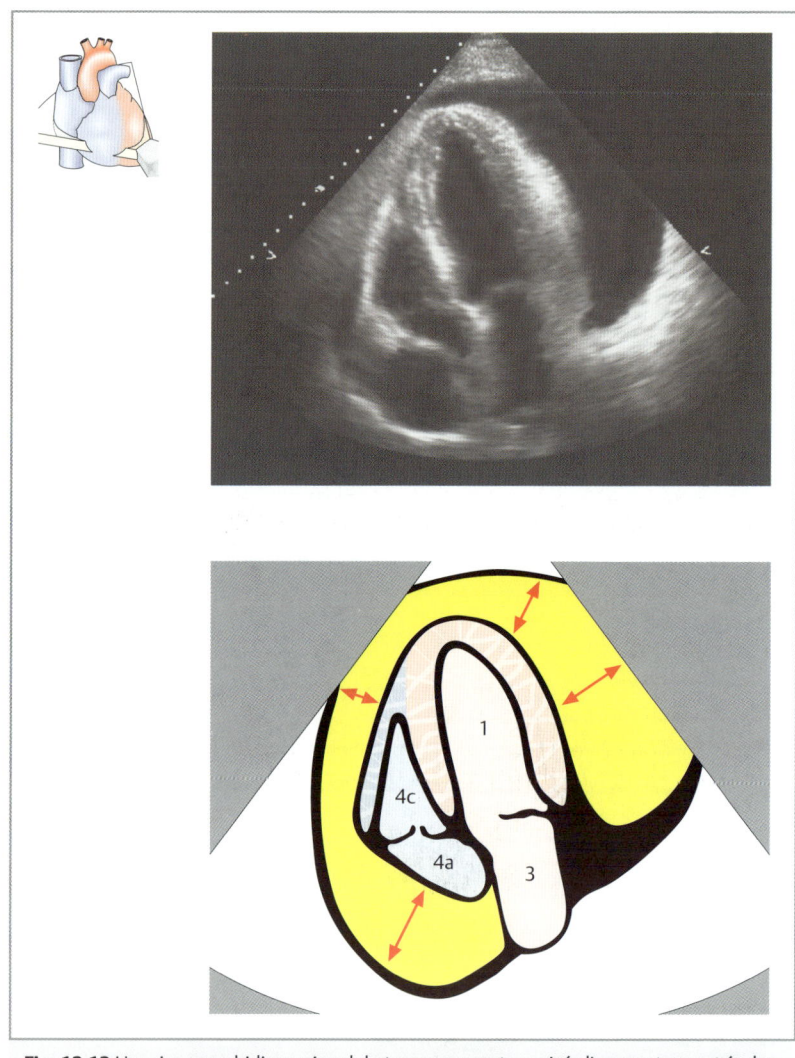

Fig. 13.13 Uma imagem bidimensional do tamponamento pericárdico mostra ventrículos comprometidos e átrio pequeno.

13.4 Tamponamento Pericárdico

13.4.2 Ecocardiografia com Doppler

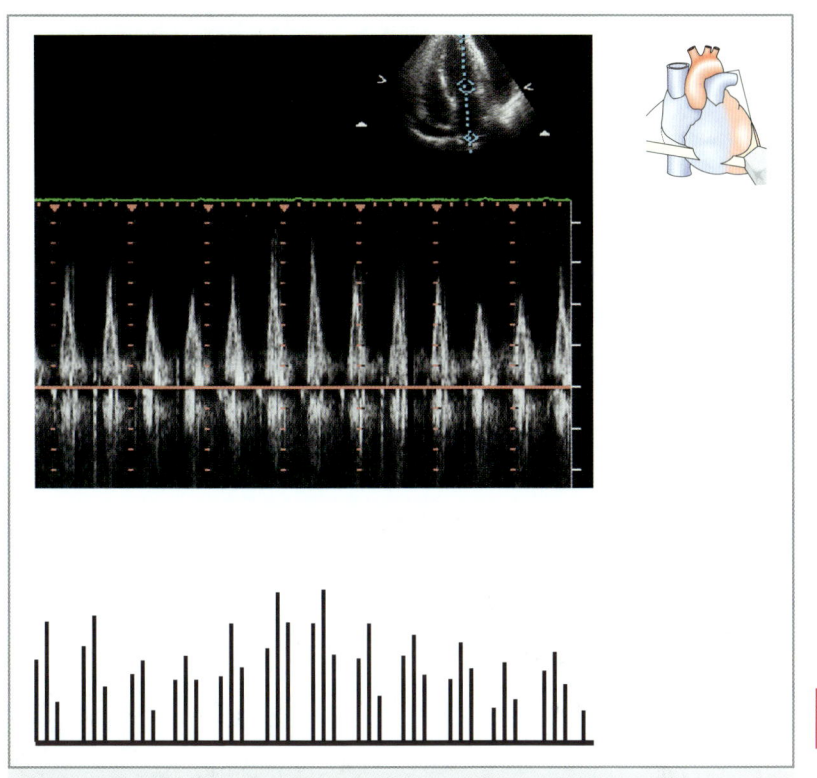

Fig. 13.14 Tipicamente, existe flutuação respiratória pronunciada dos fluxos intracardíacos (aqui influxo transmitral) devido ao volume de enchimento e volume sistólico variáveis dependendo da fase respiratória.

Defeitos Septais

14 Defeitos Septais

14.1 Defeito Septal Atrial

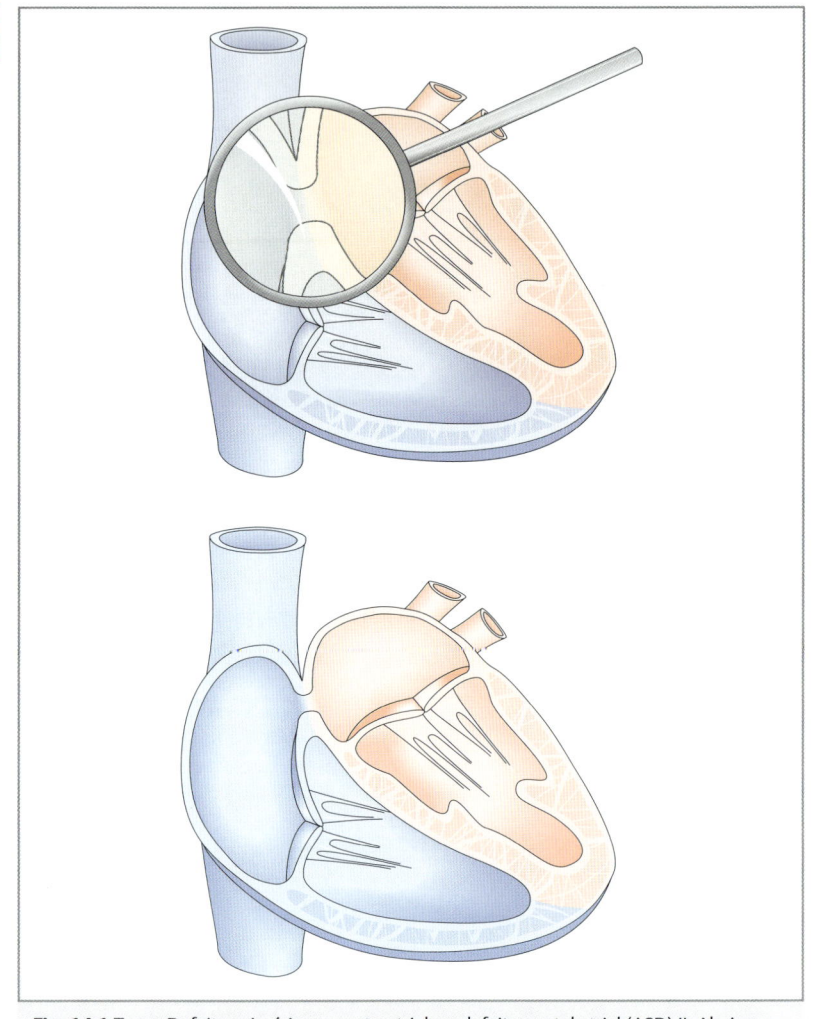

Fig. 14.1 Topo: Defeito primário no septo atrial no defeito septal atrial (ASD) II. Abaixo: Usualmente existe um desvio esquerda-direita o qual leva a um alargamento do coração direito.

14.1 Defeito Septal Atrial

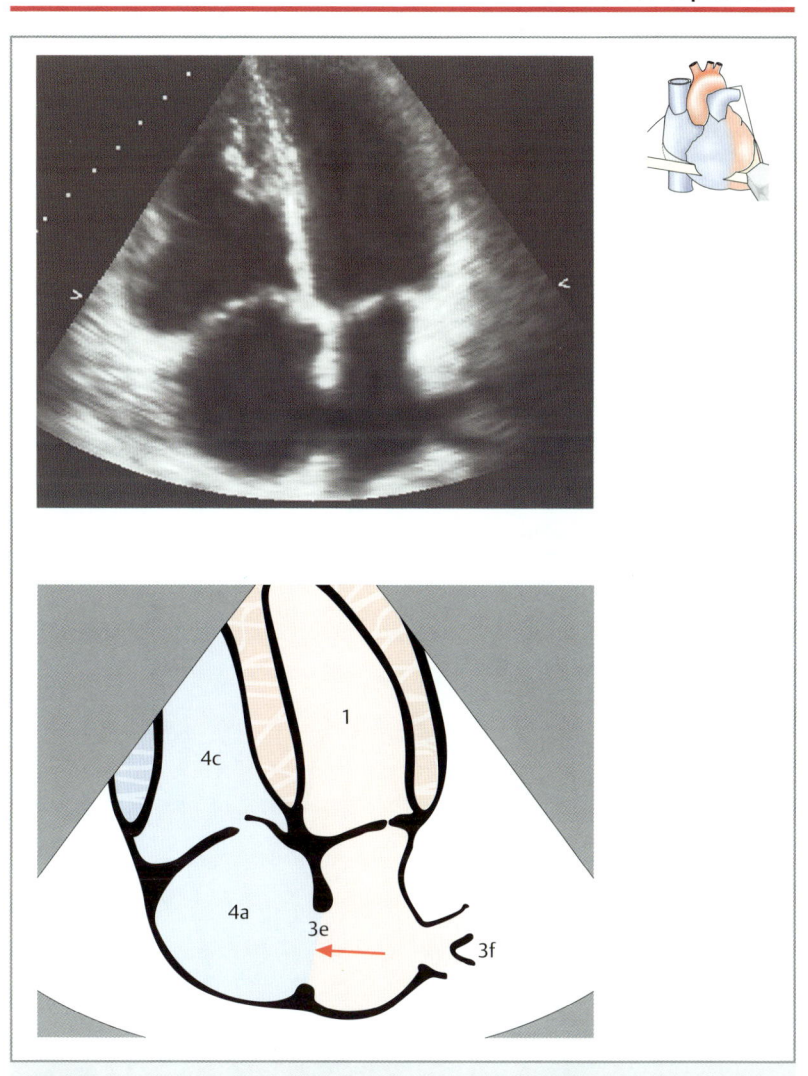

Fig. 14.2 O coração direito muito alargado demonstrado nesta imagem bidimensional é típico de defeitos septais atriais. Obtenção inadequada de imagem do septo atrial, entretanto, não é evidência, uma vez que se reflete inadequadamente nas projeções apicais.

Defeitos Septais

14.1.1 Imagem por Doppler Colorido

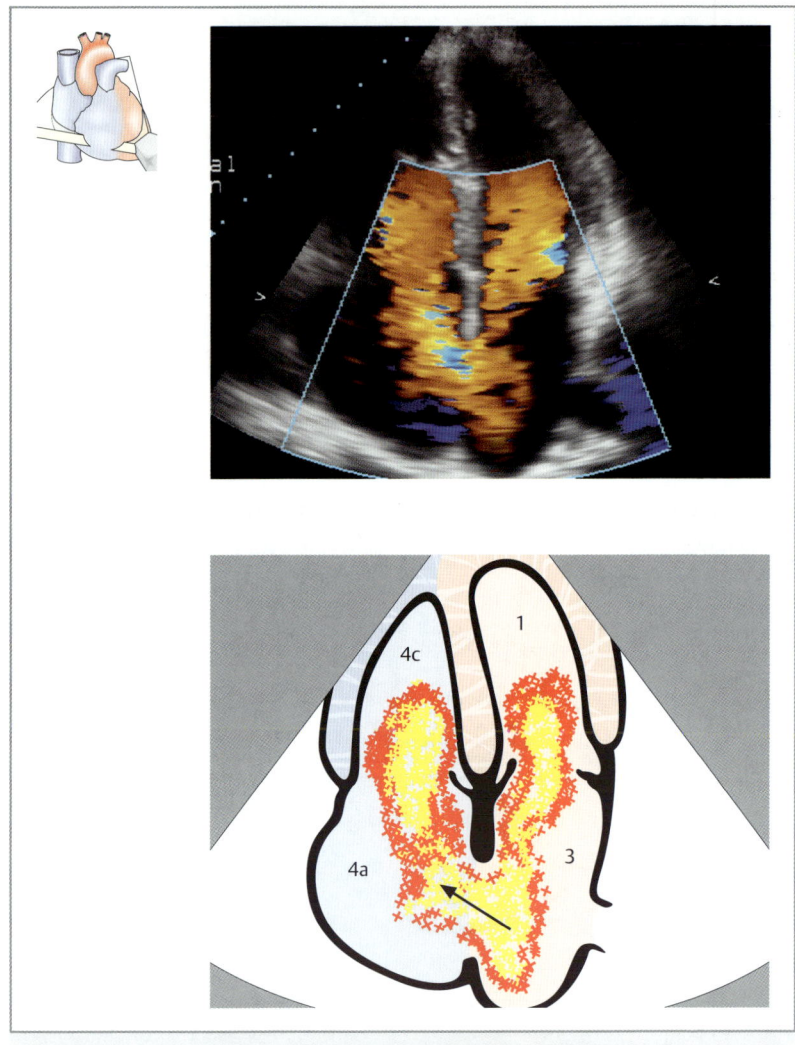

Fig. 14.3 Se a visualização transtorácica for boa, o desvio esquerda-direita pode ser claramente visto. Se existir equalização da pressão ao nível do átrio, assim como visualização limitada, o exame transtorácico é insuficiente para excluir ASD.

14.1 Defeito Septal Atrial

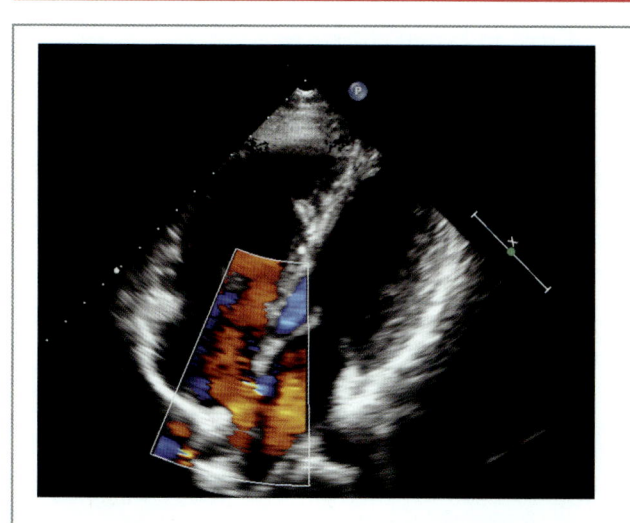

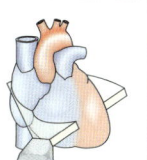

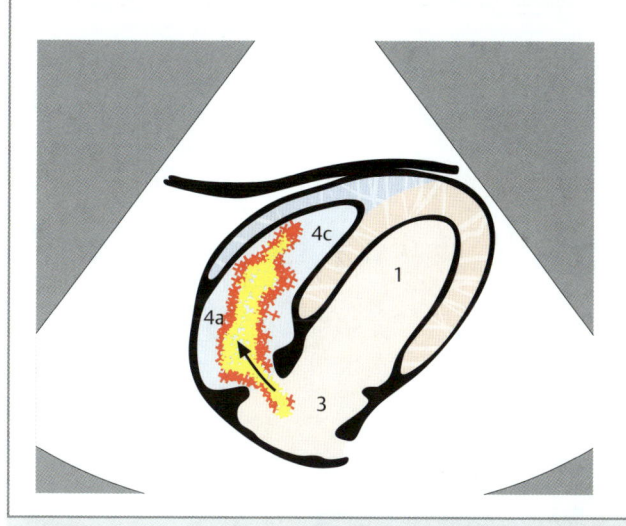

Fig. 14.4 Se existir a suspeita de ASD, obtenção de imagem no plano subcostal também deve ser tentada, pois o fluxo no desvio nesta projeção é fortemente angulado em direção ao transdutor e, portanto, pode ser mais bem registrado.

Defeitos Septais

14.2 Defeito Septal Ventricular

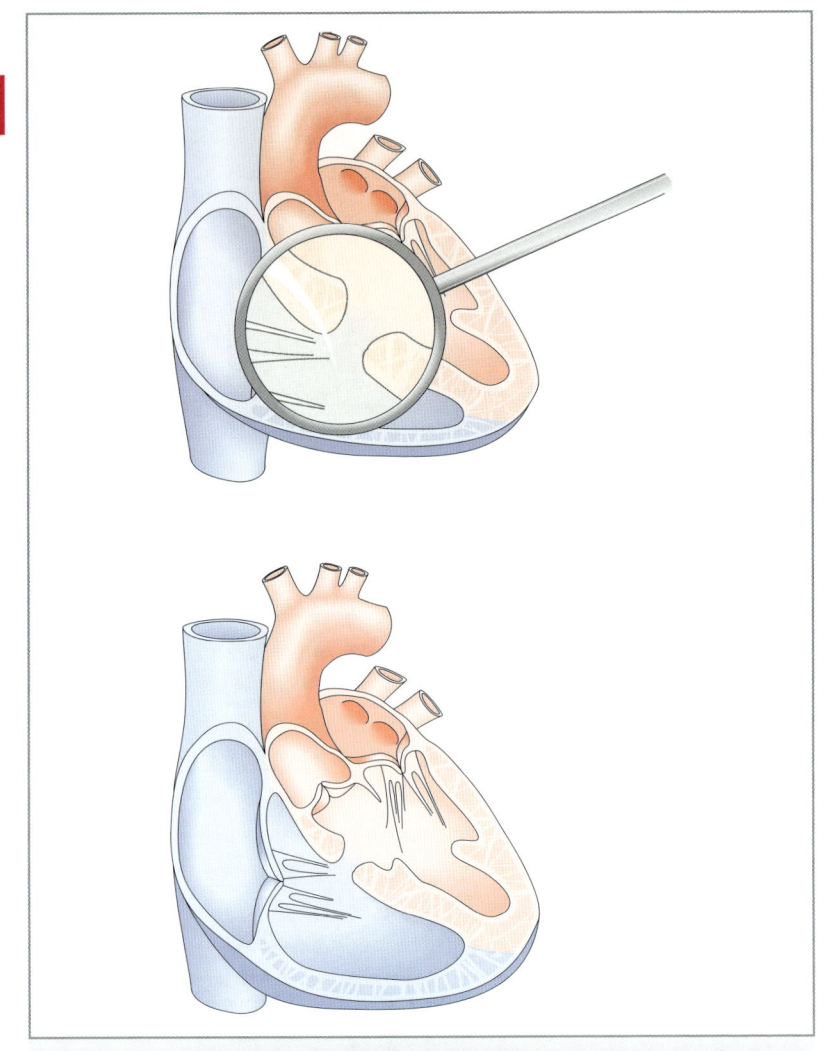

Fig. 14.5 Topo: Defeitos septais ventriculares podem variar em termos de tamanho e localização. Abaixo: Em defeitos menores somente o desvio esquerda-direita é detectável; defeitos maiores envolvem dilatação ventricular esquerda.

14.2 Defeito Septal Ventricular

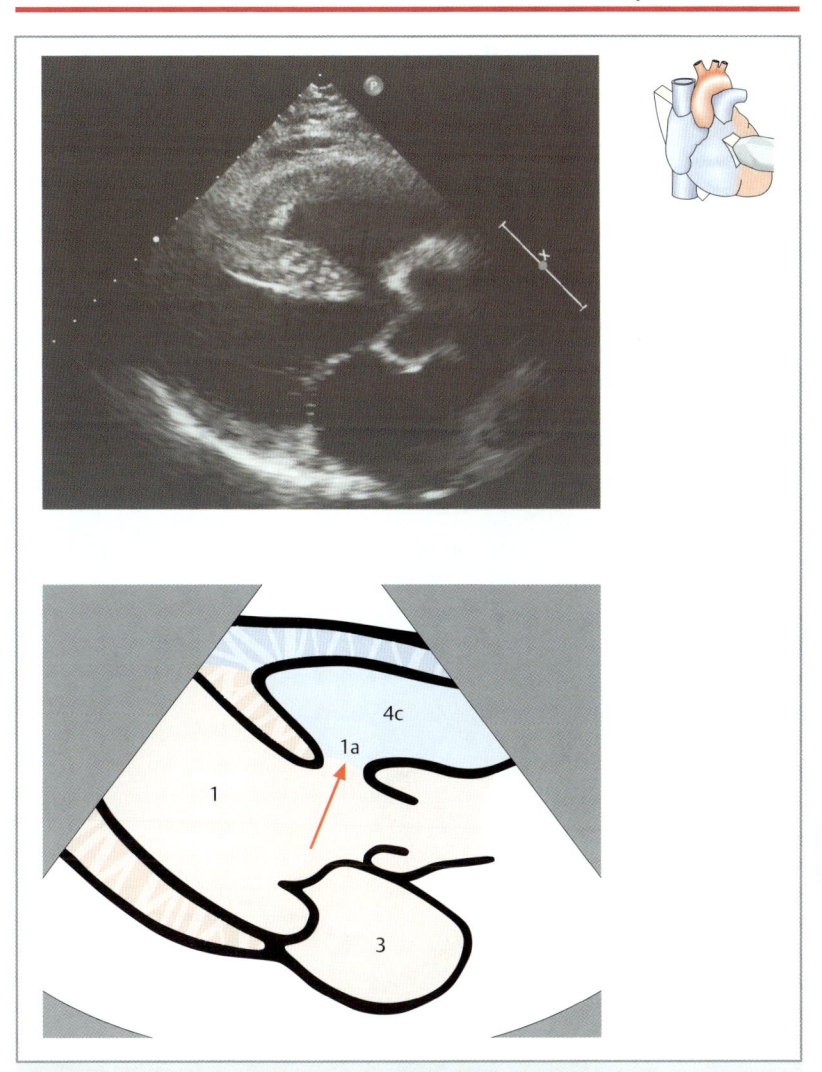

Fig. 14.6 Obtenção de imagem bidimensional pode suficientemente revelar o contorno partido do septo ventricular apenas nos defeitos maiores.

Defeitos Septais

14.2.1 Imagem por Doppler Colorido

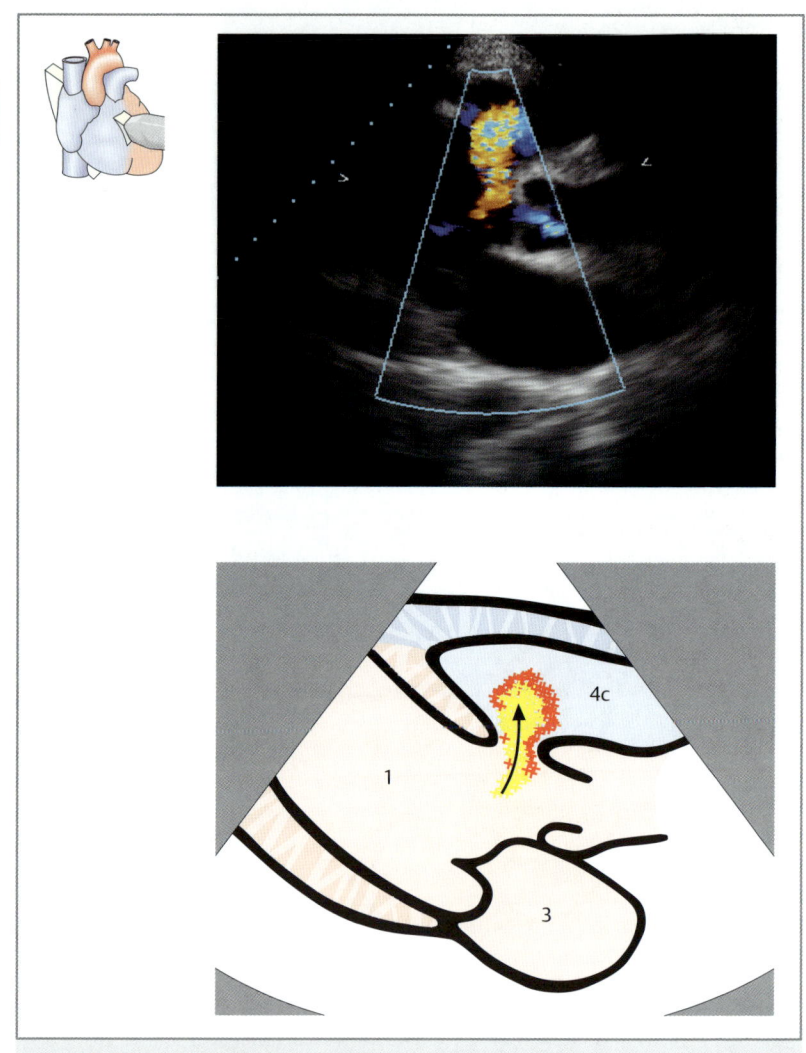

Fig. 14.7 Fluxo no desvio é demonstrado como um aumento flamejante na velocidade do fluxo no ventrículo direito que pode ser bem visto na projeção paraesternal.

14.2 Defeito Septal Ventricular

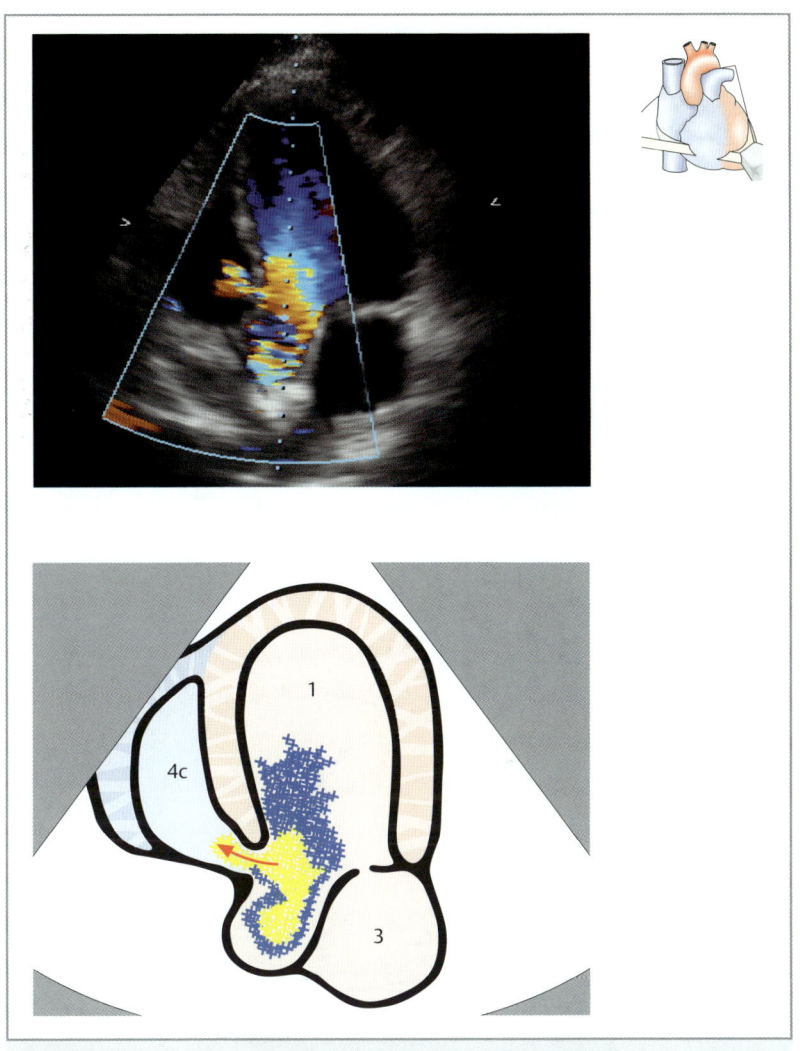

Fig. 14.8 O fluxo do desvio não pode ser tão bem imageado como nas projeções apicais, pois ele corre em um ângulo direito ao eixo do feixe de ultrassom.

Defeitos Septais

14.3 Aneurisma Septal Atrial

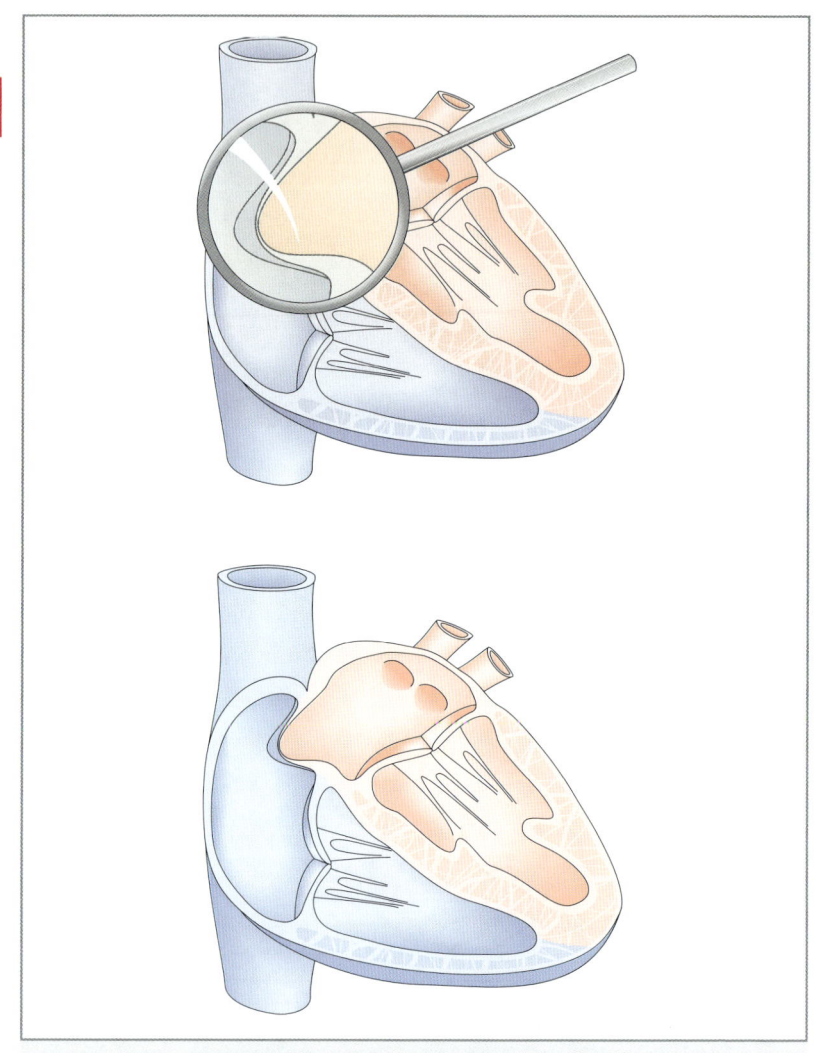

Fig. 14.9 Topo: Aneurisma sacular do septo atrial. Abaixo: Se coexistir um defeito septal, dilatação do coração direito resulta de um desvio esquerda-direita.

14.3 Aneurisma Septal Atrial

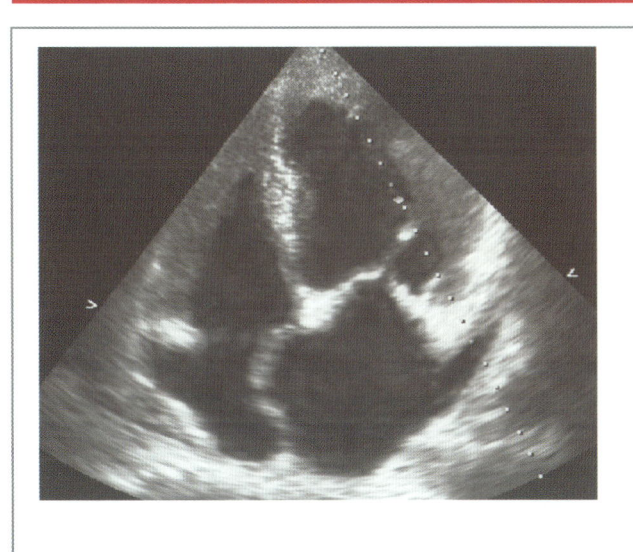

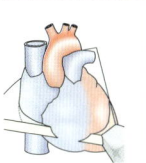

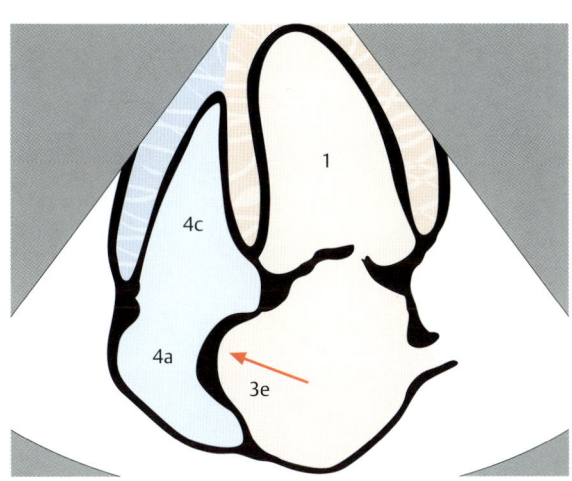

Fig. 14.10 Desvio típico do aneurisma de septo atrial. Um aneurisma de septo atrial pode levar à embolia cardíaca. Ecocardiografia transesofágica pode detectar trombos aderidos.

15 Doenças Hipertensivas Cardíacas

15.1 Doença Hipertensiva Cardíaca

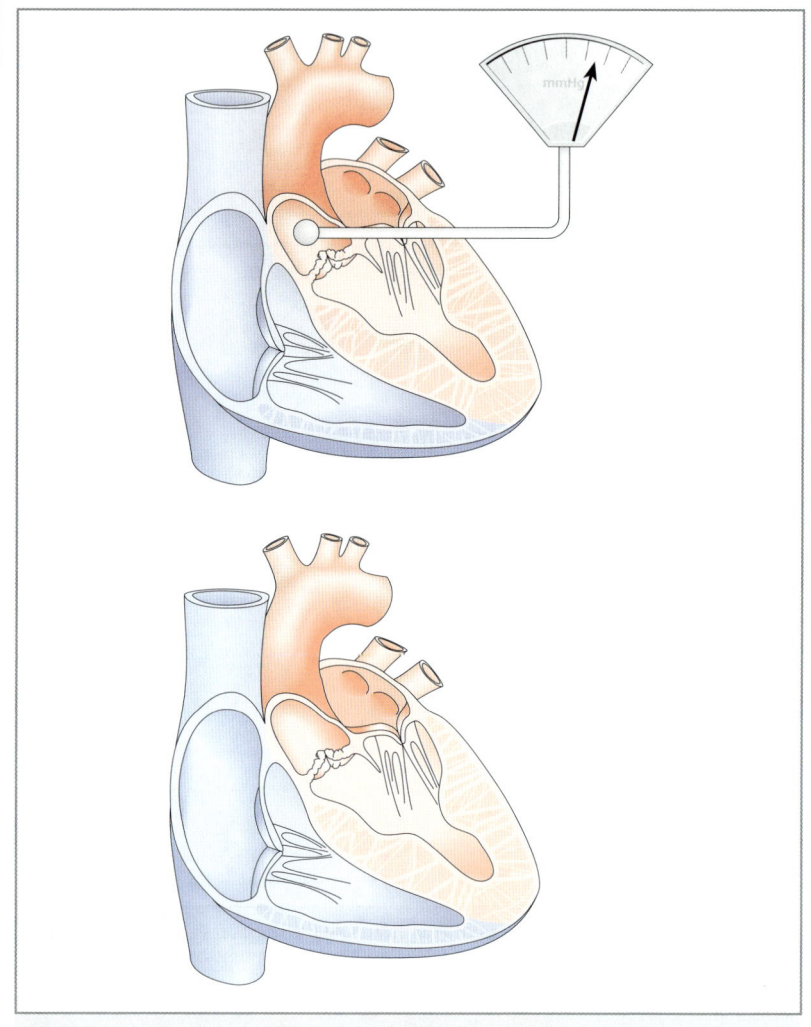

Fig. 15.1 Sobrecarga de pressão no sistema circulatório causa alterações secundárias como hipertrofia ventricular esquerda e esclerose valvar aórtica.

15.1 Doença Hipertensiva Cardíaca

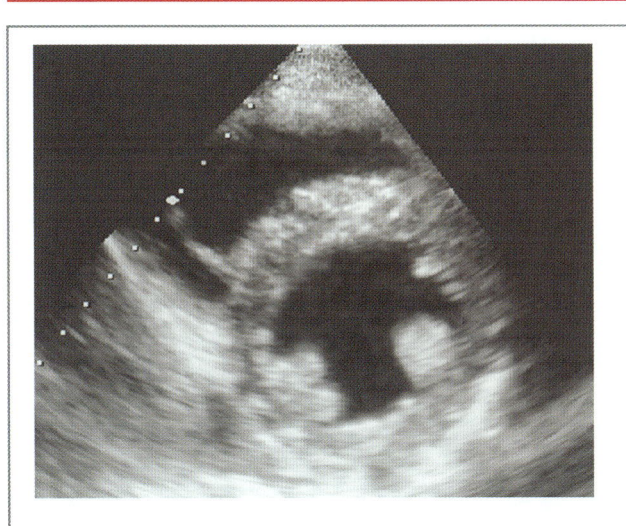

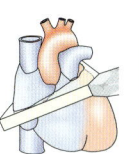

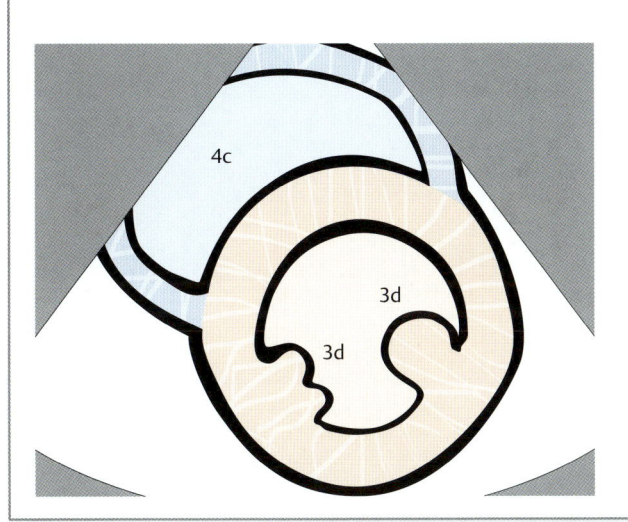

Fig. 15.2 Espessamento das paredes do ventrículo esquerdo pode ser visto. Para *check-up* de vigilância, espessura da parede ventricular esquerda assim como diâmetros sistólico e diastólico finais devem ser registrados.

15.1.1 Ecocardiografia com Doppler

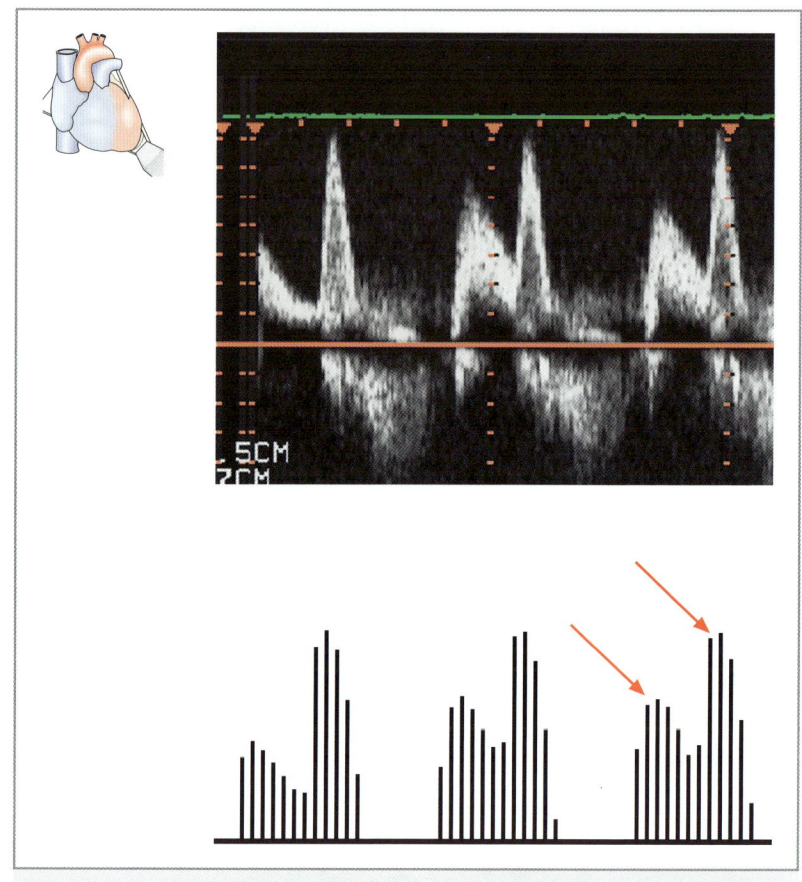

Fig. 15.3 Topo: Elasticidade reduzida leva a influxo diastólico inicial reduzido no ventrículo esquerdo. Abaixo: O perfil invertido do influxo transmitral é considerado uma evidência de disfunção diastólica.

15.1 Doença Hipertensiva Cardíaca

15.1.2 Imagem por Doppler Colorido

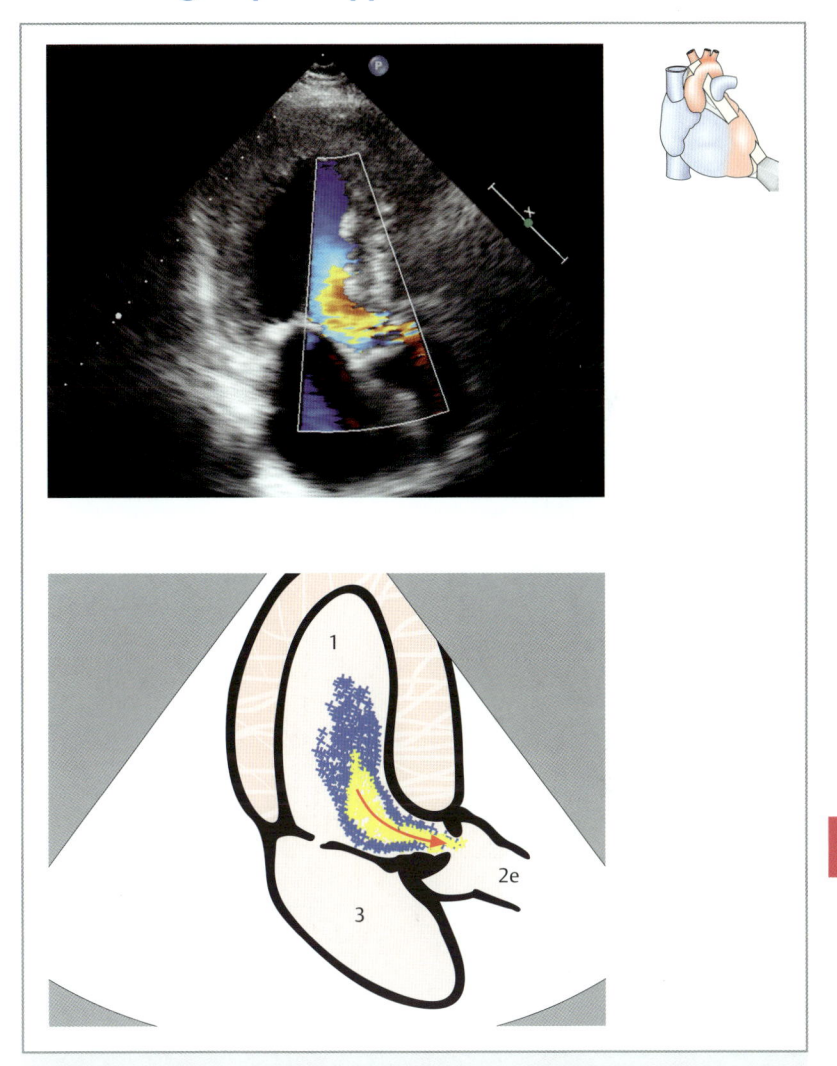

Fig. 15.4 Na hipertrofia infundibular, o fluxo ventricular esquerdo de saída pode aumentar sobre o septo, assim como através da valva aórtica degenerada.

15.2 Cor Pulmonale

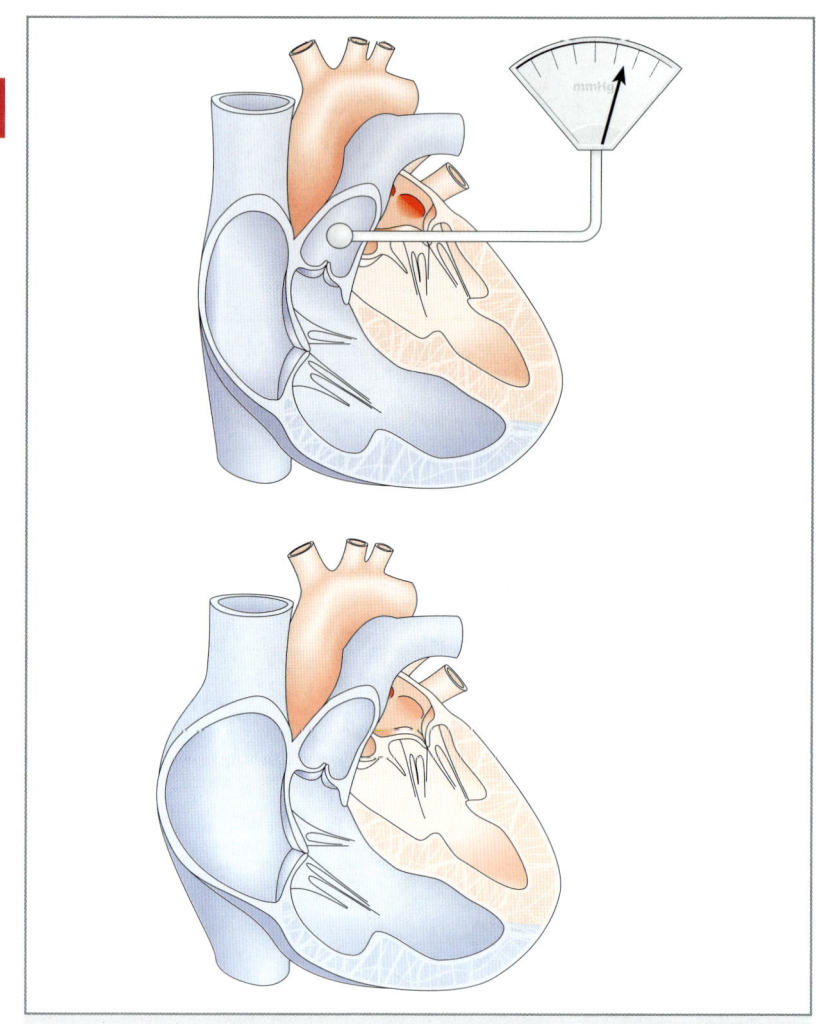

Fig. 15.5 Topo: Sobrecarga de pressão no coração direito é causada por deslocamento do trato do fluxo arterial pulmonar, assim como doença cardíaca esquerda. Abaixo: Em condições de aumento crônico de pressão, o coração direito está dilatado e o ventrículo direito hipertrofiado.

15.2 *Cor Pulmonale*

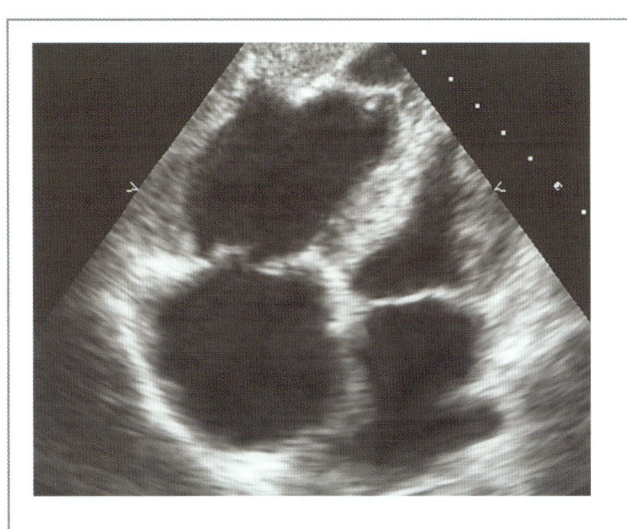

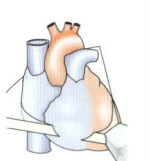

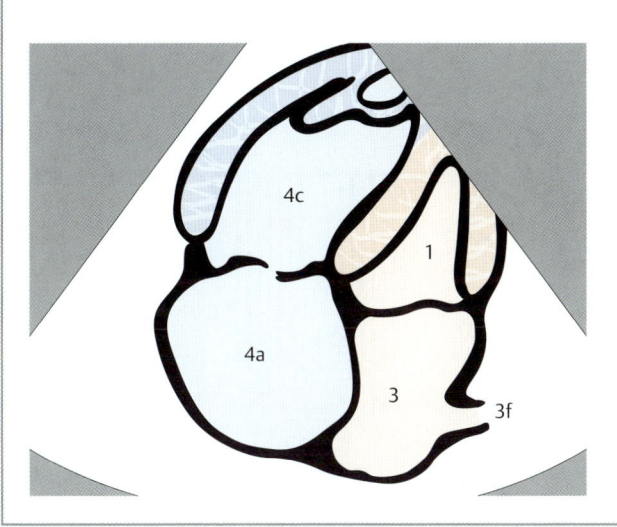

Fig. 15.6 Hipertrofia ventricular direita pronunciada com aumento da trabeculação do ápice ventricular.

Doenças Hipertensivas Cardíacas

15.2.1 Ecocardiografia com Doppler

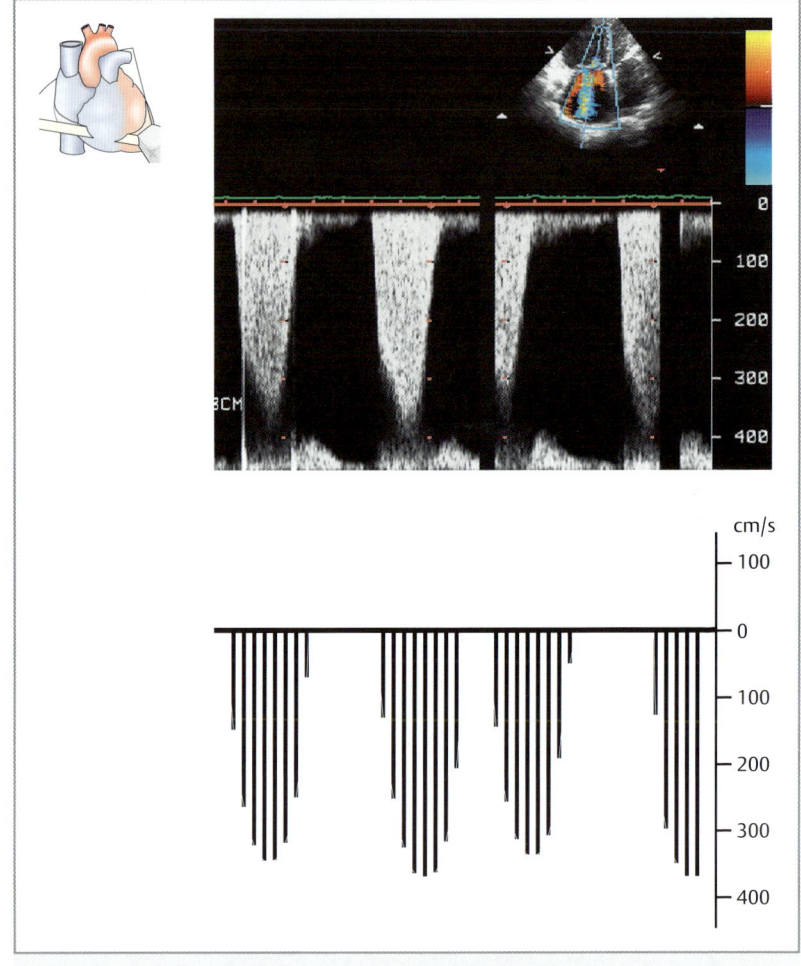

Fig. 15.7 Topo: Insuficiência tricúspide (veja capítulo 9.6) pode ser normalmente encontrada como resultado de dilatação cardíaca direita e pressão aumentada. Abaixo: Velocidades máximas são utilizadas para estimar pressão cardíaca direita apical.

15.2 *Cor Pulmonale*

15.2.2 Imagem por Doppler Colorido

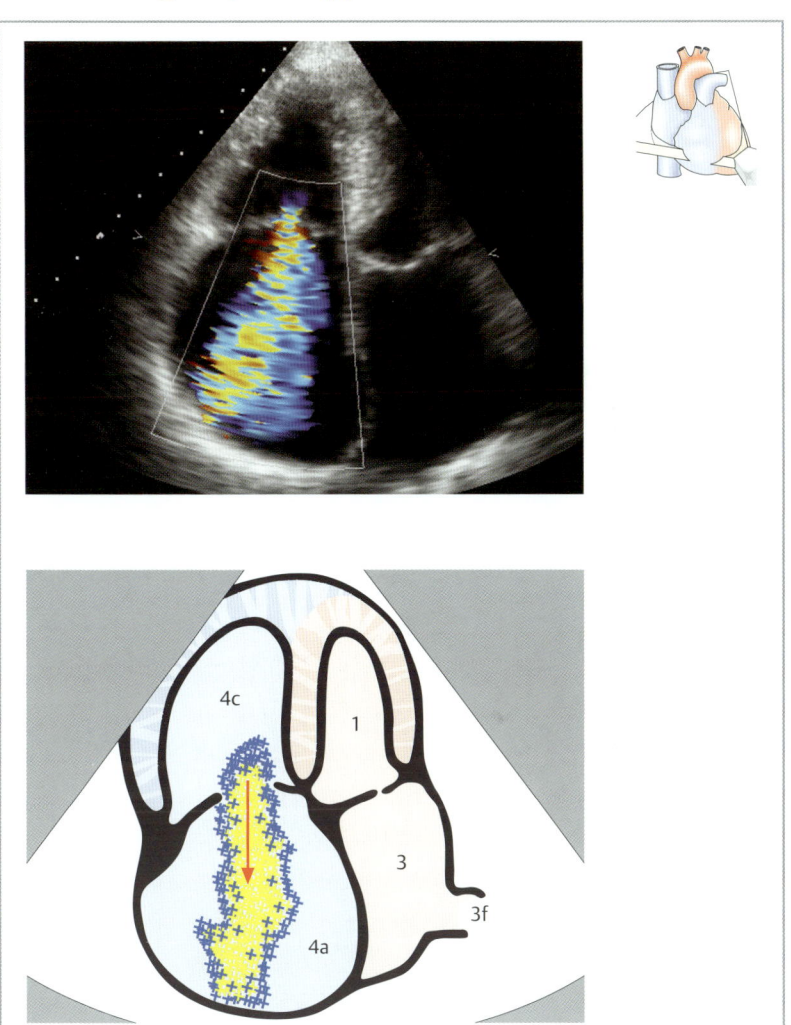

Fig. 15.8 Insuficiência tricúspide concomitante (veja capítulo 9.6) pode ser detectada em uma projeção quatro-câmaras. *Check-ups* de vigilância devem descrever a extensão do jato regurgitante.

16 Massas Intracardíacas

16.1 Cabo de Marca-Passo no Átrio Direito

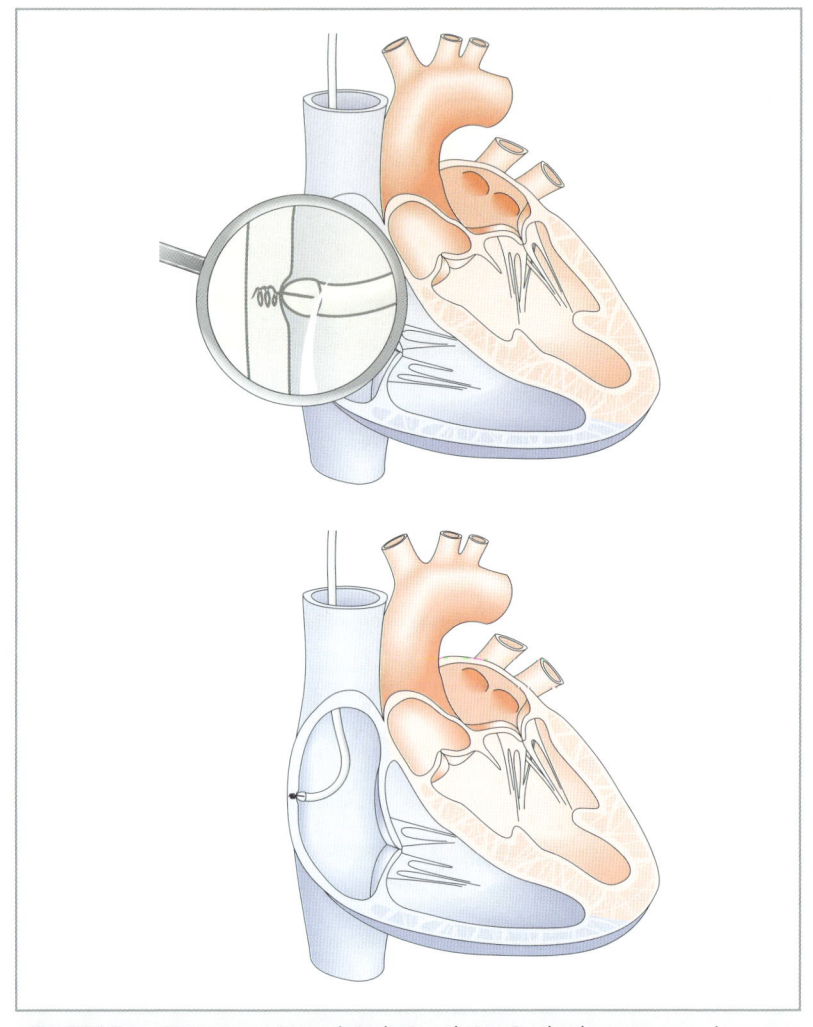

Fig. 16.1 Topo: Marca-passo AAI no átrio direito. Abaixo: O cabo do marca-passo é posicionado em forma de J sobre a parede lateral do átrio direito.

16.1 Cabo de Marca-Passo no Átrio Direito

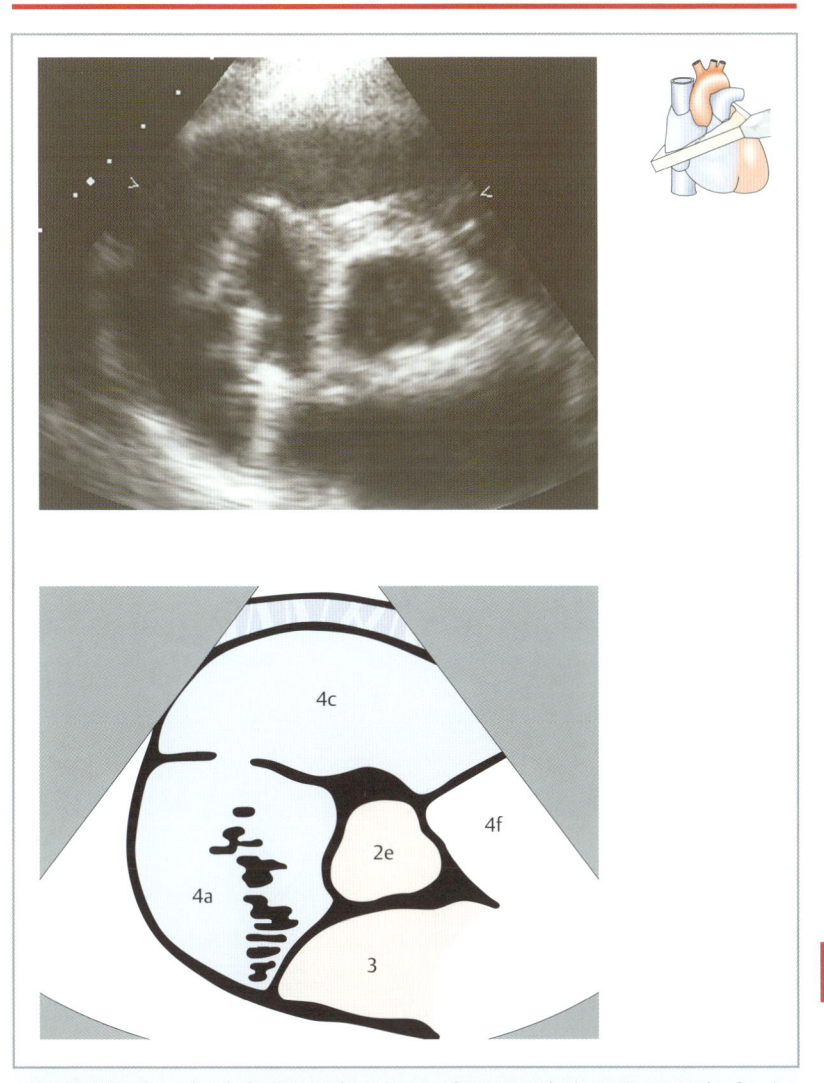

Fig. 16.2 Os eletrodos de fio de metal causam artefatos consideráveis. O trajeto dos fios é, portanto, difícil de visualizar.

Massas Intracardíacas

16.2 Mixoma no Átrio Esquerdo

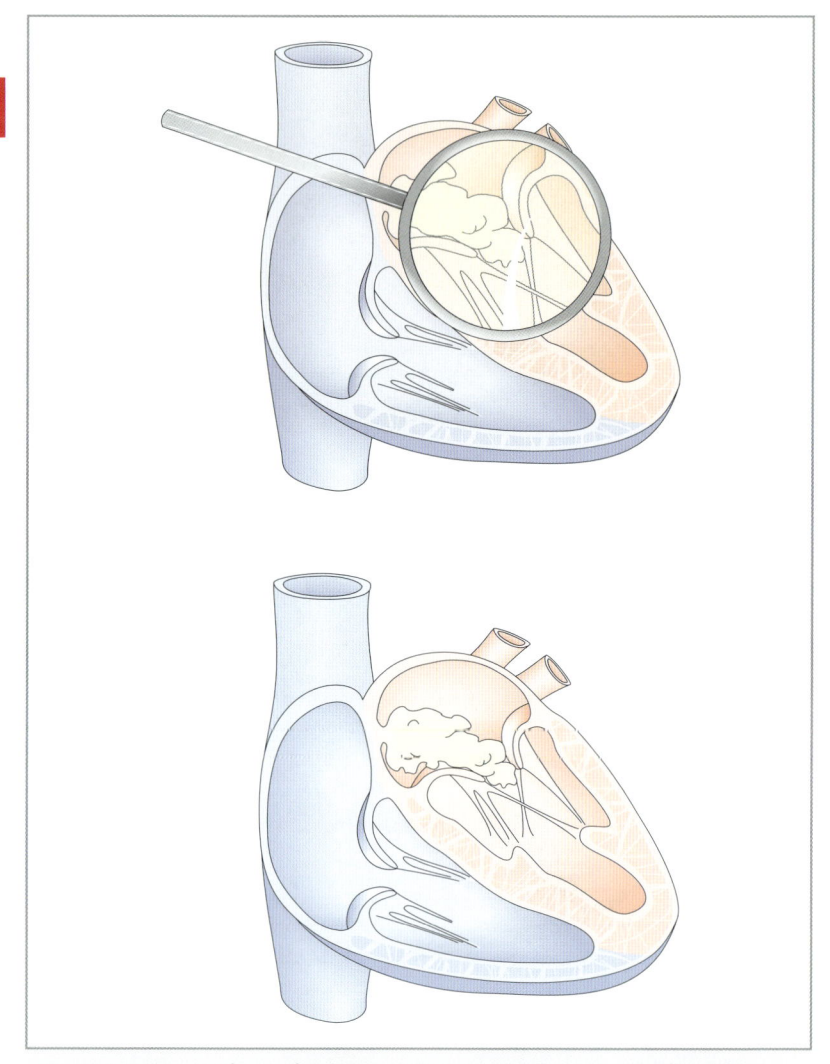

Fig. 16.3 Mixoma atrial normalmente se origina no septo e tem uma superfície vilosa.

16.2 Mixoma no Átrio Esquerdo

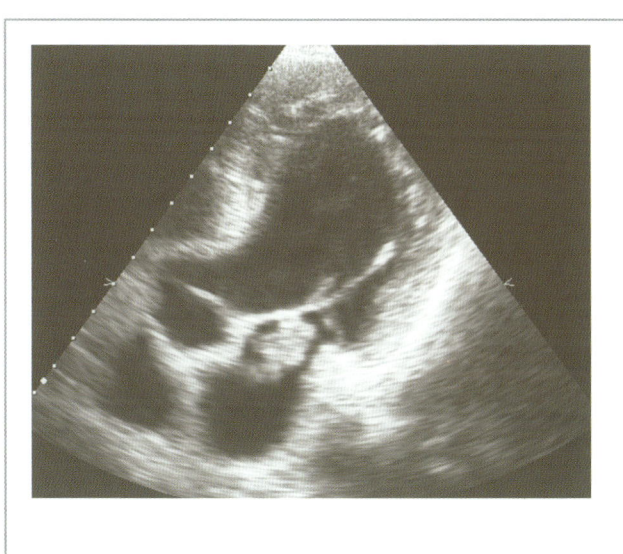

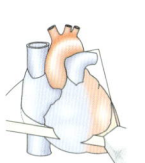

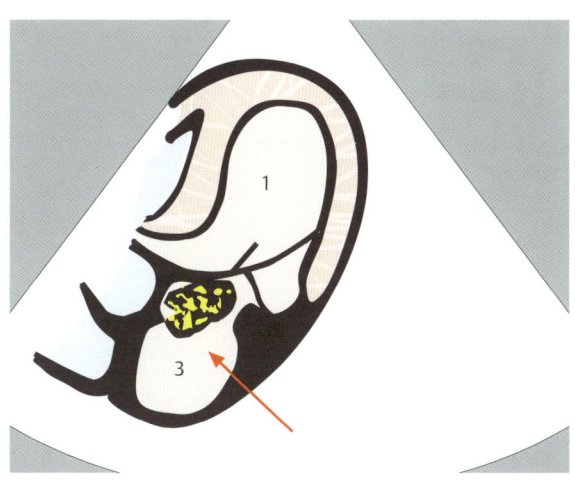

Fig. 16.4 Mixomas maiores podem-se projetar para a valva mitral na diástole. Por outro lado, podem obstruir o fluxo de entrada para o ventrículo esquerdo e também causar embolização sistêmica.

Massas Intracardíacas

16.3 Cabo de Marca-passo no Ventrículo Direito

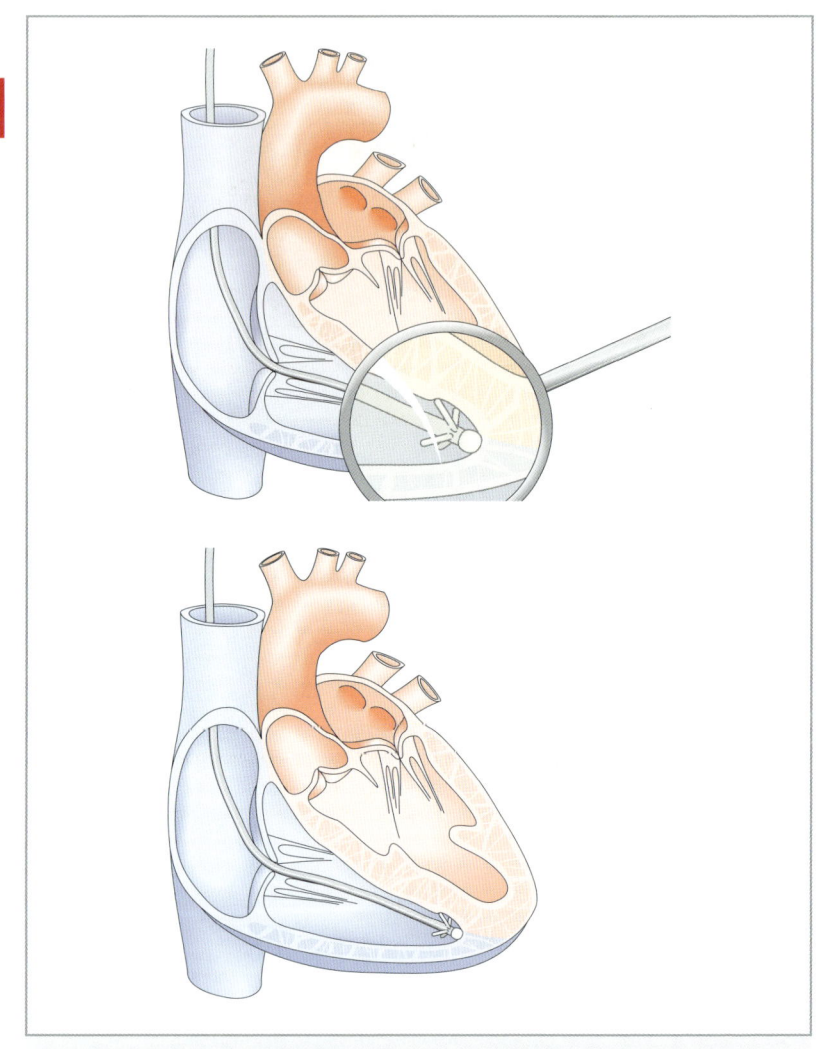

Fig. 16.5 Topo: Cabo de marca-passo no ventrículo direito são tipicamente posicionados no ápice. Abaixo: A estimulação elétrica no ventrículo direito causa deformação do complexo ventricular de forma similar ao bloqueio de ramo esquerdo.

16.3 Cabo de Marca-passo no Ventrículo Direito

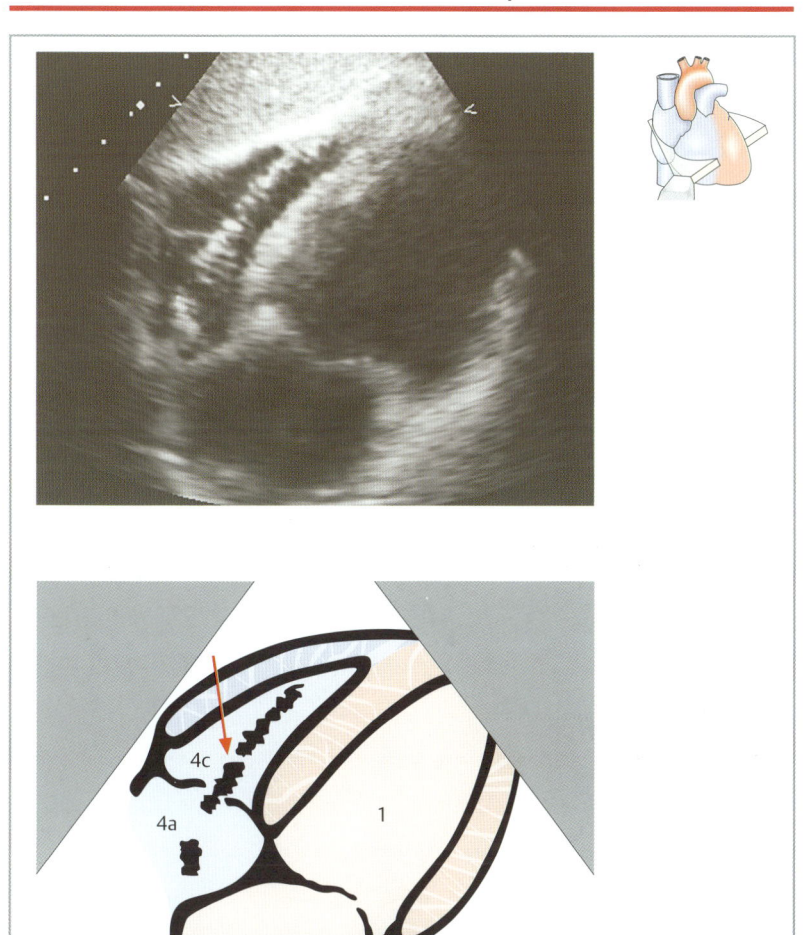

Fig. 16.6 O trajeto alongado pode ser diretamente imageado na janela subcostal. A ponta do cabo mal pode ser distinguida.

16.4 Aneurisma Ventricular com Trombo

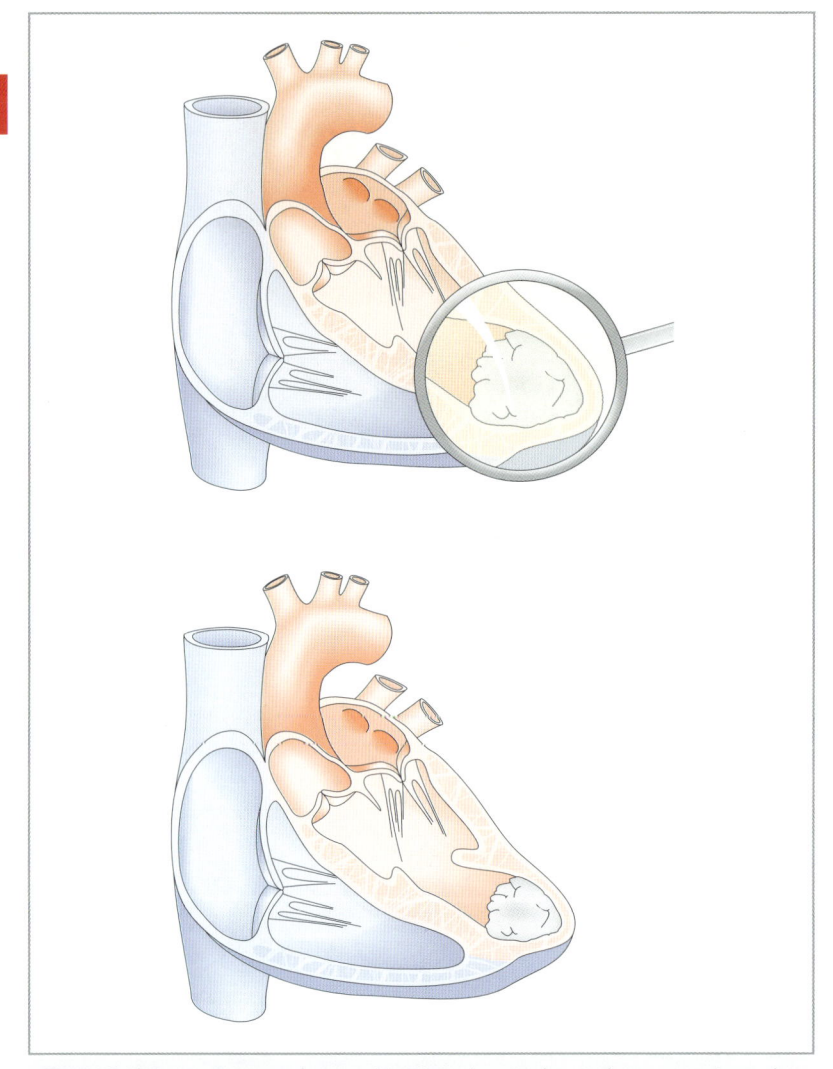

Fig. 16.7 Algumas vezes, trombos aposicionais podem ser detectados em aneurismas da parede anterior que podem causar embolia cardíaca.

16.4 Aneurisma Ventricular com Trombo

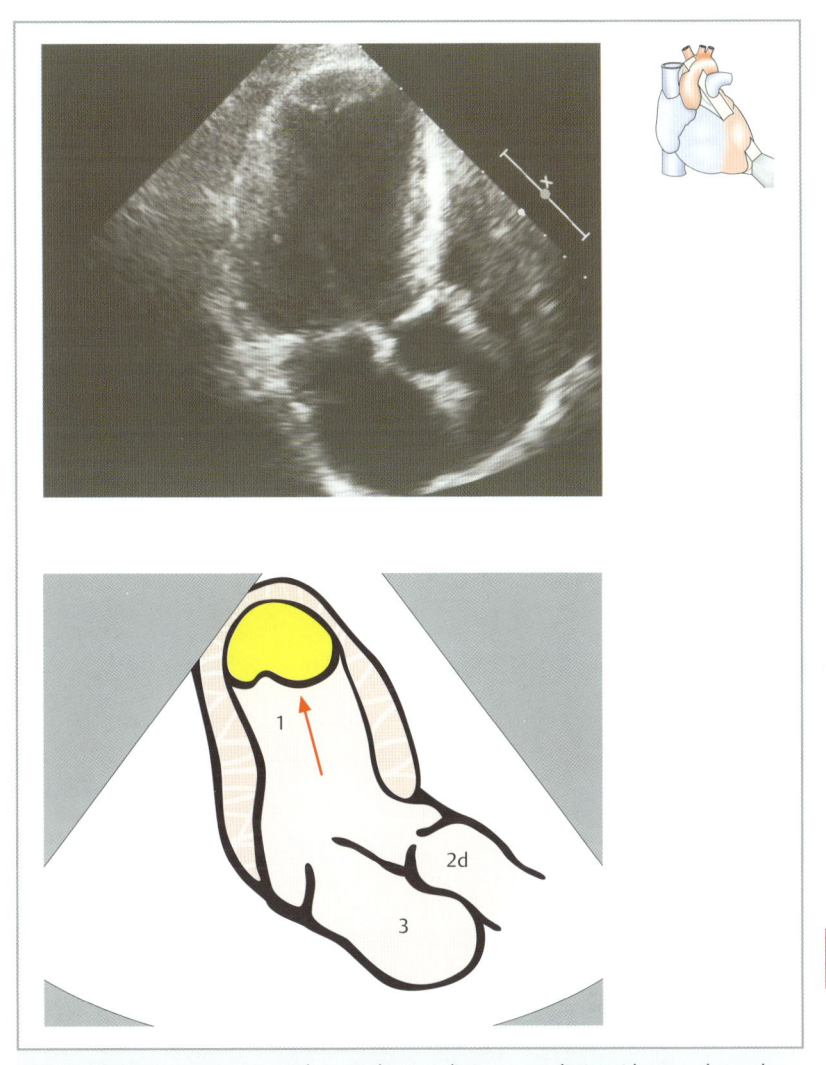

Fig. 16.8 Topo: Aneurismas saculares podem ser diretamente distinguidos nos planos de imagem apicais. Abaixo: O trombo tem base ampla e é séssil, demonstrando um padrão de reverberação homogênea.

16.5 Tumor Ventricular

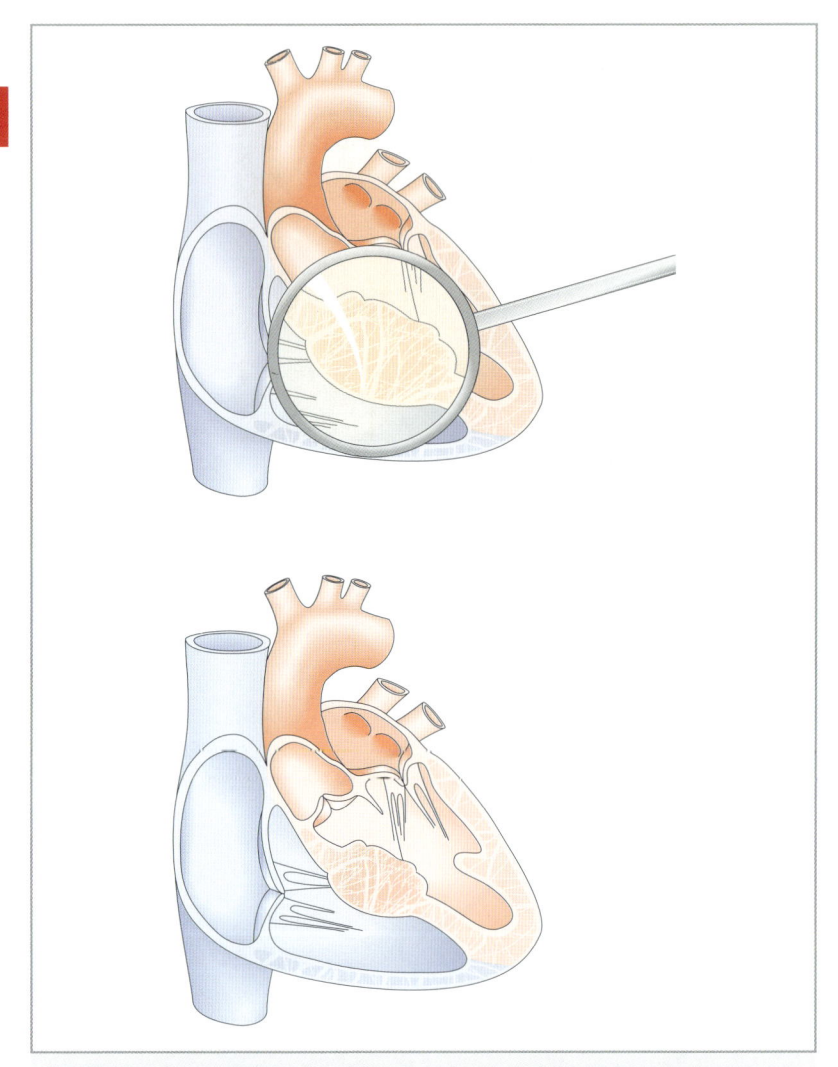

Fig. 16.9 Topo: Tumor ventricular maligno primário normalmente tem origem mesenquimal. Abaixo: Os que mais comumente ocorrem são angiossarcoma e rabdomiossarcoma.

16.5 Tumor Ventricular

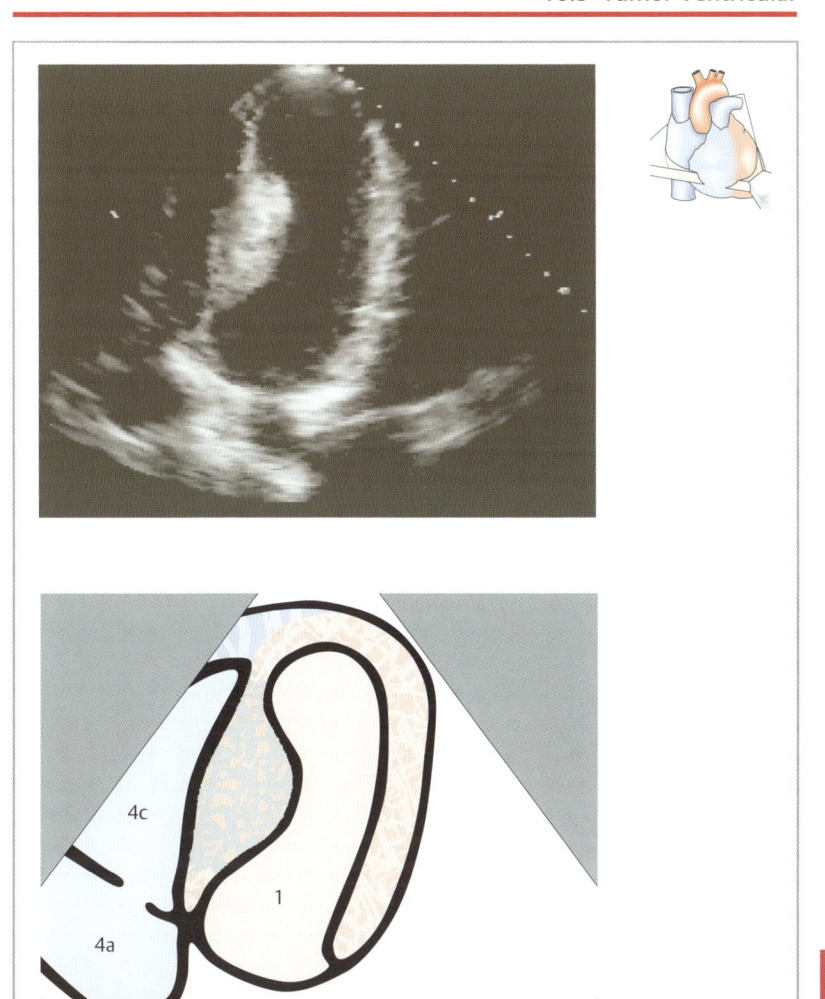

Fig. 16.10 O septo ventricular mostra dilatação irregular e pode causar obstrução intraventricular funcional.

Massas Intracardíacas

16.6 Cisto Ventricular

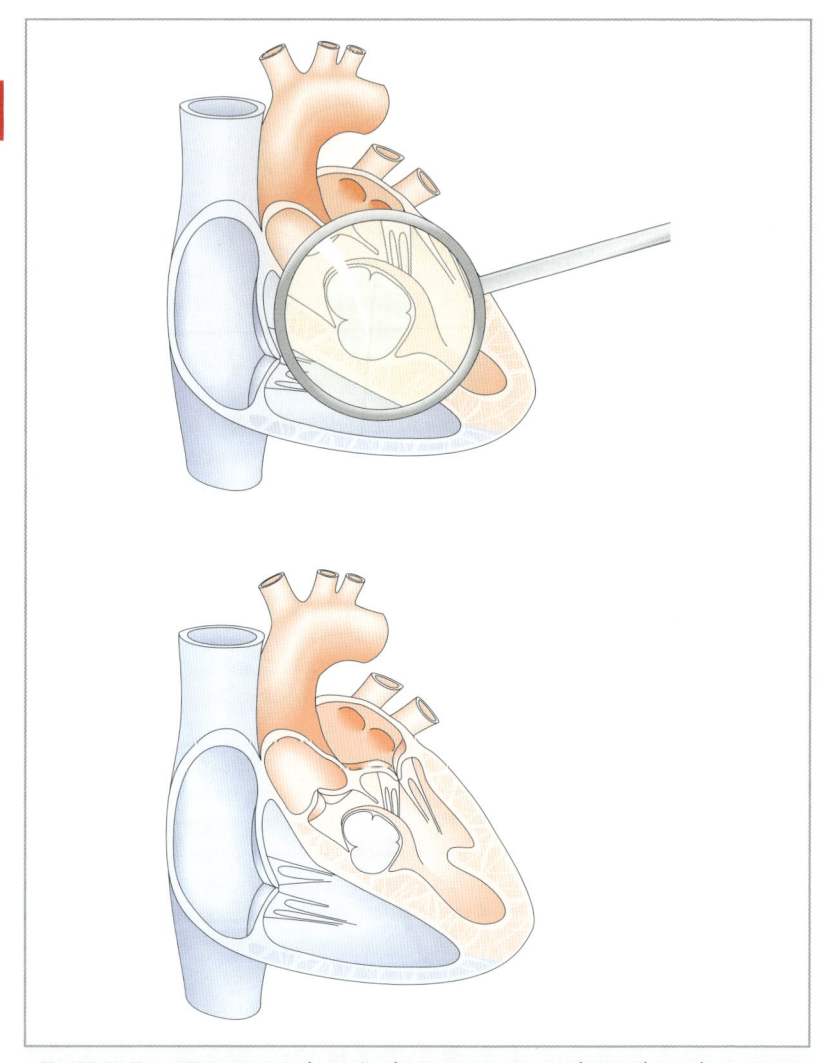

Fig. 16.11 Topo: Cistos ventriculares são altamente incomuns. Abaixo: Eles podem causar importantes alterações eletrocardiográficas (EKG).

16.6 Cisto Ventricular

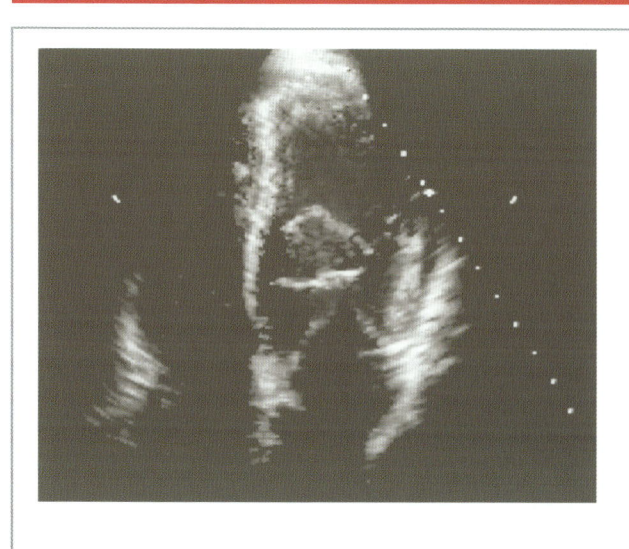

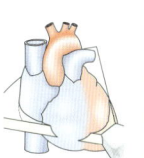

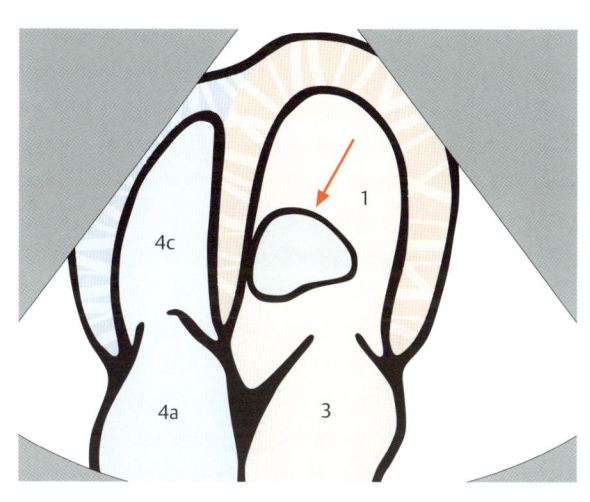

Fig. 16.12 A parede do cisto pode ser diretamente distinguida numa projeção apical. Imagem por Doppler colorido não mostra nenhum fluxo no interior do cisto.

Massas Intracardíacas

16.7 Dissecção Aórtica

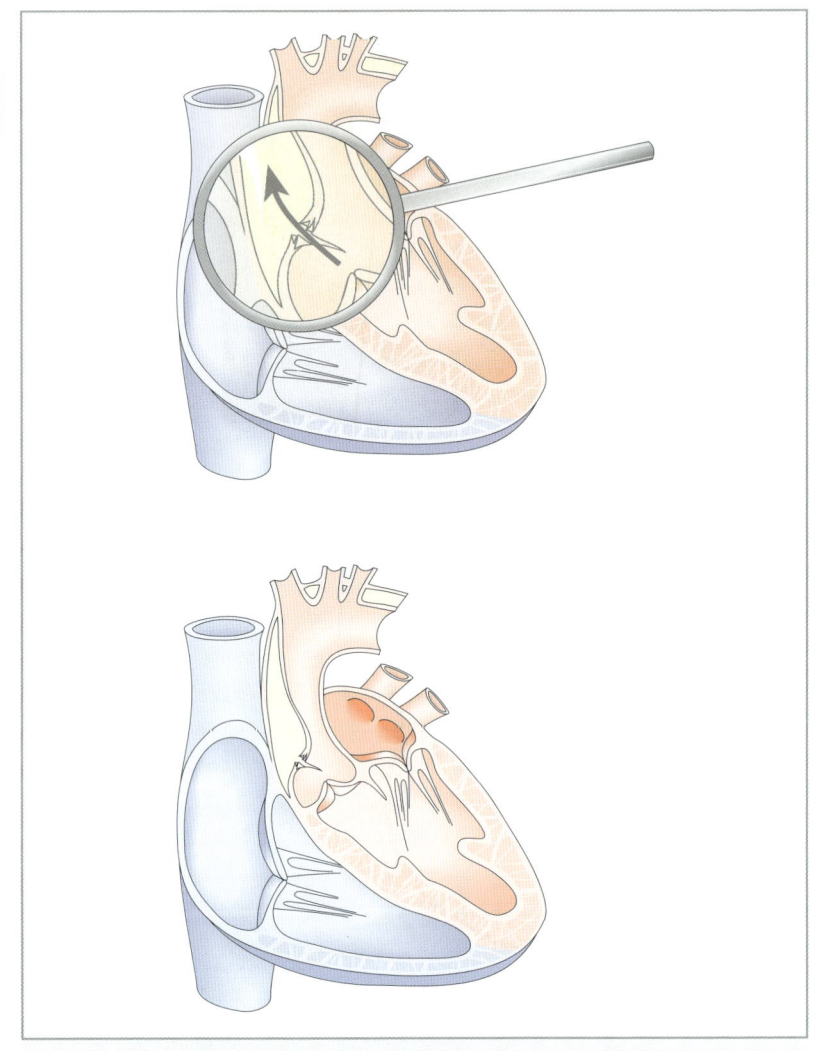

Fig. 16.13 Aneurismas dissecantes de aorta originam-se da separação entre a íntima e a média e podem-se estender para as artérias supra-aórticas ou aorta abdominal.

16.7 Dissecção Aórtica

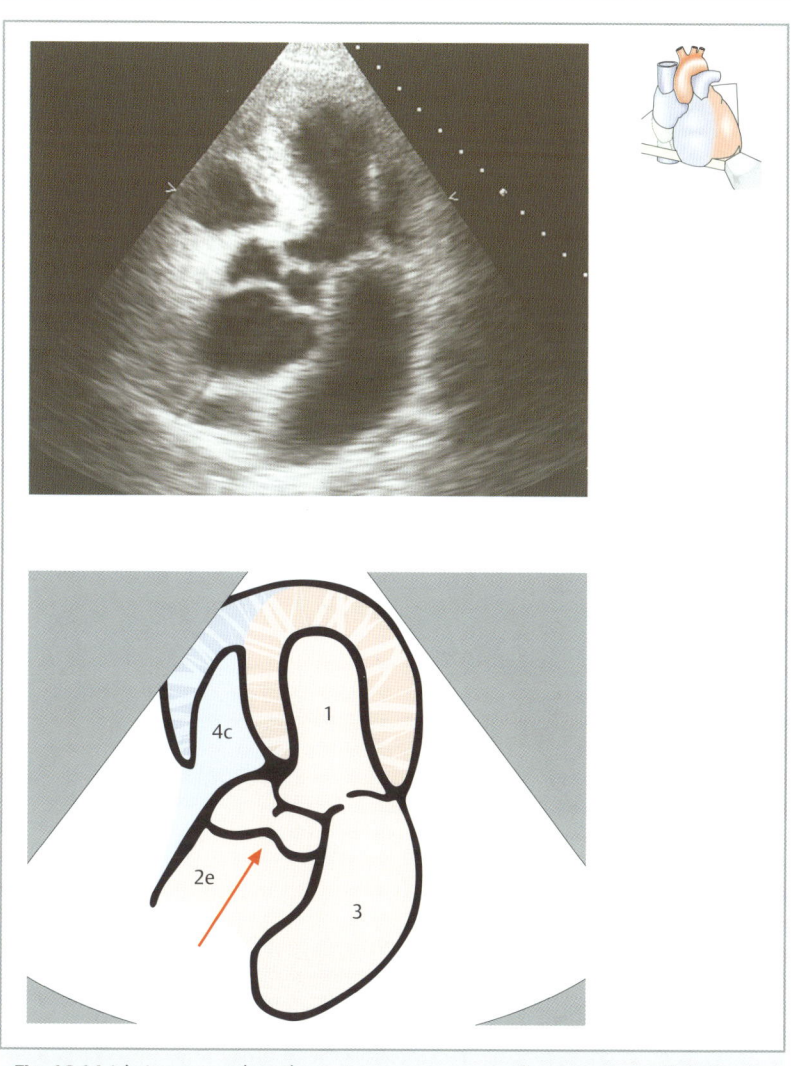

Fig. 16.14 A íntima separada pode ser vista como uma membrana ecodensa, flutuante, diretamente acima da valva aórtica.